钮晓红

诊疗五腺疾病

主编　刘万里　钮晓红

主审　许芝银

中国中医药出版社

·北京·

图书在版编目（CIP）数据

钮晓红诊疗五腺疾病 / 刘万里，钮晓红主编 . —北京：中国中医药出版社，2019.10
ISBN 978 – 7 – 5132 – 5653 – 7

Ⅰ . ①钮⋯　Ⅱ . ①刘⋯　②钮⋯　Ⅲ . ①内分泌病—诊疗　Ⅳ . ① R58

中国版本图书馆 CIP 数据核字（2019）第 158309 号

中国中医药出版社出版

北京经济技术开发区科创十三街 31 号院二区 8 号楼
邮政编码　100176
传真　010-64405750
山东临沂新华印刷物流集团有限责任公司印刷
各地新华书店经销

开本 787×1092　1/16　印张 17　字数 315 千字
2019 年 10 月第 1 版　2019 年 10 月第 1 次印刷
书号　ISBN 978 – 7 – 5132 – 5653 – 7

定价　108.00 元
网址　www.cptcm.com

社 长 热 线　010-64405720
购 书 热 线　010-89535836
维 权 打 假　010-64405753

微信服务号　zgzyycbs
微商城网址　https://kdt.im/LIdUGr
官 方 微 博　http://e.weibo.com/cptcm
天猫旗舰店网址　https://zgzyycbs.tmall.com

如有印装质量问题请与本社出版部联系（010-64405510）

《钮晓红诊疗五腺疾病》编委会

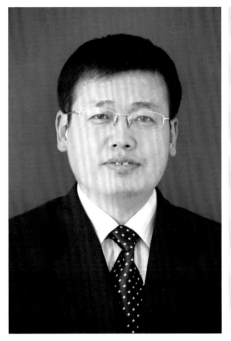

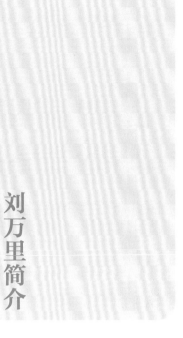

刘万里简介

刘万里，医学博士，主任中医师，南京市中西医结合医院院长，博士研究生导师。为江苏省"333高层次人才""江苏省中医药领军人才"培养对象，并获江苏省"六大人才高峰"项目资助；被授予江苏省"卫生拔尖人才""南京市有突出贡献中青年专家""南京市劳动模范"等称号。目前担任中华中医药学会内科分会常务委员，脾胃病分会委员；世界中医药学会联合会消化病分会常务理事；江苏省中西医结合学会外治法专业委员会主任委员；江苏省中医药学会脾胃病专业委员会副主任委员。已完成厅局级科研项目7项，在研11项；发表论文30余篇，编写专著7部。荣获"中华中医药学会科学技术奖""江苏中医药科学技术奖"等多项奖励。

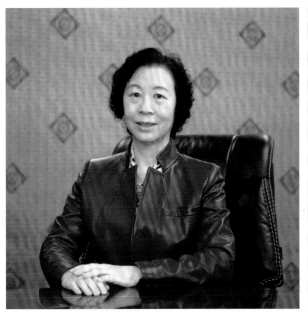

钮晓红简介

　　钮晓红，主任中医师，二级教授，南京中医药大学博士生导师，南京市中西医结合医院、国家中医重点专科中医外科（瘰疬科）学科带头人，享受国务院政府特殊津贴，为第六批全国老中医药专家学术经验继承工作指导老师，第一批全国优秀中医临床人才、江苏省名中医，第一批江苏省中医领军人才，第二批江苏省老中医药专家学术经验继承工作指导老师，南京市中青年行业技术学科带头人，中华中医药学会外科分会常务委员，中国中西医结合学会疡科专业委员会常务委员，世界中医药联合会外科专业委员会副会长，江苏省中西医结合学会外治法专业委员会副主任委员，2011年获得南京市政府授予的南京市劳动模范称号。2017年南京市卫健委批准建立了钮晓红名中医工作室。

　　主编学术专著1部，副主编学术丛书1套，主审1部，参编6部。发表期刊科研论文30余篇。主持并完成国家、省、市级科技项目22项，获得国家发明专利1项。获南京市政府科学技术进步奖二等奖2项、首届江苏中医药科学技术奖一等奖1项、中华中医药学会科学技术奖二等奖1项、南京市政府科学技术进步奖三等奖1项、江苏中医药科学技术奖三等奖3项。

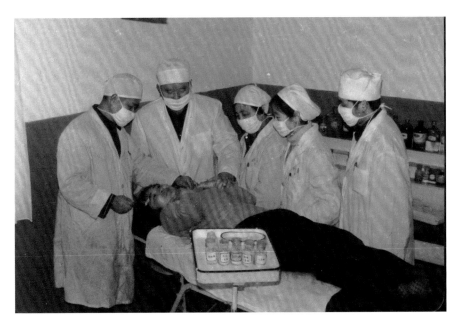

钮晓红（右二）跟随名医徐学春（左二）为患者治疗

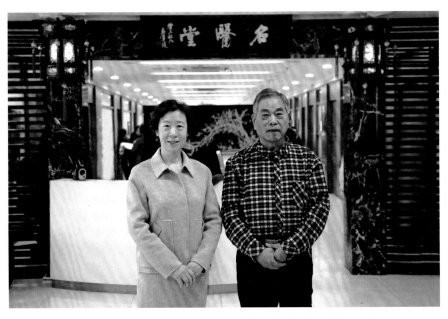

钮晓红（左）与许芝银（右）导师在江苏省中医院名医堂合影

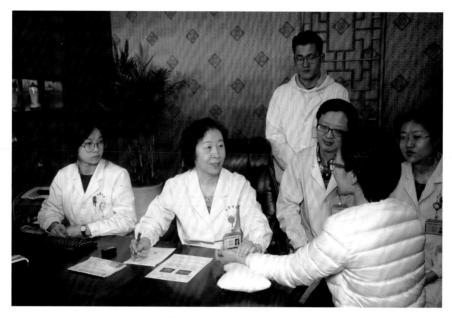

钮晓红（左二）在南京市中西医结合医院名医堂诊疗

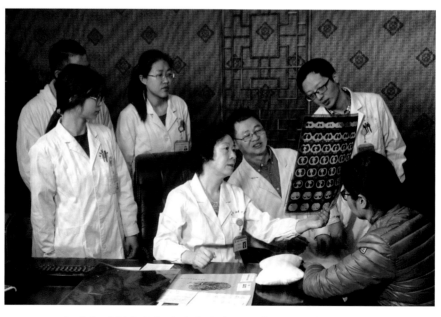

钮晓红（居中者）在南京市中西医结合医院名医堂带教

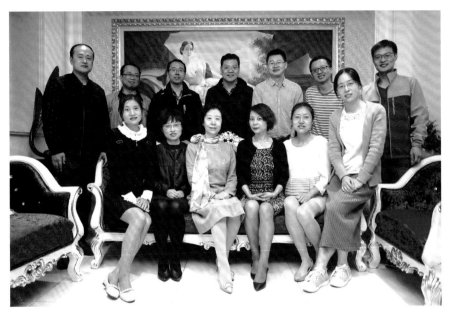

钮晓红（前排左三）和学术继承人及工作室成员合影

（前排右三黄子慧，左二薛倩一，右二许费昀；后排右三傅良杰，右二高金辉）

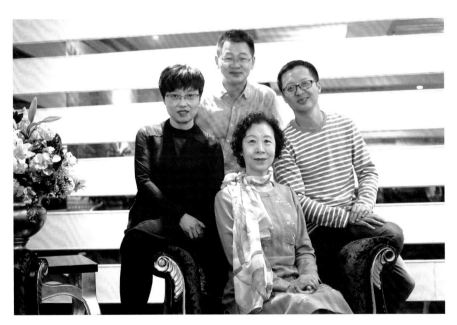

钮晓红（前排居中者）和学术继承人薛倩一（左一）、

傅良杰（后排居中者）、高金辉（右一）合影

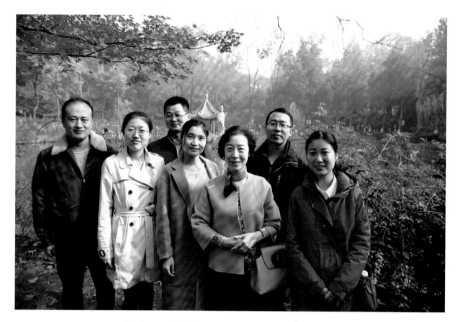

钮晓红（前排右二）与部分编委合影

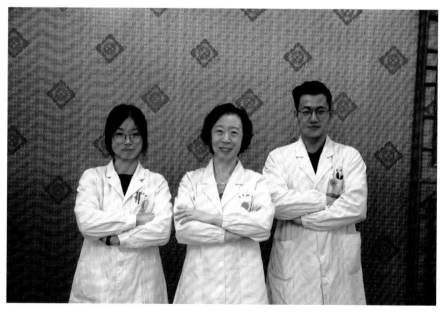

钮晓红（居中者）和学生们合影

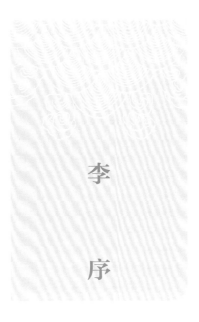

李 序

　　中医外科学历史悠久，自周代医事分工中有了专职的外科医师——疡医，《周礼·天官》记载："疡医下士八人，掌肿疡、溃疡、金疡、折疡之祝药，劀杀之齐。"即运用敷药或手术方法，腐蚀剪割，刮去脓血，以治疗外科疾病。《黄帝内经》对痈疽的形成机理做了精辟论述。汉代出现了我国历史上最著名的外科医学家——华佗，留下了世界医学史上最早的手术记载。晋代名医葛洪在《肘后备急方》中总结了许多中医外用丹剂制法，很多沿用至今。明代陈实功所著的《外科正宗》"列证最详，论治最精"，是对后世影响最大的一本外科著作。传承和发展中医外科学是历史赋予我们的责任。

　　钮晓红教授，是江苏省名中医，南京市中西医结合医院主任中医师，国家中医重点专科中医外科（瘰疬科）学科带头人，南京中医药大学博士生导师，享受国务院政府特殊津贴，为第六批全国老中医药专家学术经验继承工作指导老师。早年跟随瘰疬病专家、名老中医徐学春先生治疗疑难复杂的瘰疬等疮疡疾病，其后又拜江苏省首届十大"国医名师"许芝银教授为师，在中医外科领域孜孜以求，勤于探索，博采众长，勇于实践。历经四十余载，对淋巴腺、甲状腺、腮腺、颌下腺、乳腺等五腺疾病的辨治颇有建树。

　　本书将钮晓红教授诊治五腺病的学术思想、证治经验、典型医案编辑成书，可以满足中医临床医生及广大中医爱好者获取医学知识的渴求，相信本专著的出版，对中医外科事业的传承与发展，能够起到一定的推动作用。特为之序。

2019 年春于北京

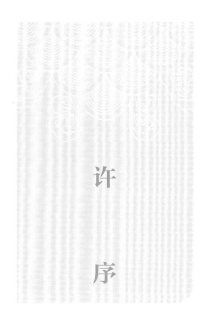

钮晓红，南京市中西医结合医院主任中医师，江苏省名中医，江苏省第二批老中医药专家学术经验继承工作指导老师，第六批全国老中医药专家学术经验继承工作指导老师，南京中医药大学博士生导师。

从医四十余载，师从全国专治瘰疬的名老中医徐学春先生，侍诊在侧，尽得其传，青出于蓝而胜于蓝，从专治瘰疬发展扩大到诊治五腺疾病，积累了丰富的经验。其对五腺疾病善用外治精于内治，尤重脾胃调理，疗效彰著。

科研意识强，思维敏捷，对民间验方中的梓木草进行深入研究，丰富了结核病的治疗内容，享誉全国，成为国家重点专科中医外科（瘰疬科）学科带头人。其成名与她孜孜不倦、勤奋好学、熟读经典、聆听名家授课、博采众长息息相关，在医疗临床实践中努力进取，不断探索，科研硕果累累，著书立说，成绩斐然。

对后学者谆谆教诲，循循善诱；对自己的学术经验、心得体会毫无保留，传道授业，与大家分享。汇集四十余载心血的《钮晓红诊疗五腺疾病》一书出版，广大业者可以借鉴，后学者会从中得到启发，是弘扬振兴中医外科之举，愿为作序。

许芝银

2019 年春于南京

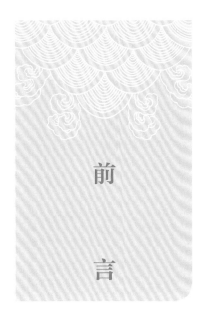

前言

中医药学博大精深，蕴藏着丰富的防治疾病的经验，既是中华民族为之自豪的传统瑰宝，也是奉献给世界人民的宝贵财富。江苏省名中医钮晓红教授对中医外科疾病尤其是腺体疾病的中医诊疗很有研究，造诣颇深，细究经著之旨，博采各家之长，既有自己独特的学术观点，又治学严谨，谦虚谨慎，毫不保守，致力于中医事业已四十余年。

青年时代的钮晓红谨守"大医精诚"的古训，跟随著名瘰疬病专家、南京市中西医结合医院瘰疬科创始人徐学春主任中医师学习实践，不但承其衣钵，而且善于创新，把"徐氏外科"乃至中医外科的事业逐渐发扬光大。在五类常见腺体（淋巴腺、甲状腺、腮腺、颌下腺、乳腺等）疾病方面的诊疗经验日臻成熟，使众多患者重获健康，其中不乏起死回生的奇迹。鉴于目前鲜有五腺疾病的中医诊疗专著，为了更好地造福广大患者，惠及杏林群英，近年来钮晓红教授带领弟子披星戴月，奋笔疾书，把自己治疗五腺疾病的经验体会整理编辑成书，分享给广大读者。编写过程中精益求精，字斟句酌，力图让读者开卷有益。

此书是钮晓红临床的阶段性经验总结，共分五章，分别对淋巴腺、甲状腺、腮腺、颌下腺、乳腺等五类常见腺体疾病的诊疗经验做了详细介绍，凸显其学术贡献及诊疗特点。临证经验中的药物制作、应用过程等还专门有详细的视频呈现。验案分析中，不但有舌诊照片，还有病理、彩超、CT、MIR 原图，图文并茂，从理论到实践，真实全面。本书可作为中医从业者之临床指导用书，也可作为中医教学参考资料。希望读者一卷在手，有所获益。

南京中医药大学附属南京市中西医结合医院院长

2019 年春于南京

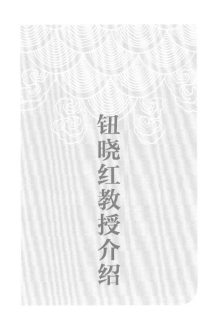

钮晓红教授介绍

1. 从医经历

1977 年改革开放的前夕，停滞了 10 年的高考制度得以恢复，十余年间积蓄的莘莘学子一起奔赴考场，我有幸进入高等学府河北医学院（现河北医科大学）中医系学习，开启了探寻中医学宝库的征程。40 年时光荏苒，弹指一挥间，我从一名求知若渴的学生成长为一名医生、知名专家，每一步都离不开老师的教导、前辈的指引、大师的教诲。

初出校门，来到南京市中西医结合医院首批全国 500 名老中医药专家学术经验继承工作指导老师、名老中医徐学春创建的瘰疬科，跟随徐老学习其家传的治疗瘰疬病的专长技术，深得其真传，有了一技之长。在临床实践中不断积累经验，日渐成熟，科研项目深入研究，成果丰硕，2002 年成为江苏省名中医。

2003 年，国家中医药管理局启动了第一批全国优秀中医临床人才培养项目，选拔 200 名具有正高职称的优秀人才予以培养，通过考试，我顺利入围。三年期间，"读经典，做临床"，十二期培训班，有机会亲耳聆听了周仲瑛、徐景藩、王绵之、朱良春、邓铁涛、路志正、任继学、吴咸中、程莘农等大师传道授业，思绪豁然开朗，对中医学又有了更深层次的认识和理解。

2009年，我凭借临床及科研实力，获得第一批江苏省中医药领军人才培养项目（全省30名），拜第四批全国老中医药专家学术经验继承工作指导老师许芝银教授为导师，在临床、科研、管理等诸多方面得到悉心指导，在治疗中医外科疾病的技能等方面再度得到提升，尤其是在诊治甲状腺、乳腺疾病方面获益匪浅，在全国外科学术活动中还经常学习李曰庆老师的学术思想和经验，学术交流的心得体会都融入临床实践中。

从1989年起，我相继担任瘰疬科负责人、科主任、学科带头人，将瘰疬科规模不断扩大，医教研水平再度提高。从首批南京市中医重点专科、江苏省中医重点临床专科逐步建设成为国家中医重点专科，并建立和担任了南京市重点医学实验室——肺外结核专科实验室以及南京市转化医学中心基地——淋巴结核转化医学中心的负责人。

2. 学术地位

我如今已是南京市中西医结合医院、国家中医重点专科中医外科（瘰疬科）学科带头人，主任中医师，二级教授，南京中医药大学博士生导师，享受国务院政府特殊津贴。为第六批全国老中医药专家学术经验继承工作指导老师，第一批全国优秀中医临床人才，江苏省名中医，第一批江苏省中医领军人才，第二批江苏省老中医药专家学术经验继承工作指导老师，南京市中青年行业技术学科带头人，中华中医药学会外科分会常务委员，中国中西医结合学会疡科专业委员会常务委员、世界中医药联合会外科专业委员会副会长、江苏省中西医结合学会外治法专业委员会副主任委员，2011年获得南京市政府授予的南京市劳动模范称号。

2017年南京市卫健委批准建立了钮晓红名中医工作室，我要将自己在中医外科领域的所思所得、临床经验传给后人，让中医外科事业薪火相传、创新发展。

3. 学术渊源

中医药学是一个伟大的宝库，保障了五千年文明的繁衍生息，其精髓在于天地人合参、整体观念、辨证论治，辨治中医外科疾病也不例外。我最喜欢读的中医药著作：《黄帝内经》《伤寒论》《金匮要略》《温病条辨》四部经典著作，以及《外科正宗》《外科证治全生集》《疡科心得集》《神农本草经》《本草纲目》等专著。我最喜欢的中医药学家：张仲景、孙思邈、张景岳、吴鞠通、陈实功、李时珍。

从医格言：医德至上，医术求精。

经过 40 余年的学习和临床实践，归纳常见的中医外科病种，其病因病机基本规律：外因—内因—脏腑功能失调—郁、痰、浊、湿、瘀、腐、虚—经络阻滞—表露于外而致病。中医治疗应去除外因，疏导内因，以脏腑辨证为纲，提纲挈领、执简驭繁。另外，临床用药不乏寒凉攻伐之品，难免伤脾胃，脾胃为后天之本，治疗全程均需顾护脾胃，严控药量，中病即止。此外，外科疾病最重外治，《医学源流》曰："外科之法，最重外治。"运用外治法时，用药遣方同样要辨明局部的阴阳、寒热、表里、虚实，只有药证合拍，才能取得疗效。

临床诊疗淋巴腺疾病、甲状腺疾病、腮腺疾病、颌下腺疾病、乳腺疾病取得很好疗效，颇具特色。五腺疾病主要病机：肝脾肾功能失调为本，痰浊凝滞为标。论治"五腺疾病"的经验：①重视脏腑辨证，正本清源；②脾胃为后天之本，全程需顾护脾胃；③热性病以六经辨治，预防传变。

4. 专业特长

擅长诊治中医外科疾病，尤其是淋巴结核、坏死性淋巴结炎等五腺疾病（淋巴腺、甲状腺、腮腺、颌下腺、乳腺疾病）；各种难愈性创面等中西医结合治疗。率先建立颈部肿块一体化平台，开展多学科诊疗模式。

5. 学术成就

在临床前研究发现，梓木草能明显抑制结核杆菌在人体的繁殖，主持制定了梓木草江苏省药材质量标准。临床上梓木草与夏枯草联合使用时，存在协同和相加作用，较单药使用效果更明显；主持研发了中药抗结核新药"瘰疬宁胶囊"，其药物组成及制备方法获得国家发明专利、国家食品药品监督管理局药物临床试验批件，已启动瘰疬宁胶囊治疗淋巴结核的Ⅱa期药物临床试验。2013年获得江苏省医疗机构制剂注册批件及注册证。

依据我的经验方研制的化痰解凝糊、滋阴降火糊、益气养血糊、消腮茶等2004年获得江苏省医疗机构制剂注册批件及注册证，分别外用于瘰疬等病初、中、后期，能促进肿块消散吸收，补益气血。

泽及流浸膏纳米材料研发及其治疗结核性创面的促愈机制研究；确定泽及流浸膏组方，质量标准研究，药理毒理研究，中药生物纳米材料研制，解决了结核性创面经久不愈的难题。

临床经验方银僵浓煎剂治疗坏死性淋巴结炎；消肿散结浓煎剂，适用于急慢性淋巴结炎。均具有效果显著，疗效巩固，减少复发的优势。

主编《外科常见病外治疗法》；主审《淋巴结核中西医结合诊疗学》；参编《瘰疬证治》《实用中医外科学》《百年金陵中医》《江苏省中医药学科发展报告》《金陵医派研究》《金陵医派名家效验方》。以第一作者或通讯作者发表论文30篇。主持并完成国家、省、市级科技项目22项。作为第一完成人，"中药琉璃草抗淋巴结结核成分分析及临床研究""抗难治性淋巴结结核——中药'瘰疬宁'的临床研究"分别于2001年、2003年获得"南京市政府科学技术进步奖"二等奖，"抗淋巴结核中药瘰疬宁的研制"获得2010年"首届江苏中医药科学技术奖"一等奖，"调理肝脾法治疗瘰疬的临床与实验研究"获得2011年"中华中医药学会科学技术奖"二等奖，"瘰疬宁治疗淋巴结核的临床与实验研究"获得2011年"南京市政府科学技术进步奖"三等奖，"清火解毒法治疗下肢丹毒的临床与实验研究"获得2015年"江苏中医药科学技术奖"三等奖。作为第二完成人，"复方五凤草液治疗结核性窦道的临床研究""银僵合剂治疗组织细胞坏死性淋巴结炎的临床与机理研究"分别于2014年和2017年获得"江苏中医药科学技术奖"三等奖。

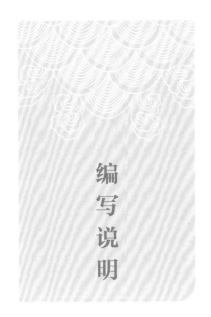

编写说明

　　钮晓红教授经过40余年的学习和临床实践，归纳中医外科领域淋巴腺、甲状腺、腮腺疾病、颌下腺、乳腺之五腺疾病，是中医治疗的优势病种；并发现一个基本规律：外因或内因导致脏腑功能失调，形成郁、痰、浊、湿、瘀、腐、虚等病理因素，使经络阻滞，表露于外而致病，故应去除外因，疏导内因，只有以脏腑辨证为纲，方能提纲挈领、执简驭繁。临床用药不乏寒凉攻伐之品，难免伤脾胃，脾胃为后天之本，治疗全程均需顾护脾胃，严控药量，中病即止。此外，《医学源流》曰："外科之法，最重外治。"运用外治法时，用药遣方同样需辨明局部的阴阳、寒热、表里、虚实，只有药证合拍，才能取得疗效。

　　全书共五章，包括淋巴腺疾病、甲状腺疾病、腮腺疾病、颌下腺疾病、乳腺疾病。每一疾病重点论述学术思想、证治经验和验案选析。扫描书中二维码可观看视频，了解本书的概貌，直视技术操作实况。后附钮晓红教授已发表的论文题录。

　　著作主要编写人员是钮教授的学术经验继承人及瘰疬科医生；病理图文编者是洪练青；彩超图文编者是李亚洲、韩洋、孟凡荣、宋雨、向维；MR 和 CT 图文编者是唐晨虎、卢海波、杨小庆。在编写过程中得到南京市中西医结合医院领导及各部门的大力支持，在此表示感谢！

衷心感谢李曰庆、许芝银老师对晚辈的关心和支持，并欣然为本书作序。感谢裴晓华教授的热心帮助。

由于编写水平有限，书中难免存在不足，恳请同道和读者提出宝贵意见，以便今后修订完善。

钮晓红名中医工作室
钮晓红劳模创新工作室　钮晓红

2019 年春于南京

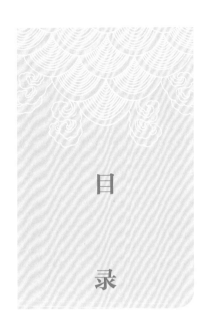

目
录

扫一扫　看视频

钮晓红
诊疗五腺疾病

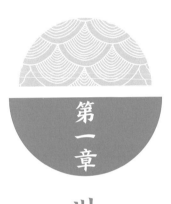

第一章

淋巴腺疾病

第一节　淋巴结结核（瘰疬）

淋巴结结核，简称"淋巴结核"，是由结核分枝杆菌侵入人体的淋巴系统，引起淋巴结的慢性化脓性疾病。以颈部淋巴结核最为多见，占淋巴系统结核病的80%～90%，多见于青年人或儿童，女性多于男性。该病进程缓慢，早期可见颈部或腋下等部位单个或多个肿块，皮色如常，不觉疼痛，可推动，多无全身症状；中期多枚肿块融合成团，逐渐液化成脓，皮色转为暗红，中心变软，不易推动，可伴有潮热、盗汗等症；后期脓肿溃破，流出豆渣样脓液，夹杂"败絮"状物，形成经久不愈的窦道，往往此愈彼溃。严重者出现乏力、纳呆、消瘦等全身虚劳证候。经典的三联或四联抗结核药物治疗是公认的治疗方案，能阻止结核分枝杆菌在体内继续繁殖、蔓延。但由于淋巴结的生理性屏障作用，抗结核药物很难在淋巴结病灶达到有效浓度，部分病例由结节型、浸润型逐步进展为脓肿型、溃疡窦道型，迁延不愈。局部外用虽能杀菌，但不能去除溃烂组织，伤口仍难以愈合。此外，临床出现的耐药性及毒副作用，在一定程度上影响了治疗效果，而中医药在该病的诊治中具有重要地位。

淋巴结结核，中医称之为瘰疬，因其在颈腋部皮肉间可扪及大小不等的结块成串，累累如贯珠而得名。病名、病机首见于《灵枢·寒热》："寒热瘰疬在于颈腋者，皆何气使生……此皆鼠瘘寒热之毒气也，留于脉而不去者也。"瘰疬与寒热毒气稽留经脉有关。该病多因患者平素情志抑郁，多愁善感，乃至肝郁脾虚，健运失司，水湿内停，聚而生痰。加之寒热之毒气，结聚于颈腋的脉络而成痰核。若迁延日久，失治误治，郁久化火，外为脓血，溃后难敛。正如《本草求真》云："瘰疬痰核，多属毒结不化。"痰火凝结，症见肿核累累相连。元·齐德之《外科精义·论瘰疬治法》曰："其本皆由恚怒气逆，忧思过甚。""其候多生于颈腋之间，结聚成核，初如豆粒，后若梅李，累累相连，大小无定。初觉憎寒壮热，咽项强痛，肿结不消……若肿结深硬，荏苒月日，不能内消者，久必成脓……经久不差，或愈而复发。"瘰疬病机为七情之变、劳逸失度等导致的脏腑气机逆乱。

南京市中西医结合医院瘰疬科是全国公立医院中唯一以诊治"瘰疬病（淋巴结结核）"为优势病种的国家中医重点专科。近50年来，以中西医结合的综合治疗方案诊治该病，治愈了来自世界各地的瘰疬病患者数十万人，具有毒副作用小、复发率低、痊愈率高的特色。

一、学术思想

1. 辨证求本，根在脏腑

辨证论治乃中医学之精粹，"辨证施治，用当通神"。明·陈实功《外科正宗·瘰疬论第十九》提出："夫瘰疬者，有风毒、热毒、气毒之异，又有瘰疬、筋疬、痰疬之殊。风毒者，外受风寒，缚于经络，其患先寒后热，结核浮肿。热毒者，天时亢热，暑中三阳，或内食膏粱厚味，酿结成患，色红微热，结核坚肿。气毒者，四时杀厉之气感冒而成，其患耳项胸腋骤成肿块，令人寒热头眩，项强作痛。瘰疬者，累累如贯珠，连接三五枚。"清·陈士铎《洞天奥旨》曰："瘰疬之症多起于痰，而痰块之生多起于郁，未有不郁而生痰者，未有无痰而成瘰疬者。"清·梁希曾《疬科全书》说："疬之成症，原与痨瘵相表里。"又说："疬之成症，多由肝气郁结，或暴怒而成。故其发多在两耳之下，颈之左右。凡患疬症者，最易戒恼怒，并戒燥火生痰之味，藏养肝气，勿使其动，动则其病虽功在垂成之际，必致反剧，骤然肿胀异常，不得怨望医师之药力无功。"瘰疬的病因病机为外受风寒热毒四时异常之气挟瘵虫所伤、内因忧思郁难、劳逸过度等，导致脏腑气机逆乱，肝失疏泄，横逆犯脾，脾失健运，水湿内停，聚而成痰，阻塞经络，郁久化热，肉腐成脓，溃而难敛。

钮师概括主要病机为郁、痰、浊、湿、瘀、腐、虚。按病程分为三期：硬结期、脓肿期、破溃期；按证候特征辨为六证：肝郁痰凝证、痰浊瘀滞证、热郁肉腐证、肺肾阴虚证、脾胃虚弱证、气血两虚证。明·陈实功《外科正宗·瘰疬论第十九》云："志不得发，思不得遂，积想在心，过伤精力，此劳中所得者，往往有之，最为难治。"在总结前贤经验基础上，钮师强调"邪之所凑，其气必虚"。瘰疬之病，根在脏腑；鼠瘘之本，皆在于脏。应以脏腑辨证为要，提出：调肝脾，清肝火，润肺阴，滋肝肾，护脾胃论治瘰疬病。施以内治六法，外治十法，其中以调理肝脾、顾护脾胃为主线，贯穿治疗始终。

2. 临证先调肝脾

长期临床实践发现，瘰疬春季多发：冬季阴冷，初春冷暖不定，令人情志抑郁；肝属木，通于春气，肝主疏泄，喜条达，肝气抑郁日久则痰核内生。对于瘰疬患者来说，此时病情易加重或愈而复发。临证瘰疬，以青年女性为多见，每因七情而诱发。局部表现：肿核随情志波动而消长，已溃疮疡随情绪好坏而变化。

春季属木，与肝相连，肝主疏泄，则脾胃升降有序，气血生化有源。七情伤肝，肝气郁结，肝失疏泄，肝木横乘脾土，脾失健运，痰浊内生，肿核由此而起。肝郁化火，耗水伤阴，每至阴亏火旺，热盛肉腐，液化成脓；溃后脓水淋漓，经久不愈，气血耗伤，可转为虚损。

（1）临证责之肝脾：明·赵宜真《外科集验方》认为，"夫瘰疬疮者，有风毒、热毒、气毒之异，瘰疬结核寒热之殊。其证皆由忿怒气逆，忧思过甚，风热邪气，内搏于肝。盖怒伤肝，肝主筋，故令筋缩结蓄而肿也。其候多生于颈项胸腋之间，结聚成核，初如豆粒，后若梅李，累累相连，大小无定"。该病多因患者平素情志抑郁、多愁善感，乃至肝郁脾虚，健运失司，水湿内停，聚而生痰，结聚于颈腋的脉络则为痰核。《素问·至真要大论》曰："瘰疬不系膏粱丹毒火热之变，因虚劳气郁所致。止宜补形气，调经脉。其疮自消散……使不从本而治，妄用伐肝之剂则误矣。盖伐肝则脾土先伤，脾伤则损五脏之源矣，可不慎哉。"指出瘰疬的病因病机非膏粱丹毒火热之实证，是因虚劳气郁所致，故治疗宜"补形气，调经脉"，则"其疮自消散"。因此，调理肝脾是治疗瘰疬的有效之法。

（2）疏肝勿忘养肝：肝主疏泄，又主藏血，体阴而用阳。故治疗瘰疬，应从肝入手，疏肝勿忘养肝，以防辛疏之剂耗气伤阴；疏肝辅以健脾，以利生血养肝；化痰勿忘祛瘀，可使经络畅达。钮师调理肝脾方为代表方，临床取得了较好的疗效。

（3）治疗瘰疬，要辨证求本：幼儿患瘰疬，考虑其脏腑娇嫩，以健脾培土为根本，在遣方投药时，令患儿父母以糯米、红枣、莲子煮粥佐之；年轻妇女多因肝郁气结痰凝，投疏肝理气、化痰散结之品时，要注意心理疏导；春季肝气勃发、毒邪萌生，化痰时需注意疏肝解毒。

3. 中后期滋阴补肾

唐·王焘《外台秘要》曰："肝肾虚热则生病。"瘰疬病中后期，肝郁化火，下烁肾阴，热盛肉腐成脓；或先由肺肾阴亏，以致阴虚火旺，肺津不能输布，灼津为痰，痰火凝结而成本病。阴虚火旺证为该病中后期的主要证型，治疗上予以滋阴补肾为大法，钮师滋阴降火方为代表方主以玄参、浙贝母、夏枯草、猫爪草、枳实化痰软坚、消核散结；黄精、枸杞子、葛根冀收滋阴之效；又辅连翘、地骨皮、牡丹皮以加强清热降火；佐以当归、白芍、羊乳、大枣活血养血，诸药相合，共奏滋阴降火、消肿散结之功效。

4. 全程顾护脾胃

从发病原因看，患者因先天禀赋不足或后天养护失调，饮食不节，损伤脾胃功能，脾胃失健，则气血生化乏源，日久气血两亏，易感瘰虫而发病。脾主运化水湿，脾胃虚弱则运化失健，水湿停聚，痰湿内生，阻滞局部气血经络，痰气相互搏结，聚而为核，产生瘰疬病。病变日久，津血不足则虚火内生，热盛肉腐成脓，形成脓肿，日久破溃，溃口久不愈合，形成窦道，脓水淋漓，进一步耗伤气血。抗结核西药虽然能治疗瘰疬病，但因其对胃肠道有刺激，易出现恶心呕吐、不思饮食等症状，从而更易导致脾胃虚损，使得患者身体日渐虚弱，抵抗力进一步下降，导致患者难以坚持服药而中断治疗。因此，脾胃虚弱贯穿疾病全过程。

瘰疬患者除了累累结块、溃破外，面色萎黄或淡白、恶心纳呆、胸脘满闷或吐或泻、形体虚弱、少气懒言、倦怠乏力、舌淡苔白、脉缓弱等全身症状亦多见。《医略存真》曰"湿生于脾，郁久不解，湿邪化热，以致疮痍外发。若脾气旺，则运行速，而湿不停，疮痍亦将自愈"，提示了脾胃功能与瘰疬病的关系。因此，诊治该病应从脾胃虚弱入手，脾胃为生化之源，"四季脾旺不受邪"，扶助脾胃是治本之法。经过治疗，随着脾胃功能恢复，气血生化有源，患者饮食增加，面色红润，精神振作，体重增加，则肿块易于消散，脓成则易溃，溃后则易敛。

诊治瘰疬，在酌情选用抗结核西药的同时，突出中医的治疗特色，益气健脾，养胃护肝，化痰软坚，消肿散结。钮师健脾养胃方，以人参、茯苓、白术、山药、羊乳、生黄芪健脾益气为主药，象贝母取其化痰软坚、消核散结之功；加以枳壳、陈皮行气宽中，兼有祛痰的作用。为佐药；倍用大枣补脾胃，甘草调和诸药。明·李时珍《本草纲目》记载人参能"补五脏，安精神，定魂魄。"

5. 内外合治，注重外治

《理瀹骈文》说："外治之理即内治之理，外治之药即内治之药，所异者法耳。"外治和内治一样，当随证加减。外治法也需辨别局部皮肤色泽，脓液气味、稀稠度，腐肉量等分期施治。中药直接作用于疮面，具有祛腐拔毒、提脓敛疮、生肌收口的优势，非药物疗法具有调和气血、疏通经络、扶助正气的功效。外治法应坚守敷贴消散法、追蚀法、止血平胬法及生肌收口法等四大基本原则。

二、证治经验

（一）内治六法

1. 调理肝脾法

瘰疬病机为七情之变、劳逸失度等导致脏腑气机逆乱，肝失疏泄，横逆犯脾，脾失健运，引起水湿内停。清·程国彭《医学心悟·卷四》曰："瘰疬者，肝病也。肝主筋，肝经血燥有火，则筋急而生瘰。"《丹溪心法卷二·痰十三》云:"气顺则一身之津液也随气而顺矣。"该病多因患者平素情志抑郁、多愁善感，乃至肝郁脾虚，健运失司，水湿内停，聚而生痰，结聚于颈腋的脉络则为痰核。因此，调理肝脾是治疗瘰疬的有效之法。故治疗瘰疬，应从肝入手，疏肝勿忘养肝，以防辛疏之剂耗气伤阴；疏肝辅以健脾，以利生血养肝；化痰勿忘祛瘀，可使经络畅达。钮师调理肝脾方:常用柴胡、当归、白芍、枳壳等条达肝气，消散肿核；丹参养血柔肝；陈皮、茯苓、白术、羊乳(山海螺)、炙甘草健脾助运。肝郁化火者，加猫爪草、黄芩、夏枯草；肿核难消难溃、属痰浊不化者，加玄参、煅牡蛎、浙贝母、地龙；兼气血瘀滞者，加黄芪、三棱、莪术。

2. 软坚散结法

瘰疬的形成与痰关系密切，凡情志不畅，肝气郁结，脾失健运，痰湿内生，结于颈项，可成瘰疬；若肺肾阴亏，阴虚火旺，肺津不能输布，灼津生痰，痰火凝结于颈项亦可导致瘰疬发生。朱丹溪曰:"结核或在项、在颈、在臂、在身，皮里膜外，不红不肿，不硬不痛，多是痰注作核不散。"陈士铎谓:"未有不郁而生痰，未有无痰而成瘰疬者。""盖瘰疬之症，多起于痰，而痰块之生，多起于郁，未有不郁而能生痰，痰核内生、阻塞经络而致病。"瘰疬结节期为有形之核，质地硬，《疡科纲要》曰:"治疡之要，未成者，必求其消。"苦咸之药多可化痰软坚散结，常用药有全瓜蒌、浙贝母、海藻、夏枯草、贝母、昆布、海蛤壳等。

3. 清肝降火法

肝属木，主疏泄，肝气喜上扬，与瘰疬的发病密切相关。忧思恚怒，肝气郁结，气机失于疏泄，郁而化火，煎熬津液，灼为痰火，结于颈项脉络，遂成瘰疬。清·朱世杰《外科十法》:"颈上痰瘰串也，肝火郁结而成。"清·程国彭《医学心悟·卷四》曰:"瘰疬者，肝病也。肝主筋，肝经血燥有火，则筋急而生瘰。"以上都强调了瘰疬与肝的关系。故治疗宜清肝泻火，调畅肝气，促使经脉气血阻滞消散。《外科正宗·瘰疬论第十九》云:"筋疬者，清其肝、解其郁，柴胡清肝汤之类是也。"可用柴胡清肝汤、逍遥散随证加减，常用药有柴胡、黄芩、连翘、当归、白芍、茯苓、白术、甘草等。

4. 养阴润肺法

古人已认识到瘰疬亦可痨瘵传染而得。清·梁希曾《疬科全书》曰:"疬之成症，原与痨瘵相表里。"元·朱丹溪倡导"痨瘵主乎阴虚"之说，确立了治疗疬病的滋阴降火治则。病程中肝火反侮肺金，肺津受灼，有胸痛、咳嗽咳血、发热，日久出现肺肾两虚、盗汗、消瘦。需养阴润肺，金水相生，用药多使用生熟地、百合、玄参、麦冬、贝母等。

5. 托毒透脓法

瘰疬病中期肿核渐增大，融合成团，皮温稍热，皮色微红，夜间疼痛明显，触之偏硬，轻微波动感。多为肝气郁结，日久化火；脾失健运，聚湿生痰，湿浊化热，热盛肉腐而成脓。亦可由肺肾阴亏，虚火内炽，肺津亏虚，能输布无力，津凝为痰，血滞为瘀，痰瘀阻滞，痰火凝结颈项。《外科精义·论瘰治法》曰："经久不除，外治不明者，并宜托里。"根据正气毒邪盛衰，治以托里透脓，防止毒邪内陷。以透脓散加减，喜重用黄芪，佐以皂荚刺、甲珠、连翘、菊花清热解毒，托毒外出，减轻患者的肿痛不适。

6. 健脾养胃法

脾为后天之本，脾胃为气血生化之源，气血强弱关乎瘰疬病的发生、发展及转归。薛己提出"治疮疡，当先助胃壮气，使根本坚固"。同时脾主运化，如水液失于运化则为痰，痰为病理产物，也为致病因素，故在治疗瘰疬的全程中需固护脾胃，切勿太过苦寒败伤脾胃。初期肝克脾土，气滞痰凝，需疏肝健脾、化痰软坚散结；中期应补益脾肾滋期化源；末期气血亏虚，应益气养血。

（二）外治十法

1. 敷贴消散法

敷贴消散法即把药物研成细末，用水、醋、酒、蛋清、蜂蜜、植物油、清凉油、药液等调成糊状，或用呈凝固状的油脂（如凡士林等）、黄蜡等制成软膏、丸剂或饼剂，或将中药汤剂熬成膏，或将药末散于膏药上，再直接贴敷患处，用来治疗疾病的一种治疗方法。此法早在《内经》中就有记载。《灵枢·经筋》谓："足阳明之筋……颊筋有寒，则急引颊移口，有热则筋弛纵缓，不胜收故僻。治之以马膏，膏其急者，以白酒和桂，以涂其缓者……"被后世誉为膏药之治，开创了现代膏药之先河。《圣济总录》中指出"膏取其膏润，以祛邪毒，凡皮肤蕴蓄之气，膏能消之，又能摩之也"，初步探讨了膏能消除"皮肤蕴蓄之气"的中药贴敷治病的机理。通过药物贴敷，直接接触体表给药，可达到软坚散结、消肿定痛的效果，适用于早、中期的瘰疬患者。

2. 熏蒸活血法

熏蒸疗法是将药物煎汤趁热在皮肤或患处进行熏蒸的治疗方法。本疗法历史久远，早在马王堆汉墓出土的《五十二病方》中已载有熏洗方8首。北宋《太平圣惠方》谓："发背……当用药煮汤淋渫疮上，散其热毒……能荡涤壅滞，宣畅血脉。"明代《外科启玄》指出本法有"开通腠理，血脉调和，使无凝滞"之效。熏蒸活血法，即借助药力和热力，通过皮肤、黏膜作用于肌体，促使腠理疏通、脉络调和、气血流畅，同时活血止痛、软坚散结，达到治疗疾病的目的，适用于未破溃的瘰疬患者。

3. 透入疏解法

透入，即超声中药透入法，又称"药物声透疗法""药物超声促渗疗法""药物超声导入疗法"，是指利用超声波促进药物经皮肤或黏膜吸收的一种新型药物促渗技术。20世纪60年代，这项技术开始应用于运动医学，经过近年的研究和应用，药物超声透入技术日趋成熟，并成为传统经皮给药的一种极具潜力的辅助手段。本法可促进药物有效地透过皮肤，直达病所，达到更好的疏通经脉、化瘀散结功效。亦适用于未溃之瘰疬。

4. 祛腐拔管法

祛腐拔管法即将具有提脓祛腐作用的药物掺敷于已经形成窦道、瘘管的创面上，促进脓腐物质脱落、管道闭合收口。"漏"之病名早在《黄帝内经》中就有记载，"漏"包括窦道和瘘管两种表现，而瘰疬患者更为常见的则是窦道。窦道的形成，于内为正气不足，阴阳失调；于外则多为痈疽失治或疮内异物留存，邪毒郁闭，气血凝滞化热，热盛肉腐而成脓，日久而破溃流滋，难以愈合。外用祛腐药物可有效拔除窦道、瘘管，促进愈合。

5. 灌注清瘀法

灌注法是指通过药物缓慢滴灌入窦道等部位来治疗疾病的方法。早在汉代张仲景所著《伤寒论·辨阳明病脉证并治》中就有猪胆汁灌肠的记载"大猪胆汁一枚，泻汁，和少许醋，以灌谷道内，如一时顷，当大便出宿食恶物，效甚"，开创了中药灌注给药的先河。当疮面较深，或存有窦道分支，给药不便时，可选择灌注疗法，将药物通过针筒或其他管道注入窦道内，以起到清除淤积物质，促进修复的效果。适用于已溃之瘰疬，窦道迂曲，分支较多者。

6. 提脓生新法

提脓生新法是将具有提脓祛腐作用的药物掺敷于疮面上，促进脓腐物质脱落及新肉生长的治疗方法。本法包括"提脓祛腐"和"生肌长肉"两个方面。提脓祛腐既是一种治疗方法，也是体表溃疡外治法中的一个重要指导原则。早在《周礼·天官》中载："疡医掌肿疡、溃疡、折疡之祝药刮杀之齐。"其中提到的"杀"就是指以药蚀其恶肉，大致相当于后世的提脓祛腐。脓液既为痰凝血瘀毒聚而成的病理产物，又可作为病理因素，阻碍气血津液的运行，是以腐不化而新不生。此法多应用于脓肿已溃的瘰疬，外用提脓祛腐药物，而助腐脱新生。

7. 药线引流法

药线引流法即使用药线、导管、扩创术等方法，使脓液向外畅流的疗法。其中药线引流在古籍中较为常见，又称"纸捻"，如清·王士雄《观砚录》中就有"以纸捻入药于疮孔"治疗"患乳肿如悬瓠，溃处日流水"的病例记载。本法主要用于脓肿形成而引流不畅的疮疡，此时将药线置入脓腔，可使脓液顺流外达。此外，还有探查和标记的作用。

8. 平胬通络法

胬肉是中医外科的常见病症。胬肉的存在，可妨碍创面的愈合。《洞天奥旨》有云："盖胬肉胀满，礌高形突，其状难观，倘生于面目手足之间，亦甚丑态，故必须去之也。"胬肉形成，多因怒气伤肝，肝伤必至克脾；脾主肌肉，脾伤则疮口肉胀。因此，盖胬肉胀满，必用药物或刀针速去，腐去而络通，以助新肉之生也。

9. 垫棉压迫法

垫棉压迫法是用棉花或纱布折叠成块，以衬垫疮部的一种辅助疗法。本疗法在明·陈实功《外科正宗》中已有记载："痈疽、对口、大疮内外腐肉已尽，唯结痂脓时，内肉不粘连者，用软绵帛七八层放患上，以绢扎紧，将患处睡实数次，内外之肉自然粘连一片，如长生成之肉矣。有患口未完处，再搽玉红膏，其肉自平矣。"借助加压的力量，使溃疡的脓液不致下袋潴留，或使过大的溃疡空腔皮肤与新肉得以黏合而达到愈合的目的。

10. 生肌收口法

生肌收口法是将具有解毒、收敛、生肌作用的药物掺敷于疮面上，促进疮面愈合的治疗方法。临床上，提脓祛腐法和生肌收口法常配合使用，《备急千金要方》曰："夫痈坏后，有恶肉者，宜猪蹄汤洗去秽，次缚肉膏散。恶肉去后，敷生肌散，及摩四边令好肉速生。"认为痈疽治先祛腐才能生肌。《医学入门》曰："创口不敛，由于肌肉不生；肌肉不生，由于腐肉不祛。"意即腐肉未脱，新肉不长，则久不收口。本法多用于疮疡后期，脓腐已尽或将尽之时，促进新肉化生、敛疮收口。

三、验案选析

肝郁痰凝案 1

于某，女，59 岁，2018 年 11 月 15 日初诊。

[主诉] 颈右侧肿块 3 个月

[现病史] 患者 3 个月前无明显诱因发现颈右侧肿块，初始约白果大小，在安徽省当地医院行肿块穿刺，倾向肉芽肿性炎，建议排除结核。经介绍至我院瘰疬科就诊。为求进行系统治疗，由门诊拟"颈右侧淋巴结结核"收住入院。患者

平素性格内向，易生气，善太息，稍进食偏多即感腹胀明显。入院时颈右侧有肿块，无鼻塞，无流涕或涕中带血，无声嘶，无饮水呛咳，无发热畏寒，无头痛、耳鸣、鼻衄，无低热盗汗，无胸闷气促，无体重下降，无神疲乏力，纳差，大便溏，小便调，夜寐安。既往体健，无药物过敏史。

［专科查体］ 颈右侧可及多枚直径 2.0～3.0cm 肿大淋巴结，皮色、皮温正常，按之中等偏硬，界限清楚，表面光滑，推之移动度可，与周围组织无粘连、无压痛，舌质淡红，苔薄白稍腻，脉象弦滑。

［辅助检查］ 入院时查尿常规、粪常规、血凝、血沉、乙肝、梅毒、艾滋等实验室检查均正常。血常规：白细胞计数 $3.88×10^9$/L↓，中性粒细胞 37.30%↓，嗜酸性粒细胞 15.40%↑，中性粒细胞计数 $1.45×10^9$/L↓，嗜酸性粒细胞计数 $0.60×10^9$/L↑，余正常。血沉 28.00mm/h↑。肝肾功能：谷丙转氨酶 77IU/L↑，谷草转氨酶 66IU/L↑，谷氨酰胺基转移酶 62IU/L↑，碱性磷酸酶 177IU/L↑，余正常。PPD（-），TB-Ab（-），T-SPOT＞400.00pg/mL。彩超：右侧颈部淋巴结肿大（TB 不除外），甲状腺未见明显占位。鼻咽镜检查：鼻咽部未见新生物。胸部 CT：右肺中叶及左肺上叶舌段、下叶少许慢性炎症。颈右侧肿块穿刺结合液基细胞学检查：考虑为结核感染可能。

［西医诊断］ ①颈右侧淋巴结结核；②白细胞减少症；③肝功能异常

［中医诊断］ 瘰疬病（肝郁痰凝证）

［治疗方案］

1. 西医治疗原则、主要药物及措施

（1）抗结核治疗：0.9%NS 500mL+利福平 0.45g 静滴，每日 1 次；异烟肼 0.3g 口服，每日 1 次；乙胺丁醇 0.75g 口服，每日 1 次。

（2）保肝治疗：双环醇 50mg 口服，每日 3 次。

2. 中医治则、治法和方药

治则：疏肝理气，健脾化痰，消肿散结

（1）内治

①调理肝脾方（钮师经验方）

柴 胡 12g	当 归 12g	白 芍 12g	白 术 12g
茯 苓 12g	法半夏 9g	猫爪草 15g	陈 皮 9g
山海螺 15g	枳 壳 9g	大 枣 20g	炙甘草 6g

用法：每日 1 剂，水煎，分 2 次服用。

②中成药：瘰疬宁 2.0g，口服，每日 3 次（南京市中西医结合医院院内制剂）。

（2）外治

①中药贴敷疗法：化痰解凝糊20g，外敷患处6～8小时揭下，每日1次（南京市中西医结合医院院内制剂）。

②超声药物透入疗法：化痰解凝糊浸泡电极片，予以超声导入仪在患处行中药超声药物导入治疗，每日1次。

③中药熏蒸疗法：患处行化痰解凝方（钮师经验方）药液熏蒸治疗，每日1次。

化痰解凝方：

| 玄　参30g | 丹　参20g | 白　蔹30g | 生大黄30g |
| 赤　芍20g | 白　芷10g | 木　香20g | 僵　蚕10g |

诊治7天后，纳差不思进食，进食后腹胀未减，大便溏薄。局部肿大淋巴结未见明显缩小。继续原方案治疗，调内服中药处方如下：

柴　胡15g	当　归12g	白　芍12g	白　术12g
茯　苓12g	法半夏9g	猫爪草15g	陈　皮9g
山海螺15g	枳　壳9g	木　香6g	枳　壳9g
砂　仁6g	大　枣20g	炙甘草6g	

用法：每日1剂，水煎，分2次服用。

诊治14天后，情志舒畅，纳食正常，腹胀明显缓解，大便正常。查体：颈右侧可及多枚直径2.0～2.5cm肿大淋巴结，皮色、皮温正常，按之中等偏硬，界限清楚，表面光滑，推之移动度可，与周围组织无粘连、无压痛，舌质淡红，苔薄，脉象弦滑。复查血常规、肝肾功能均正常。行颈右侧淋巴结结核病灶切除术，术后病理示（图1-1）：颈右侧淋巴结结核（干酪型）。术后3天纳食正常，时有便溏反复，更换院内制剂瘰疬宁为消疬膏，便溏好转。一周后手术切口Ⅰ期愈合，未触及体表明显肿大淋巴结，予以出院。出院后继续予以中药内服，西药抗结核治疗。

嘱患者出院后：①每个月均复查血常规、肝功能、肾功能；②保证良好的休息和充足的睡眠（避免熬夜）。建议摄入高热量、高蛋白质、高维生素的膳食，如肝功能异常，避免食用菠菜、煎炸物及巧克力食品，忌食发物。③禁忌饮酒和抽烟。注意有无恶心呕吐、肌肉关节酸痛、视力减退等抗结核药物不良反应，如有不适，请随时就诊。

［分析讨论］该患者平素性格内向，易生气，善太息，均为肝气郁结之象。肝郁日久，横逆伤脾，脾失健运，"纳差、进食稍多即感腹胀、便溏"均为脾虚之象，脾虚日久，浊痰内生；痰气互结，气血凝滞，相互搏结，结于颈项，而成

"瘰疬病"。"性格内向、易生气、善太息，纳差、进食稍多即感腹胀、便溏，颈右侧多发性淋巴结肿大，舌质淡红，苔薄白稍腻，脉象弦滑"均为肝郁脾虚痰凝之象。本病病位在颈右侧，病性属本虚标实证，证属肝郁脾虚痰凝证。

此患者辨证为肝郁气滞，伤脾生痰，当以"疏肝理气、健脾化痰、消肿散结"为治则治法，中药汤剂方选调理肝脾方系"逍遥散合二陈汤"加减。方中柴胡疏肝解郁，使肝气得以调达；半夏辛温性燥，善能燥湿化痰，且又和胃降逆，为君药。当归甘辛苦温，养血和血；白芍酸苦微寒，养血敛阴，柔肝缓急；陈皮既可理气行滞，又能燥湿化痰；山海螺入脾经、肺经，猫爪草入肝经、肺经，均具有解毒消肿散结之效。四药共为臣药，君臣相配，有治痰先理气，气顺则痰消之意。当归、芍药与柴胡同用，补肝体而助肝用，血和则肝和，血充则肝柔；白术、茯苓健脾去湿，使运化有权，气血有源。炙甘草益气补中，缓肝之急为用；大枣甘温补中益气，同为使药。诸药合用，可得肝郁得疏，血虚得养，脾弱得复，气血兼顾，痰瘀共消，体用并调，肝脾同治之效。但只用此汤剂，其健脾化痰、消肿散结之功又欠佳，故合用本院院内制剂瘰疬宁及外治法，可增加健脾化痰、消肿散结之功。后期患者病灶清除后，时有便溏反复，更换瘰疬宁为消疬膏，可减缓破瘀消坚，增加健脾护胃之效，体现了辨证辨病相结合的原则。

化痰解凝糊为钮师经验方研制的我院院内制剂，其组成：大黄 30g，白芷 12g，血竭 15g，玄参 30g，赤芍 20g，僵蚕 30g，木香 20g，白蔹 30g，蜈蚣 2g，丹参 20g，五倍子 30g。综观全方：大黄清热泻火，凉血解毒，逐瘀通经；白芷消肿排脓为主药。血竭活血化瘀，敛疮生肌；玄参清肺热，解毒消火；赤芍泻火退血中之热；僵蚕化痰散结，共为辅药。木香行气；白蔹清热解毒，消痈散结，敛疮生肌；蜈蚣散走窜；丹参活血化瘀，养血安神，凉血消痈；五倍子敛肺降火，收敛止血，收湿敛疮，共为佐药。全方共奏理气化痰、消肿散结之功。超声电导药物靶向透入技术是通过现代物理学等综合手段，促使一定剂型的药物穿透皮肤和组织，在病变组织和器官的一定深度和范围内形成药物的高浓度浸润，并促使药物向细胞内转运，从而达到靶向治疗的目的。化痰解凝糊通过超声电导经皮靶向给药手段，可起到协同和叠加的治疗效果，将治疗药物经皮肤透过组织进入靶器官，造成药物在病变组织的浓集和浸润，促进药物从细胞外向细胞内的转运，最大限度地发挥药物的治疗作用。

在该患者的诊治中，中医药内服外用相结合，较好地体现了辨病与辨证相结合，达到减毒增效的目的。治疗前后所做的颈部 MRI 平扫＋增强检查，也显示有很好的效果（图 1-2、1-3）。

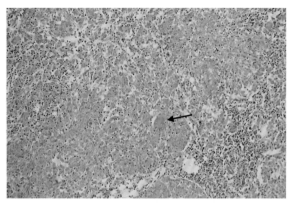

用苏木素–伊红 HE 染色，放大 20×10 倍：视野中央箭头所指为郎罕斯
巨细胞，周边为类上皮细胞。病理诊断：淋巴结结核

图 1-1　于某组织病理切片

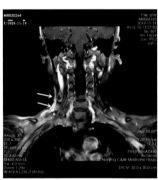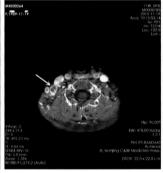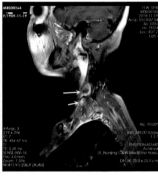

冠状位　　　　　　　　　　轴位　　　　　　　　　　矢状位

2018-11-19 检查：右侧胸锁乳突肌内后缘见多发结节，右侧较大的短径约 14.7mm，T1WI 呈
等信号，T2WI 呈高信号，其内信号不均。增强后，病灶呈环形强化，部分内部不强化

图 1-2　于某颈部 MRI 平扫＋增强（治疗前）

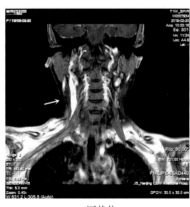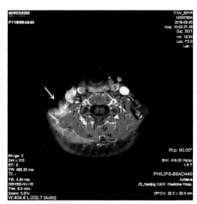

冠状位　　　　　　　　　　　　　　　　轴位

2019-02-20 检查：未见明显结核性病灶

图 1-3　于某颈部 MRI 平扫＋增强（治疗后）

热郁肉腐案 2

屈某，男，21 岁，2017 年 6 月 7 日初诊。

[主诉] 颈右侧肿块 3 个月

[现病史] 患者 2017 年 3 月因肺结核至南京市胸科医院住院抗结核、保肝治疗，出院后因肝功能异常而调整抗结核方案，后发现颈右侧肿块，开始如白果大小，后颈部肿块渐渐增大，近日来肿块红软明显，至我院诊治，现门诊为进一步诊治收住入院。入院时，颈右侧肿块，酸胀疼痛；时有盗汗，纳差，大便溏，小便调，夜寐安。无鼻塞，无流涕或涕中带血，无声嘶，无饮水呛咳，无发热畏寒，无头痛、耳鸣、鼻衄，无胸闷气促，无体重下降，无神疲乏力。既往患者 2001 年因外伤行脾切除术史，余体健，无药物过敏史。

[专科查体] 右颈部胸锁乳突肌后缘可及一融合性肿块，约 6.0cm×7.0cm，边界欠清，中央区可及一约 4cm×3cm 范围的皮色暗红的肿块，按之应指，波动感明显，伴压痛，余未及明显肿块。舌质红，苔黄，脉象细数。

[辅助检查] 入院时查肝功能：谷氨酰胺基转移酶 57IU/L，余正常；血沉 24mm/h；血常规、甲状腺功能八项、病毒九项、肾功能、心肌酶谱、血凝五项等检查均正常；结核抗体（＋）；T-SPOT ＞ 400.00pg/mL。彩超：右侧颈部杂乱回声包块（内部伴坏死液化）伴胸锁乳突肌局部筋膜受侵可能，双侧颈部多发淋巴结肿大（右侧为著），首先考虑结核性病变可能；甲状腺未见明显占位。颈部 MR：两侧颈部、下颈部（气管周围）、右侧咽旁多发肿块，部分中心液化坏死，右侧颈部伴窦道形成；符合淋巴结结核改变。脓肿切开引流术取疮面病灶病理：上皮样肉芽肿性炎伴凝固性坏死，考虑为结核。

[西医诊断] ①颈右侧淋巴结结核；②肝功能异常

[中医诊断] 瘰疬病（热郁肉腐证）

[治疗方案]

1. 西医治疗原则、主要药物及措施

予以"HRE"抗结核，双环醇保肝治疗。

2. 中医治则、治法和方药

治则：解郁散结，托毒透脓

（1）内治

①托毒透脓方（钮师经验方）

| 玄 参 30g | 生 地 15g | 浙贝母 12g | 夏枯草 10g |
| 猫爪草 15g | 连 翘 6g | 白头翁 12g | 生黄芪 30g |

当　归 12g　　　炮山甲 6g　　　　皂角刺 9g　　　　川　芎 9g

地　龙 6g　　　甘　草 3g

用法：每日 1 剂，水煎，分 2 次服用。

②中成药：瘰疬宁 2.0g，口服，每日 3 次。

（2）外治

①入院第 3 日行结核性脓肿切开引流术，术后中药化腐清创术，疮面换药（Ⅰ号丹、Ⅱ号丹、平胬散、生肌玉红膏等）。

②中药箍围疗法，予以化痰解凝糊 20g，箍围疮周患处，6～8 小时揭下，每日 1 次。

诊治 7 天后，纳差不思进食，进食后腹胀未减，大便溏薄。脓肿切开引流术后，酸胀疼痛消失，疮面可见败絮样坏死组织，未见肉芽，隔日换药时予以组织剪除，运用Ⅰ号丹祛腐。继续原方案治疗，内服汤剂增加白术 12g，茯苓 12g 健脾开胃，每日 1 剂，水煎，早晚服用。

诊治 14 天后，纳食正常，腹胀明显缓解，大便正常，仍有盗汗。查体：颈右侧肿块范围约 5cm×6cm，基底部边界清楚，推之能动，疮面见黄浊稠厚脓液，夹有败絮样坏死组织，无气味；灰白色腐肉量占疮面面积的 60% 以上，紧密附着于周围组织；肉芽色淡红，肉芽量占疮面面积不足 40%；疮周皮色、皮温正常，轻度肿胀；换药时疼痛评分为 3 分。继续抗结核保肝治疗，中医内服汤剂调整生地用量 30g，增加银柴胡 9g，胡黄连 12g 清虚热，每日 1 剂，水煎，早晚服用。疮面予以Ⅰ号丹、Ⅱ号丹联合使用祛腐生肌，疮周肿块继续使用化痰解凝糊箍围消肿散结治疗。

诊治 21 天，纳食可，腹胀、盗汗均消失，大便正常。查体：颈右侧肿块，大小约 3.6cm×2.3cm；基底部活动度可，推之能动；疮面肉芽鲜红，未见明显脓腐组织，少量黄稠脓液。舌淡，苔薄，脉细。继续上方案治疗，疮面换药调整为Ⅱ号丹和生肌玉红膏纱条填塞。

诊治 30 天，肿块较上周未见明显缩小。于 2017 年 7 月 11 日行颈右侧、右锁骨上淋巴结结核病灶切除术。术后病理示（图 1-4）：颈右侧淋巴结有上皮样肉芽肿伴凝固性坏死，考虑为淋巴结结核（干酪型）。术前行颈部 MRI 平扫＋增强检查（图 1-5）。术后一周，三类切口，甲级愈合（Ⅲ / 甲），未触及体表明显肿大淋巴结（图 1-6），予以出院。出院后继续予以中药内服，西药抗结核、保肝治疗。

嘱患者出院后：①每个月均复查血常规、肝功能、肾功能；②保证良好的休息和充足的睡眠（避免熬夜）；③建议摄入高热量、高蛋白质、高维生素的膳食，如肝功能异常时，避免食用菠菜、煎炸物及巧克力食品，忌食发物；④禁忌饮酒和抽烟；⑤注意有无恶心呕吐、肌肉关节酸痛、视力减退等抗结核药物不良反应，如有不适，请随时就诊。

［分析讨论］患者性格内向，沉默寡言，情志抑郁，素体脾胃功能虚弱，纳差、进食稍多即感腹胀、便溏均为脾虚之象。脾虚日久，健运失调，浊痰内生；气血运行不畅，痰气互结，结于颈项而成"瘰疬病"。痰气郁久化热，热盛肉腐成脓。证属热郁肉腐证。

此患者辨证为热郁肉腐，肝郁日久伤脾生痰，当以"解郁散结、滋阴清热、托毒透脓"为治则治法。中药汤剂内服方选钮师经验方加减。该方来源于消瘰丸合透脓散加减。方中玄参滋阴降火，苦咸消瘰；浙贝母、夏枯草、猫爪草化痰消肿，解郁散结；生黄芪益气托毒，鼓动血行，为疮家圣药，生用能益气托毒。当归和血补血，除积血内塞；川芎活血补血，养新血而破积宿血，畅血中之元气，二者常合用以活血和营。穿山甲气腥而窜，无微不至，贯彻经络而搜风，并能治癥瘕积聚与周身麻痹。皂角刺搜风化痰，引药上行，与穿山甲一起助黄芪消散穿透，直达病所，软坚溃脓，以达消散脉络中之积，祛除陈腐之气之效。佐以甘草调和诸药，增强扶正透脓之意。只用此汤剂，健脾化痰、消肿散结之功又欠佳，合用本院院内制剂瘰疬宁及外治法，可增强健脾化痰、消肿散结、透脓祛腐之功。猫爪草近年来则被用于抗结核研究，它能改善淋巴结核病灶周围的血液循环，使药物易于渗透到组织内，不仅可以抑制结核杆菌的生长，还能提高机体的免疫力，增强药物的杀菌效果，减缓耐药菌的产生，同时对肿大的淋巴结有化瘀消肿作用，使抗菌药更易渗透到组织内而起到杀菌效果。

患者疮面中药化腐清创术，早期脓腐组织较多，以祛腐为主，药选Ⅰ号丹或平胬散；中期脓腐组织、脓液稠厚，以祛腐生肌并重，药选Ⅱ号丹；后期脓腐较少，以生肌为主，药选Ⅱ号丹、生肌玉红膏。其中Ⅰ号丹、平胬散重在祛腐，Ⅱ号丹则祛腐生肌并重，二者（均为本院制剂）合用，可达祛腐生新之效。外治用化痰解凝糊外敷患处，并予超声药物透入治疗，奏理气化痰、消肿散结之功。在该患者的诊治过程中，中西医结合综合治疗方案发挥了较好的协同作用，达到共奏健脾化痰、消肿散结、托毒透脓之目的。

在该患者的诊治中，中医药内服外用相结合，外治为主，较好地体现了辨病与辨证相结合。

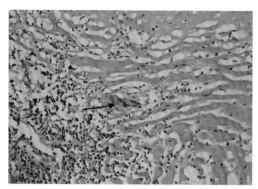

用苏木素－伊红（HE）染色，放大 40×10 倍：视野中央箭头所指为郎
罕斯巨细胞，周边为类上皮细胞。病理诊断：淋巴结结核

图 1-4　屈某组织病理切片

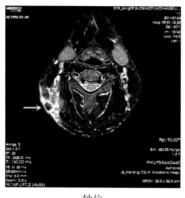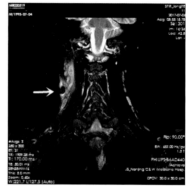

轴位　　　　　　　　　　　　　　　　冠状位

2017-7-4 检查：右颈部多发类圆形结节影，大小不等，信号不均，T1WI 呈稍长 T1 信号（部
分高信号），T2WI 呈稍高信号，在 STIR 序列呈高信号表现（部分内见低信号影），较大者约
2.3cm×3.6cm，增强后部分病灶可见环状强化；颈部窦道形成（见白箭头）

图 1-5　屈某颈部 MRI 平扫＋增强（治疗前）

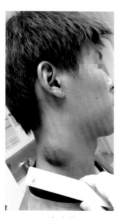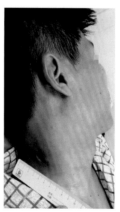

治疗前　　　　　　　　　　　　　　　治疗后

图 1-6　屈某淋巴结核病灶治疗前后对比照

肺肾阴虚案 3

李某，女，26 岁，个体，2017 年 5 月 1 日初诊。

［主诉］ 颈右侧肿块 10 个月，红肿 1 周

［现病史］ 患者 2016 年 7 月中旬无意中发现颈右侧肿块，初起无疼痛不适，未在意。近 1 个月肿块渐增大，伴有疼痛不适，于我院就诊查 PPD 强阳性，考虑诊断为淋巴结核，予利福平、异烟肼、乙胺丁醇、吡嗪酰胺抗结核治疗，1 周前肿块出现红肿化脓，疼痛明显。经当地医院介绍至我院瘰疬科就诊，为求系统治疗，由门诊拟"颈右侧淋巴结结核"收住入院，入院时：患者颈右侧肿块伴酸胀疼痛，午后低热，夜间盗汗，乏力，无头晕头疼，无耳鸣鼻衄，无咳嗽咯痰，无心慌胸闷，无声音嘶哑、吞咽受阻、饮水呛咳，无腹痛腹泻，胃纳不佳，睡眠差，二便正常。既往体健，否认药物过敏史。

［专科查体］ 颈右侧、右锁骨上见一红肿包块有 5cm×4cm 大小，边界欠清，可及波动感，触痛明显；Ⅴ区可及数枚肿大淋巴结，有 2.0cm×1.5cm 大小，串珠样排列，质硬，活动度稍差，压痛（＋）。舌质红，少苔，脉象细数。

［辅助检查］ 入院时查血常规、尿常规、粪便常规、肝肾功能、血凝五项、乙肝、梅毒、艾滋均正常；结核分枝杆菌检测阳性；利福平耐药检测阴性；血沉 27.00mm/h ↑。心电图：正常范围。痰培养：未找到抗酸杆菌。彩超（2017-05-02. 0160485）：双侧颈部淋巴结增大，右侧锁骨上窝不均质包块，46mm×29mm×43mm，性质待定，考虑融合淋巴结可能。胸部 CT：左肺上叶见斑点状及条索状密度增高影，结合病史，提示结核灶可能。（2017-05-15. 0160485）。治疗前做颈部 CT 平扫（图 1-9）检查示右侧颈部多发淋巴结伴融合坏死，窦道形成。

［西医诊断］ ①颈右侧淋巴结结核；②肺结核 痰培养（−）

［中医诊断］ ①瘰疬病（阴虚火旺证）；②肺痨病

［治疗方案］

1. 西医治疗原则、主要药物及措施

（1）抗结核治疗：0.9%NS 500mL+ 利福平 0.45g 静滴，每日 1 次；异烟肼 0.3g 口服，每日 1 次；乙胺丁醇 0.75g 口服，每日 1 次；吡嗪酰胺 0.5g 口服，每日 3 次。

（2）保肝治疗：双环醇 25mg，口服，每日 3 次。

2. 中医治则、治法和方药

治则：滋阴降火

（1）内治：养阴润肺方（钮师经验方）

玄　参 15g	浙　贝 15g	夏枯草 15g	炙百部 10g
白头翁 12g	百　合 12g	生　地 6g	熟　地 9g
当　归 9g	炒白芍 9g	麦　冬 6g	桔　梗 6g

炙甘草 3g

用法：每日 1 剂，水煎，分 2 次服用。

（2）外治：在脓肿最低处沿皮纹方向做切口，油纱条填塞引流。渗出较多时，每日换药 1 次；渗出减少后，可 2～3 天换药 1 次。

诊治 38 天后，颈右侧疮面明显缩小，少许脓性分泌物，基底部肿块缩小，与周围组织界限渐清，活动度好转，无乏力，无低热盗汗，饮食睡眠可，舌质淡红，苔薄，脉细。评估病情，排除手术禁忌证，在全麻下行颈右侧、右锁骨上淋巴结结核病灶切除术。术后病理（图 1-7）：颈右侧：淋巴结上皮样肉芽肿性炎伴凝固性坏死，考虑为结核。注：免疫组化标记（图 1-8）LAG-3（＋）、Tβ-4（++）、Ag85b（－）、CD68（++）、S-100（散＋）、CKpan（－）、Ki-67（约 3%）。1 周后手术切口愈合良好，无红肿渗出，予出院。

出院后中药继服，继续抗结核治疗：利福平 0.45g，口服，每日 1 次；异烟肼 0.3g，口服，每日 1 次；乙胺丁醇 0.75g，口服，每日 1 次；双环醇 25mg，口服，每日 3 次。嘱患者出院后：①每个月均复查血常规、肝功能、肾功能；②保证良好的休息和充足的睡眠（避免熬夜），建议摄入高热量、高蛋白质、高维生素的膳食，忌食发物；③禁忌饮酒和抽烟，注意有无恶心呕吐、肌肉关节酸痛、视力减退等抗结核药物不良反应，如有不适请随时就诊。患者每月复诊 1 次，治疗前后彩超图像对比（图 1-10）及淋巴结核病灶治疗前后对比（图 1-11），均有明显好转。总疗程抗结核保肝及中医药治疗 12 个月痊愈。

［分析讨论］肺痨病是一种正气虚弱，感染痨虫，侵蚀肺脏所致的疾病，属于慢性消耗性疾病。在《内经》《难经》等医籍中无肺痨病的记载，多归属"虚损""虚劳"病。宋代《三因极一病症方论》始以"痨瘵"定名。《丹溪心法》倡"痨瘵主乎阴虚"之说。该患者青年女性较多，平素经常熬夜，耗气伤阴。饮食不节，中伤脾胃，脾失健运，津液失布，聚而为痰，痰浊结聚成核，发于颈右侧。久病伤肾，加剧耗伤阴液，阴虚火旺，热盛肉腐成脓，低热盗汗、舌尖红、苔少、脉象细数均为肺肾阴虚之象。本病病位在颈右侧，病性属本虚标实证，证属肺肾阴虚。

此患者辨证为肺肾阴虚，当以"滋阴补肾，软坚散结"为治则治法。中药汤剂为钮师经验方——养阴润肺方，此方由百合固金汤化裁而来。方中百合甘苦微寒，滋阴清热润肺；生地、熟地并用，滋肾壮水，其中生地兼能凉血止血。三药相伍，为润肺滋肾、金水并补的常用组合，共为君药。麦冬甘寒，协百合以滋阴清热润肺；玄参咸寒，助二地滋阴壮水，以清虚火兼利咽喉，共为臣药。当归配伍白芍以养血和血，贝母清热润肺，化痰消肿；夏枯草辛苦寒，消肿散结治瘰疬要药；炙百部润肺，可杀瘰虫，俱为使药。桔梗宣肺利咽，化痰散结，并载药上行；生甘草清热泻火，调和诸药，共为佐使药。本方滋肾保肺，金水并调，滋养之中兼顾消肿散结，标本兼顾但以治本为主。但只用此汤剂，消肿散结之功又欠佳，故合用本院院内制剂瘰疬宁及外治法可增加消肿散结之力。该患者在我院就诊前，颈部病灶进展迅速，中医内治以治本为主，外治以箍围为辅，内外合治，能有效控制病情，防止病灶扩散，为最终的手术治疗争取时间，病灶在一定程度上减少了颈部皮肤外形缺损，显示出中医药治疗瘰疬病的优势。

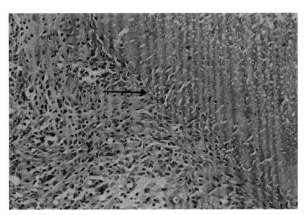

用苏木素 – 伊红（HE）染色，放大 40×10 倍：视野右侧为干酪样坏死，
箭头所指为类上皮细胞。病理诊断：淋巴结结核

图 1-7　李某组织病理切片

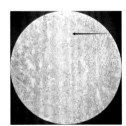 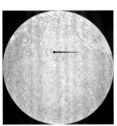 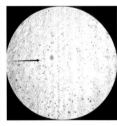 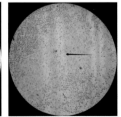

免疫组织化学 LAG-3 染色类上皮细胞胞浆，着色呈棕黄色

免疫组织化学 Tβ4 染色类上皮细胞胞浆，着色呈棕黄色

免疫组织化学 CD68 染色类上皮细胞胞浆，着色呈棕黄色

免疫组织化学 S-100 染色个别组织细胞胞浆，着色呈棕黄色

图 1-8　李某组织病理免疫标记（1）

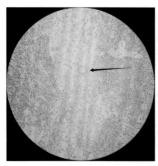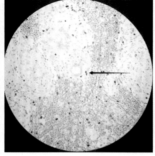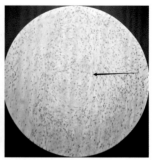

免疫组织化学 CKpan 染色类上皮细胞胞浆，不着色呈阴性 | 免疫组织化学 Ki-67 染色散在类上皮细胞胞核，着色呈棕黄色 | 免疫组织化学 Ag85b 染色类上皮细胞胞浆，不着色呈阴性

图 1-8　李某组织病理免疫标记（2）

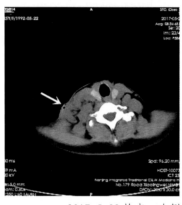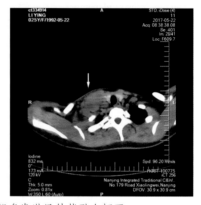

2017-5-22 检查：右侧颈部多发淋巴结伴融合坏死，

较大者约 5.33cm×3.40cm，窦道形成（见白箭头）

图 1-9　李某颈部 CT 平扫（治疗前）

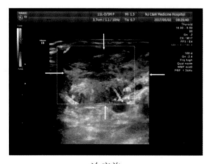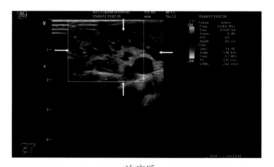

治疗前

2017 年 5 月 2 日检查：可见右侧锁骨上窝范围约 46mm×29mm×43mm 的不均质低回声区，超声提示结核病灶

治疗后

2017 年 9 月 5 日检查：可见右侧锁骨上窝范围约 9mm×5mm×4mm 的不均质低回声区，超声提示结核治疗后改变

图 1-10　李某治疗前后彩超图像对比

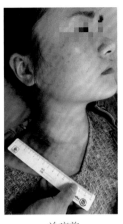
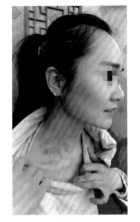

治疗前　　　　　　　　　　治疗后

图 1-11　李某淋巴结核病灶治疗前后对比照

阴虚火旺案 4

王某，女，30 岁，2015 年 4 月 9 日初诊。

[主诉] 颈左侧、胸骨上窝肿痛 3 个月

[现病史] 患者 3 个月前突然发现颈左侧肿块伴疼痛，予湖北省人民医院行左颈部包块穿刺，考虑为淋巴结结核可疑；2015-01-26 至武汉市医疗救治中心开始行 HRZE 抗结核及保肝治疗。两个月前开始出现胸骨上窝肿痛明显，肿块逐渐增大化脓，一个月前出现咳嗽咯痰，于赤壁市惠民医院查胸片示：肺部感染；予头孢类抗炎治疗后好转，至华中科技大学同济医学院附属同济医院行穿刺示：急性炎症伴肉芽肿，淋巴结结核干酪坏死伴感染难以排除；行鼻咽喉镜示：咽喉炎、腺样体残留。今日至我院门诊就诊，为求进一步诊治收住入院。入院时患者一般情况可，无低热乏力，无咳嗽咯痰，无头痛头晕，无咽痛咽痒，纳食可，大小便自解。患者既往体健，否认有食物、药物过敏史。

[专科查体] 颈左侧可及多枚肿块，融合成团，最大值约 4cm×3cm 大小，与胸骨上窝肿块相邻，胸骨上窝肿块皮色暗红，约 8cm×6cm，质软，界欠清，活动度差，有压痛，可及波动感。舌尖红，苔少，脉细数。

[辅助检查] 左颈部穿刺（2015-03-17 于华中科技大学同济医学院附属同济医院）：急性炎症伴肉芽肿，淋巴结结核干酪坏死伴感染难以排除。入院后查血常规：WBC10.43×10⁹/L，中性粒细胞 8.40×10⁹/L，余正常；生化：尿酸 456μmol/L，谷氨酰胺基转移酶 51U/L，余正常。B 超：颈左侧混合性包块伴淋巴结肿大，范围约 112mm×70mm；甲状腺未见占位；胆囊壁毛糙，脾稍大，肝胰未见占位；泌尿系统未见占位。尿粪常规、血凝、血沉、病毒九项、痰培养均未见明显异常。心电图：窦性心动过速。胸部 CT：左锁骨上软组织肿块影。

［西医诊断］ ①颈左侧、胸骨上窝淋巴结结核；②咽喉炎

［中医诊断］ 瘰疬（阴虚火旺证）

［治疗方案］

1. 西药

利福平、异烟肼、乙胺丁醇联合抗结核，双环醇预防性保肝。

2. 中医治则、治法和方药

治则治法：滋阴降火，软坚散结

（1）内治

①滋阴降火方（钮师经验方）

玄 参 20g	夏枯草 10g	浙 贝 9g	猫爪草 10g
连 翘 6g	地骨皮 12g	葛 根 15g	丹 皮 6g
炙百部 10g	生黄芪 20g	炙黄精 20g	山海螺 15g
当 归 12g	白芍（炒）15g	枸杞子 12g	大 枣 30g
枳 实 6g	甘 草 3g		

用法：每日 1 剂，水煎，分 2 次服用。

②中成药：瘰疬宁 2.0g，口服，每日 3 次。

（2）外治

①中药贴敷疗法：滋阴降火糊 20g，外敷患处 6～8 小时后揭下，每日 1 次。

②超声药物透入疗法：滋阴降火糊浸泡电极片，予以超声导入仪在患处行中药超声药物导入治疗，每日 1 次。

③中药熏蒸疗法

滋阴降火方（钮师经验方）：

熟 地 20g	乌 梅 20g	丹 皮 10g	地骨皮 15g
公丁香 12g	黄 柏 20g	知 母 20g	乳 香 6g
没 药 6g			

用法：每日 1 剂，水煎，熏蒸患处，每日 1 次。

于 2015-04-13 在局麻下行胸骨上窝结核性脓肿切开引流术。术后病理：炎性肉芽组织。术后出现结核药物性肝损害，调整抗痨方案。

2015-04-16 在局麻下行颈左侧脓肿切开引流术，查颈部 MR：①左侧颈部多发肿大淋巴结，部分融合伴坏死，向下侵犯锁骨上窝，考虑肿大淋巴结伴液化坏死（结核性可能大），左侧颈总动脉受推挤、移位，左侧胸锁乳突肌、多裂肌受侵犯；②右侧颈部多发小淋巴结影，建议活检穿刺检查。

2015-05-27 在局麻下行颈左侧偏后脓肿切开引流术，术后丹剂换药。待疮

面基本结痂后查颈部 MR：双侧颈部病变（以左侧颈部胸锁乳突肌内侧病变为主并形成窦道），考虑淋巴结炎性病变，结核性可能大，与前片（20150501）比较，有明显好转。

2015-08-04 排除手术禁忌证，在全麻下行颈左侧淋巴结结核病灶切除术，术后病理（图 1-12）：颈左侧淋巴结肉芽肿性病变伴干酪样坏死，诊断为结核（201503728）。术后 7 天伤口愈合。复查血常规、肝肾功能、电解质均正常。继续全身抗结核保肝及瘰疬宁内服半年，疾病痊愈。颈部 MRI 平扫 + 增强治疗前后对照（图 1-13、图 1-14）及淋巴结核病灶治疗前后对比照（图 1-15）均有明显好转。随访一年未复发。

［分析讨论］本病属于中医学"瘰疬"范畴，俗称"老鼠疮"或"疬子颈"。患者因痨虫侵袭，经络阻塞，津液不能输布，瘀滞化火，灼津为痰，痰火凝结，以致阴虚火旺，聚于颈项。本病表现为核块逐渐增大，皮核粘连，皮色黯红，按之有波动感，渐感疼痛；伴有盗汗、午后潮热、乏力等全身症状；舌红少苔，脉细数。辨证当属阴虚火旺证，治以滋阴降火为主。方中以玄参、夏枯草、丹皮滋阴降火为主药。玄参味甘微苦，壮水制火，乃治瘰疬的要药；夏枯草《本草纲目》载"入厥阴血分，乃瘰疬圣药"；浙贝、猫爪草味辛，化痰散结、解毒消肿，宜于痰火郁结之瘰疬；长于消散瘰疬。又辅以连翘、地骨皮、葛根、丹皮清热解毒、凉血生津，炙百部养阴润肺；久病正气虚，无力驱邪外出，加用生黄芪、黄精、山海螺、当归、白芍（炒）、枸杞子、大枣各 30g 补气养阴托毒；枳壳理气行滞。甘草解毒泻火，调和诸药。药理研究表明，方中夏枯草、白头翁、猫爪草、百部、黄芪、黄精、连翘等具有抗结核分枝杆菌作用。

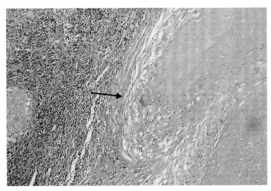

用苏木素 - 伊红（HE）染色，放大 20×10 倍：视野左侧为干酪样坏死，
箭头所指为郎罕斯巨细胞和类上皮细胞。病理诊断：淋巴结结核

图 1-12 王某组织病理切片

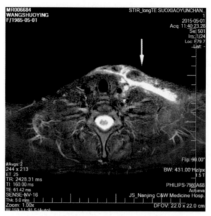

2015-05-01 检查：左侧颈部胸锁乳突肌内缘及相邻颈部皮下多发结节，其内信号不均，增强后呈环形强化，部分病灶融合；较大者约 33mm×13mm×32mm，局部与皮下软组织影分界欠清，可见片状脓肿（白箭头）

图 1-13　王某颈部 MRI 平扫 + 增强（治疗前）

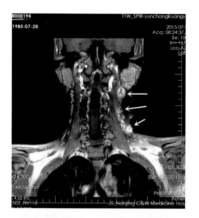

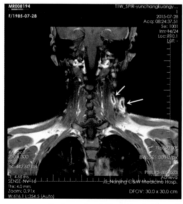
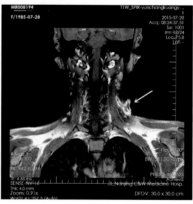

2015-07-28 检查：左颈部多发成组、散在大小不等类圆形软组织信号影，较大者约 2.5cm×2.0cm。部分融合成团，其内可见长 T1，长 T2 信号影；局部与皮下软组织影分界欠清，可见窦道形成。增强后病变呈结节样明显强化改变，窦道内壁明显强化

图 1-14　王某颈部 MRI 平扫 + 增强（治疗后）

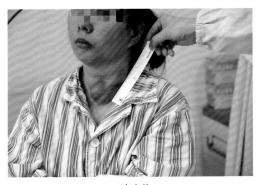
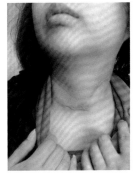

治疗前　　　　　　　　　　治疗后

图 1-15　王某淋巴结核病灶治疗前后对比照

脾胃虚弱案 5

患者童某，女，82 岁，2018 年 11 月 2 日初诊。

[主诉] 颈左侧肿块 5 个月，溃破 2 周

[现病史] 患者 2018 年 6 月在无明显诱因情况下发现颈左侧肿块，于 7 月初在江苏省某医院局麻活检，病理示：肉芽肿性炎伴坏死及组织细胞。未经系统治疗。两周前颈左侧疤痕下方再次触及一鸽子蛋大小肿块，呈进行性增大，伴破溃流脓。颈右侧新增一鸡蛋大小肿块，伴疼痛。经介绍至我院就诊，由门诊拟"颈两侧淋巴结结核"收住入院。患者 2016 年有胃癌行胃大部切除术，术后行放化疗，定期复查，未见复发。入院时：颈两侧肿块伴左侧溃破，无鼻塞，无流涕或涕中带血，无声嘶，无饮水呛咳，无发热畏寒，无头痛、耳鸣、鼻衄，无低热盗汗，无胸闷气促，无体重下降。伴动辄汗出明显，神疲乏力，纳差，不思饮食，进食量尚可，大便溏，小便调，夜寐安。

[专科查体] 颈左侧可及范围约 6cm×5cm 肿块，边界欠清，活动度差，皮色暗红，顶端沿疤痕有一长约 2cm 溃破口，内见败絮样坏死组织，稀薄样脓液溢出。右侧颈动脉三角区可及肿块，大小约 5cm×4cm，皮色皮温正常，质地中等偏硬，活动度可，伴压痛。舌淡胖，边有齿痕，苔薄白，脉细弱。

[辅助检查] 入院时查血常规、尿常规、粪便常规、肝肾功能、血凝五项、乙肝、梅毒、艾滋等均未见明显异常。PPD（++），结核抗体阴性，结核感染 T 细胞检测（T-SPOT）：140.70pg/mL↑。颈部 CT 平扫示：两侧口咽旁、两侧颈部多发淋巴结增大，淋巴结核？胸部 CT：①两肺胸膜下间质性改变伴感染可能；两肺下叶肺大泡形成；左肺下叶陈旧灶。②心影稍大；主动脉及部分冠脉管壁示钙化。我院病理科阅江苏省某医院病理科的病理切片共 8 张，会诊意见：考虑为淋巴结结核伴干酪样坏死（图 1-16）。

［西医诊断］ ①颈两侧淋巴结结核；②胃癌术后放化疗后

［中医诊断］ 瘰疬病（脾胃虚弱证）

［治疗方案］

1. 西药

利福平、异烟肼联合抗结核。

2. 中医治则、治法和方药

治则：健脾养胃、理气和中

（1）内治

人 参 12g	茯 苓 12g	陈 皮 6g	炒白术 12g
白 芍 12g	当 归 12g	浙贝母 12g	黄 精 20g
枳 壳 10g	甘 草 3g	生 姜 3g	大 枣 30g

用法：每日 1 剂，水煎，分 2 次服用。

（2）外治：入院后颈左侧伤口内予以院内制剂Ⅱ号丹药捻填塞伤口，在换药过程中见到坏死组织脱落松动或肉芽松浮，则用组织剪及刮匙予以清除病灶。周围肿块予以院内制剂化痰解凝糊箍围病灶以达收缩根脚之目的。右侧上颈部肿块予以中药化痰解凝方中药熏蒸，超声药物导入治疗，化痰解凝糊外敷以达消肿散结之目的。

诊治 1 周后，患者自汗症状消失，精神好转，但仍不思饮食，稍微活动即感乏力。查体：颈左侧可及范围约 6cm×5cm 肿块，边界欠清，活动度差；皮色、皮温正常；顶端沿疤痕有一长约 2.5cm 溃破口，疮面见稍许灰白色坏死组织及少量黄浊稠厚脓液。右侧颈动脉三角区可及肿块，大小约 5cm×4cm，皮色皮温正常，质地中等偏硬，活动度可，无压痛。舌淡，边有齿痕，苔薄白，脉细弱。故治疗方案为：内服汤剂原方去川芎，加用生黄芪 20g。疮面更换为Ⅱ号丹油纱条，隔日换药 1 次，余治疗方案同前。

继续治疗一个半月后，患者乏力症状明显减轻，精神恢复，食欲明显增强，面色如常。查体：颈左侧可及范围约 3cm×3cm 肿块，边界尚清，活动度可；皮色皮温正常，顶端沿疤痕有一长约 1.5cm 溃破口；疮面无脓腐组织附着，肉芽新鲜，空腔明显缩小，渗出少，有白色皮缘生长。右侧颈动脉三角区可及一大小约 3cm×2cm 肿块，皮色、皮温正常，质地中等，活动度可，无压痛。舌质淡红，苔薄白，脉细弦。其间于 2018–12–17 做颈部 CT 平扫＋增强示（图 1–17）：右侧颈部见多发大小不等结节影，部分内伴液化坏死，增强呈边缘强化，部分融合呈团，较大者大小为 2.2cm×2.5cm 大小。调整治疗方案：①内服汤剂上方去熟地黄。继续服用一周后停用中药汤剂，改为中药消瘰膏（南京市中西医结合医院院内制剂）口服。②疮面用生肌玉红膏油纱条及生肌散换药，一周后疮面结痂愈合。余治疗同前。

出院后继续中西医综合治疗方案：异烟肼、利福平、消疬膏口服；化痰解凝糊外敷患处。嘱患者定期复诊，复查肝肾功能及血常规均正常，每月 1 次；注意观察有无恶心呕吐、视力减退等不适；忌食发物。

门诊治疗半年后，肿块消散，疾病痊愈，随访至今未复发。

［分析讨论］　本病属于中医"瘰疬"范畴，因患者为老年女性，既往因胃癌行胃大部切除术史，脾胃功能减退；术后行放化疗，损伤脾胃功能，以致脾失健运，痰湿内生，阻滞局部气血经络，痰气搏结于颈项而成；日久痰湿化热，下烁肾阴，热胜肉腐成脓，脓水淋漓，耗伤气血，渐成虚损。脾失健运，则胃纳不香，精神疲乏；大便溏薄，舌淡胖，边有齿痕，苔薄白，脉细弱均为脾胃虚弱之象。辨证当属脾胃虚弱证。治以健脾养胃，理气和中，消肿散结为主。钮师健脾益胃方，人参、白术、茯苓、甘草为四君子汤，以之补气；辅以浙贝母、枳壳则理气化痰，消肿散结；生姜、大枣则调和脾胃，以助生化气血之用，脾运既健，痰湿得化。一周后患者仍感乏力，食欲不佳，故加用黄芪，增加补气之功效。消疬膏则为南京市中西医结合医院院内制剂，方中大量运用健脾之药物，具有益气养血、消肿散结之功效，并能增强食欲。外治用化痰解凝糊外敷患处，并予超声药物透入治疗。化痰解凝糊通过超声电导经皮靶向给药手段，两者配合应用可起到协同和叠加的治疗效果，将治疗药物经皮肤透过组织进入靶器官，造成药物在病变组织的浓集和浸润，促进药物从细胞外向细胞内的转运，最大限度地发挥药物的治疗作用。在该患者的诊治过程中，中西医结合综合治疗方案发挥了较好的协同作用，共奏健脾化痰、消肿散结之目的。

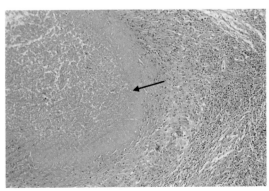

用苏木素－伊红（HE）染色，放大 20×10 倍：视野中央箭头
所指为干酪样坏死，周边为类上皮细胞。病理诊断：淋巴结结核

图 1-16　童某组织病理切片

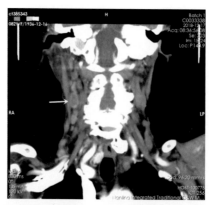

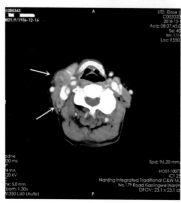
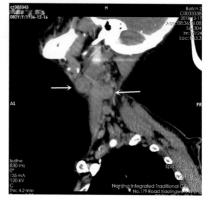

2018-12-17 检查：右侧颈部见多发大小不等结节影，部分内伴液化坏死；增强呈边缘强化，部分融合呈团，较大者为 2.2cm×2.5cm 大小

图 1-17　童某颈部 CT 平扫 + 增强（治疗中）

气血两虚案 6

张某，男，19 岁，2017 年 4 月 20 日初诊。

［主诉］右锁骨上、胸骨上窝肿块 1 个月破溃 1 天

［现病史］患者 1 个月前曾于阜阳第二人民医院就诊，考虑为"肺结核、淋巴结核"。给予利福平 0.45g，每日 1 次；异烟肼 0.3g，每日 1 次；乙胺丁醇 0.75g，每日 1 次；吡嗪酰胺 0.5g，每日 3 次进行抗结核治疗。胸部 CT 示：右肺内见斑片状、条索状高密度影，边界不清；临近胸膜稍增厚，余肺纹理稍增多（2017-04-08，阜阳第二人民医院）。气管镜提示右侧锁骨上淋巴结及上纵隔淋巴结结核，向气管内破溃可能（2017-04-12，上海市公共卫临床中心）。穿刺液淋巴染色抗酸杆菌涂片（+++）（2017-04-14，上海公共卫生临床中心）。彩超：双侧颈部多发肿大淋巴结，右锁骨上混合型占位，考虑脓肿形成（2017-04-18，上海公共卫生临床中心）。血常规：白细胞 $11.43×10^9$/L，N%73%（2017-04-19，上海公共卫生临床中心）。肝功能正常。肾功能：704μmol/L ↑。为求进一步治

疗，由门诊拟"右锁骨上淋巴结核"收住入院。入院时：全身乏力，精神差，动则气喘出汗，不思饮食，畏寒，面色苍白。无药物过敏史。

[专科查体] 颈双侧可及数枚肿大淋巴结，较大者约 2cm，右锁骨上至胸骨上窝可及 10cm×5cm 红肿范围，基底部粘连，局部触痛明显，可见波动感，其上可见黄绿色脓头一枚。舌质淡红，苔薄，脉细濡。

[辅助检查] 入院时查血常规、尿常规、粪便常规、肝肾功能、血凝、乙肝、梅毒、艾滋等实验室检查均无明显异常。结核分枝杆菌检测：阳性，利福平耐药检测：阴性，血沉：19mm/h，PPD（+++）。组织病理切片（图 1-18）诊断为淋巴结结核。颈部 CT（图 1-19）：①右侧锁骨上大片状密度减低影，结合病史，考虑脓肿形成；②双侧颈部见多发淋巴结影，请结合临床。彩超：颈前偏右侧可探及 41mm×27mm 混合性包块（脓肿），甲状腺未见异常。

[西医诊断] 右锁骨上、胸骨上窝淋巴结结核

[中医诊断] 瘰疬病（气血两虚证）

[治疗方案]

1. 西医抗结核保肝治疗

利福平 0.45g 口服，每日 1 次；异烟肼 0.3g，口服，每日 1 次；乙胺丁醇 0.75g，口服，每日 1 次；双环醇 25mg，口服，每日 3 次。

2. 中医治则、治法和方药

治则：健脾养胃，益气养血

（1）内治

人　参 12g	茯　苓 12g	生黄芪 20g	陈　皮 6g
炒白术 12g	白　芍 12g	当　归 12g	熟　地 12g
川　芎 9g	浙贝母 12g	黄　精 20g	枳　壳 10g
甘　草 3g	大　枣 30g		

用法：每日 1 剂，水煎，分 2 次服用。

治疗一周后患者精神好转，食欲明显增强，但睡眠不佳，稍微活动即感乏力，故原方去熟地、川芎，加用百合 12g，酸枣仁 20g，生姜 3g，丹参 15g。继续服用一周后，患者乏力症状明显减轻，精神恢复，舌质淡红，苔薄白，脉细弦。继续服用一周后停用中药汤剂，改为中药瘰疬宁（南京市中西医结合医院院内制剂）口服，一次 2g，每日 3 次。

（2）外治：入院后第三天行脓肿切开引流术，在脓肿最低处沿皮纹方向做切口，术中见脓腔主要位于胸锁乳突肌深层至斜方肌之间，内为黄白色脓液及结核性肉芽组织，侵犯胸锁乳突肌及斜角肌，清除脓液及大部分坏死组织，

少许病灶与肌肉及血管、神经粘连紧密，界限不清，无法清除，术腔范围约6cm×6cm×4cm，予油纱条填塞止血。第二天开始局部换药，见疮面无明显渗血，肉芽苍白，表面附着灰白色坏死组织，予以Ⅱ号丹（南京市中西医结合医院院内制剂）局部填塞祛瘀蚀腐、提脓平胬，表面无菌棉垫覆盖，因疮面渗出较多，需每日换药更换敷料。一周后发现渗出逐渐减少，灰白色坏死组织明显减少，逐渐露出新鲜肉芽，改用泽及流浸膏纳米材料：提脓生肌，隔2～3日换药1次。在换药过程中见到坏死组织脱落松动或肉芽松浮，则用刮匙予以刮除。继续换药一周后，坏死组织基本完全脱落，肉芽新鲜，色红，空腔明显缩小，渗出少，继续用泽及流浸膏纳米材料局部换药，促进肉芽生长。半个月后疮面缩小至3cm×3cm×2cm，肉芽新鲜，基本无坏死组织附着，疮面干燥，皮缘有白线生成，继续换药半个月后疮面缩小至2cm×1cm，肉芽基本长平，予以生肌玉红膏覆盖，十天后疮面愈合结痂。术后病理：右锁骨上、胸骨上窝淋巴结示淋巴组织增生，另见上皮样肉芽肿伴凝固性坏死，考虑为结核性肉芽肿。

出院后继续抗结核治疗，方案：异烟肼0.3g，每日1次；利福平0.45g，每日1次；乙胺丁醇0.75g，每日1次；双环醇25mg，每日3次；内消瘰疬宁2g，每日3次。嘱患者定期复诊，复查肝肾功能及血常规，每月1次；注意观察有无恶心呕吐、视力减退等不适；忌食发物。

门诊随访至今，患者精神好，体温正常，食欲正常，定期复查肝肾功能及血常规均正常，右锁骨上至胸骨上窝疤痕平坦、愈合好。颈部CT平扫（图1-20）示：治疗病灶明显改善。出院后去上海复查气管镜示：气管壁光滑，未见异常。其淋巴结核病灶恢复良好（图1-21）。

［分析讨论］ 本病因患者平素饮食不节，损伤脾胃功能，以致脾失健运，痰湿内生，阻滞局部气血经络，痰气搏结于颈项而成。日久痰湿化热，下烁肾阴，热胜肉腐成脓，脓水淋漓，耗伤气血，渐成虚损。气血亏虚，不能上荣于面，则见面色苍白、头晕；脾失健运，则胃纳不香、精神疲乏；舌质淡，苔薄，脉细濡为气血两虚之象。辨证当属脾胃虚弱，气血亏虚证。治以健脾养胃，益气养血为主。方选香贝养荣汤加减。香贝养荣汤出自《医宗金鉴》卷六十四）。具有补气养血、理气化痰之功效。方中人参、白术、茯苓、甘草为四君子汤以补气，加用黄芪以增加补气之功效；熟地、当归、白芍、川芎为四物汤以养血。两组药物气血两补，匡扶正气。辅以浙贝母、枳壳则行气化痰，消肿散结。一周后患者仍感乏力、食欲不佳、睡眠欠佳，故加用生姜、大枣调和脾胃，以助生化气血之用，脾运既健，痰湿化生无源；酸枣仁、丹参养心安神。茯苓、白术、山药均能补气健脾，现代药理研究显示：茯苓具有免疫调节、保肝降酶的作用。实验表明，茯

钮晓红诊疗五腺疾病

苓多糖可以增强细胞免疫功能和抗感染能力。白术具有明显的抗氧化作用，并能增强机体网状内皮系统的吞噬功能，促进细胞免疫，明显提高血清的含量，抑制代谢活化酶。而山药多糖则具有良好的免疫调节作用。

泽及流浸膏纳米材料由泽漆、白及、猫爪草等组成。其中泽漆行水消痰、杀虫解毒。明·邝璠《便民图纂方》曰："男妇瘰疬：猫儿眼睛草一二捆，井水二桶，五月五日午时，锅内熬至一桶，去渣澄清，再熬至一碗，瓶收。每以椒、葱、槐枝煎汤洗疮净，乃搽此膏，数次愈。"其指出外用中药猫儿眼睛草（泽漆）可治疗瘰疬。白及生肌、敛疮、止血，治痈疽肿毒，溃疡疼痛。《活幼心书》曰："白及散治瘰疬脓水不尽。"猫爪草性味甘辛、温，主治瘰疬。诸药合用，共奏提脓去腐、活血生肌之效。

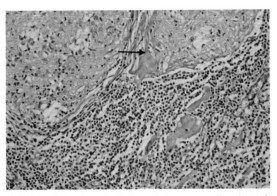

用苏木素–伊红（HE）染色，放大 40×10 倍：视野中央

箭头所指为类上皮细胞，周围为淋巴细胞。病理诊断：淋巴结结核

图 1-18 张某组织病理切片

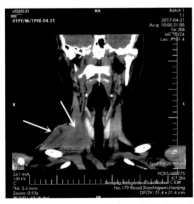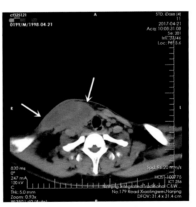

2017-4-21 检查：右侧锁骨上大片状密度减低影，密度欠均匀，

范围约 9.7cm×5.0cm，邻近皮肤见气泡影

图 1-19 张某颈部 CT 平扫（治疗前）

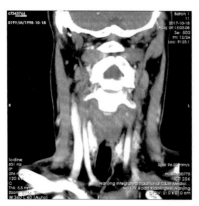
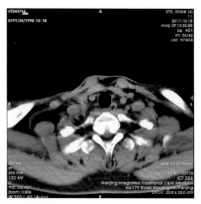

2017-10-18 检查：治疗病灶明显改善

图 1-20　张某颈部 CT 平扫（治疗后）

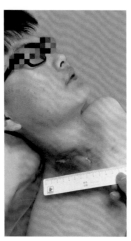
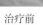
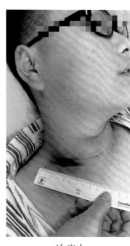
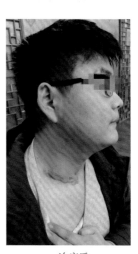

治疗前　　　　　　　　　治疗中　　　　　　　　治疗后

图 1-21　张某淋巴结核病灶治疗前后对比照

（靳汝辉　薛倩一　李辉斌　王芷乔　张丹　钮晓红）

第二节　坏死性淋巴结炎（痰毒）

坏死性淋巴结炎又名组织细胞性坏死性淋巴结炎、亚急性坏死性淋巴结炎、菊池病等，属于自限性疾病，以东亚青年女性多发。病因病机不明，目前存在两种致病学假说：一是病毒感染致病，一是自身免疫功能异常，二者均未获得有力的科学验证。该病常见临床表现有浅表淋巴结肿大，或伴疼痛，早期可伴鼻塞、流涕、咽痛等流感样症状，中期可伴高热、头晕头痛、全身乏力、肌肉关节酸痛、皮疹、肝脾肿大、白细胞减少、转氨酶偏高等症，后期全身症状不显著，以质地中等偏硬的肿大淋巴结为多见，病情迁延难愈、易于复发等。有文献报道，该病偶有多脏器功能衰竭等严重并发症出现，致死率为 2.1%。该病预后良好，轻症患者不需特殊治疗，可自行缓解，但有肿大淋巴结伴疼痛者、高热不退及全身症状者，则需要正规系统治疗。目前西医尚无公认的治疗方案，通常使用抗生素治疗无效。糖皮质激素及羟氯喹可缓解症状，对于反复发作者，可再次使用，但无法降低复发率。

坏死性淋巴结炎，中医归属于痰毒范畴。多由机体腠理不密，卫外不固，风热、邪毒乘虚而入，内不得通，外不得泄，致使营卫不和，气血运营失常，经络阻隔，灼津成痰；加之脾失健运，痰浊不能运化，聚而成形。痰阻日久，加剧经络阻塞，血瘀脉络，结聚成块。病因多以风热、痰毒、痰结、血瘀为主，病机特点为热、毒、痰、瘀。南京市中西医结合医院瘰疬科运用中医药诊治该病具有突出优势，尤其以早中期疗效显著，常以内治、外治相结合，以消散肿大淋巴结、缓解疼痛为目的，遵守以下治疗原则：早期常见风热痰毒证，治以疏风清热、消肿止痛为主；中期常见热毒壅盛证，治以清热解毒、消肿止痛为主；后期常见痰瘀互结证，治以化痰祛瘀、消肿散结为主。早期宣通邪毒、顾护肺卫，中期清热解毒、兼护津液，后期化痰祛瘀、兼护脾胃。全程治疗及时，扶正与祛邪同时兼顾，避免疾病传变。

一、学术思想

1. 早期宣通肺卫，清解邪毒

患者发病前多有外感病史，机体腠理不密，卫外不固，风热、邪毒乘虚而入。早期患者多伴随咽痛、鼻塞、流涕及头痛等流感样症状，内外不得宣泄，营卫不和，气血运营失常，经络阻隔，灼津成痰，故多见颈腋部浅表结块伴轻度疼痛。当以宣通肺卫、清解邪毒为主的治疗原则，以疏风清热解毒为治法。常选金银花、连翘、紫花地丁清热解毒，消肿散结为主；辅以僵蚕、荆芥辛散风热，化痰散结，解毒利咽；柴胡、黄芩透表泄热，和解少阳，而柴胡亦为足少阳胆经引经药。同时以金银花、蒲公英、紫花地丁、天花粉、乳香、皂角刺等局部熏蒸，开解腠理；配合内服汤剂，迫毒邪外出有路，引导药性直达患处。

2. 中期清热解毒，兼护津液

中期患者多为早期进展或毒邪较盛直中营血而发病，是疾病向纵深发展的反映。多由于机体正气受损，或素体虚弱，正气不能制止病邪，病邪得以向里发展；或因风热毒邪过盛，或因失治误治等因素，以致表邪不解，迅速传变入里而成。如《素问·缪刺论》说："夫邪之客于形也，必先舍于皮毛；留而不去，入舍于孙脉；留而不去，入舍于络脉；留而不去，入舍于经脉；内连五脏，散于肠胃，阴阳俱感，五脏乃伤。此邪之从皮毛而入，极于五脏之次也。"如在表的风热毒邪不解，可由肌表内传入里，影响肺、胃功能，发展为高热、疲倦、肌肉酸痛等全身症状，一派热毒壅盛证表现。热邪最易中伤阴津，当以清热解毒为主，兼护津液为辅的治疗原则，治以清热解毒、消肿散结止痛。常选金银花、连翘、蒲公英、紫花地丁等清热解毒，沙参、百合、玉竹、芦根等顾护津液之品，僵蚕、玄参、夏枯草等消肿散结之药，共奏清热解毒、消肿散结、顾护阴津之功。同时配合患处中药外敷、熏蒸治疗，药物、温热及蒸汽气流均可刺激局部周围穴位及循经之处，调动经脉功能，使之更好地发挥清热消肿之功，加速局部症状的改善，疏通经络、气血，有助于药达病所，利于肿大淋巴结的缩小及疼痛的缓解。内外兼治，标本兼顾，能缩短疗程，以达提高疗效之目的。

3. 后期化痰祛瘀，兼护脾胃

该期多为疾病的迁延难愈阶段，常由早期、中期患者失治、误治演变而来。若邪毒留恋，正气未伤，或过用寒凉药物，阻碍脾胃，脾失健运，痰阻日久不能运化，进而加剧经络阻塞，气血运行不畅而瘀血内生，痰瘀互结而成。常表现为质地偏硬的肿大淋巴结。该期属于本虚标实之证，其本在脾虚，标为痰浊和瘀血。以痰瘀互结证为主，所以治疗上多以健脾化痰祛瘀、消肿散结为目的。常选用医院院内制剂内消瘰疬片，具有健脾化痰、活血祛瘀、软坚散结之功效，治疗该期患者疗效显著。

二、证治经验

（一）内治三法

1. 疏风清解法

疾病早期患者多外感风热邪毒，肺卫不固，邪毒入侵；治疗上应宣通肺卫、疏风清热解毒为主，以疏风清热解毒为大法；经验选方由银翘散合小柴胡汤演变而来的银僵汤治疗为主。

2. 清热解毒法

中期热毒炽盛，邪毒入里，正邪相搏阳明经，症见高热不退；治疗上清热解毒，化解内热；经验选方以银僵汤合白虎汤加减。

3. 化痰祛瘀法

疾病后期多迁延难愈，临床表现多以质地坚硬的结块为主，治疗上多以化痰祛瘀为治疗大法。

（二）外治二法

1. 敷贴消散法

肿块疼痛贯穿疾病全程，治疗多以消散肿块为目的，局部运用中药外敷为方法，敷贴消散法可运用于疾病各个阶段。早期运用加味金芙膏外敷，中期运用加味金芙膏、清热消肿糊，后期运用化痰解凝糊配合中药内服及局部熏蒸治疗，以利于肿块消散。

2. 熏蒸透散法

熏蒸透散法是运用中药水煎剂借助现代熏蒸治疗仪作用于患处的一种治疗方法。可借助药力和热力，通过皮肤、黏膜作用于肌体，促使腠理疏通、脉络调和、气血流畅，同时活血止痛、软坚散结，达到治疗疾病的目的，适用于该病各期的患者。

三、验案分析

风热痰毒案1

王某，女，35岁，2019年2月12日初诊。

［主诉］颈左侧肿块 10 天，增大伴疼痛 3 天

［现病史］患者 10 天前感冒后无意中发现颈左侧肿块，初始约豌豆大小。近 3 天来肿块呈进行性增大，伴疼痛。至南京某医院就诊，行肿块穿刺：涂片见多量不同分化成熟阶段的淋巴细胞及少量可疑类上皮细胞，请结合临床其他检查考虑肉芽肿性病变可能。临床考虑淋巴结核可能，介绍至我院门诊就诊。现症见颈左侧肿块伴疼痛，伴鼻塞，咽痛，头痛，无低热盗汗，无神疲乏力，纳眠可，二便调。

［专科查体］颈左侧Ⅱ区、Ⅲ区可及多枚肿大淋巴结，直径 1.5～2.1cm，最大者位于颈左侧Ⅱ区，大小约 2.1cm×1.3cm，皮色皮温正常，边界清，质地中等偏软，活动度可，压痛（+）。舌淡红，苔薄黄，脉象弦滑。

［辅助检查］查血常规：WBC $3.01×10^9$/L ↓，NEU% 49.40% ↓，NEU $1.49×10^9$/L ↓，余正常。ESR 28.00mm/h ↑。肝肾功能正常。颈左侧肿块穿刺，结合液基细胞学检查：考虑为坏死性淋巴结炎伴淋巴组织增生（图 1-22）。彩超示：左侧颈部Ⅱ、Ⅲ区多枚椭圆形、类圆形肿大淋巴结，较大 21mm×13mm（图 1-23）。

［西医诊断］坏死性淋巴结炎

［中医诊断］痰毒（风热痰毒证）

［治疗方案］

治则：疏风清热，消肿散结

方药：银僵汤加减（钮师经验方）

金银花 15g	连 翘 15g	僵 蚕 9g	紫花地丁 12g
荆 芥 9g	防 风 9g	柴 胡 12g	黄 芩 6g
法半夏 9g	甘 草 6g		

3 剂，每日 1 剂，水煎，分 2 次服用。

二诊：2019 年 2 月 15 日。上药服用 3 天，患者鼻塞、咽痛、头痛等症状消失，仍见颈左侧肿块，局部压痛。舌象同前，脉象弦滑。于原方中去连翘、荆芥，加拳参 9g，蒲公英 12g，以增清热解毒、消肿散结之力；避免全方过于苦寒，予辛温善走窜之法半夏 9g 以增辛散温通化痰之效。

三诊：2019 年 3 月 12 日。诸症消失，仅见颈左侧Ⅱ区可及约 1.7cm×0.7cm 肿大淋巴结，无压痛。舌淡，苔薄，脉弦滑。超声提示颈部坏死性淋巴结炎治疗后改变（图 1-23）。继续服中药至颈部肿块消失，自行停服。随访至目前未见复发。

［分析讨论］患者青年女性，患病前有外感病史，机体腠理不密，卫外不

固，风热之邪趁虚而入。因风性轻扬，《素问·太阴阳明论》说："伤于风者上先受之。"肺为脏腑之华盖，其位最高，开窍于鼻，外主皮毛，其性娇气，不耐邪侵，故风热之邪从口鼻、皮毛入侵，肺卫首当其冲，肺卫功能失调，导致卫表不和，肺失宣肃，故见头痛、鼻塞、咽痛等症。风热之邪循经而行，阻滞上焦局部气血经络，津液失布，聚而为痰，风热痰毒相互搏结，成核为患，发于颈部结块。气血运行不畅，不通则痛，故局部压痛。舌淡红，苔薄黄，脉象弦滑数均为风热痰毒证舌脉之象。本病病位在颈左侧，病性属实，证属风热痰毒。治之当宣通风热邪毒为首要，津液失布，痰浊郁阻；又宜化痰消肿散结。银僵汤由银翘散合小柴胡汤加减变化而来，处方中金银花、连翘、紫花地丁疏风清热解毒、消肿散结止痛为主药，僵蚕、荆芥辛散风热、化痰散结、解毒利咽、宣肺透疹为辅药，柴胡、黄芩透表邪热、和解少阳为足少阳胆经引经药，为使药。甘草调和营卫。全方共奏疏风清热解毒、消肿散结之功。

通过本病例诊疗过程可见，诊治本病早期当疏散风热之邪毒，用药宜少，用时宜短，如三剂药后，"鼻塞、咽痛、头痛"等风热之邪退，当及时减少相应轻盈之药，"中病即止"；当病情变化时，方药也应随之变化，正是"有是证，用是药"。如复诊时风热之象减退，而颈部肿痛仍见，此时应及时去掉仅疏散风热之连翘、荆芥，增加拳参、蒲公英以增清热解毒、消肿散结之功。因全方偏于苦寒，酌加法半夏以辛散温通化痰之功，用药一周，颈部肿痛即明显好转。本病例诊治流程，体现了"疏散风热→清热解毒→化痰消肿散结"的诊治思路，疾病不同阶段，三种治法各有偏重，但消肿散结之法贯穿始终。

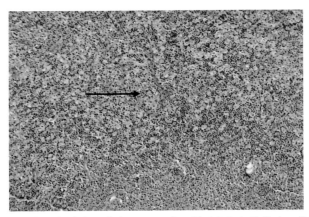

用苏木素–伊红（HE）染色，放大 20×10 倍：图示组织细胞增生，视野中央箭头所指为凋亡小体和组织细胞。细胞学诊断：组织细胞性坏死性淋巴结炎伴淋巴组织增生。

图 1-22　王某针吸液基细胞学涂片

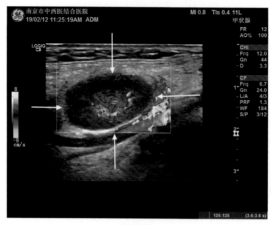

治疗前

2019-02-12 检查：左侧颈部Ⅱ、Ⅲ区多枚椭圆形、类圆形肿大淋巴结，

较大 21mm×13mm，界清，包膜完整，内部光点粗，分布欠均匀，

淋巴门变窄，CDFI 丰富淋巴门型血流信号，超声提示颈左侧坏死性淋巴结炎

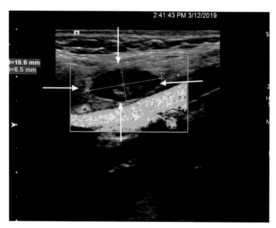

治疗后

2019-03-12 检查：左侧颈部Ⅱ区椭圆形淋巴结，较大 17mm×7mm，

界清，包膜完整，内部光点细小，分布均匀，淋巴门存在，CDFI 少许

淋巴门型血流信号，超声提示颈部坏死性淋巴结炎治疗后改变

图 1-23　王某治疗前后彩超图像对比

热毒壅盛案 2

沙某，女，19 岁，2019 年 3 月 7 日初诊。

[主诉] 颈双侧肿痛 1 个月，加重伴发热 3 天

[现病史] 患者 1 个月前无明显诱因感颈双侧肿痛，以颈右侧较大，未曾诊治。3 天前肿痛加重伴发热，体温最高 39.0℃，无咳嗽，无咽痛。外院行颈右侧肿块穿刺：主见脂肪细胞和脂肪空泡，少许淋巴细胞。诊断为"急性淋巴结炎"，予"清热散结胶囊"口服，头孢替安静滴 3 天，肿痛加重，体温未降。今日至我

院就诊，由门诊拟"颈双侧肿痛待查"收入院。

入院症见患者颈右侧肿块伴疼痛，恶寒发热，头晕头痛，咽干咽痛，全身乏力，肌肉关节酸痛，烦躁口渴，无胸闷胸痛，纳差，不思饮食，睡眠可，大便干结，小便赤。

［专科查体］ 颈右侧Ⅱ区、Ⅲ区、Ⅳ区可及多枚肿大淋巴结，直径2.0～3.0cm，部分融合成团，皮色正常，皮温略高，边界清，质地中等，触痛明显，拒绝触碰。腹平软，未及明显包块，肋下未及明显肝脾肿大。舌红，苔黄，脉象弦滑数。

［辅助检查］ 入院后查血常规：白细胞计数$2.03×10^9/L$↓，中性粒细胞31.90%↓，中性粒细胞计数$0.65×10^9/L$↓，余未见明显异常。C反应蛋白$19mg/L$↑。生化：谷丙转氨酶125IU/L↑，谷草转氨酶：65IU/L↑，乳酸脱氢酶：732IU/L↑，余未见明显异常。尿常规、粪便常规、血凝、乙肝、丙肝、梅毒、HIV：均未见明显异常。PPD、结核抗体：均阴性。淋巴结活检病理（图1-24）："颈右侧"淋巴结示组织细胞性坏死性淋巴结炎（坏死型）。注：免疫组化标记示MPO（+++），CD123（++），CD68（+++），CD3（+++），CD43（+++），CD20(＋),CD79a(＋),Ki-67(约40%+)。彩超：双侧颈部多发性淋巴结肿大（颈右侧显著），考虑坏死性淋巴结炎可能（图1-25），甲状腺未见明显占位，肝脏脂肪浸润，脾脏稍大，胆囊、胰腺未见明确占位。

［西医诊断］ 坏死性淋巴结炎

［中医诊断］ 痰毒（热毒壅盛证）

［治疗方案］

治则：清热解毒，消肿止痛

方药：银僵汤合白虎汤加减

金银花 18g	连　翘 9g	僵　蚕 12g	柴　胡 12g
黄　芩 12g	当　归 12g	法半夏 9g	玄　参 12g
石　膏 30g	知　母 12g	酒大黄 3g	麦　冬 12g
甘　草 6g			

3剂，每日1剂，水煎，分早、中、晚三次随米汤送服。

二诊：上药服用3天后，患者未见恶寒发热，T37.5℃，头晕头痛、全身乏力、肌肉关节酸痛、烦躁不安均较前明显缓解，进食好转，仍见颈右侧肿痛、咽干咽痛、大便干结等不适。舌质红，苔薄黄，脉弦滑。于原方中去石膏、当归，加生地12g，蒲公英12g，调玄参18g，酒大黄6g，取增液汤之增水行舟、通便下行之意。

三诊：上方服用 7 天，患者体温正常，颈右侧肿痛及咽干咽痛均消失，大便日行 2～3 次，呈糊状，查体颈右侧融合成团肿块较前分散，肿大淋巴结较前略有缩小，舌淡红，苔薄，脉弦滑。于上方减生地、酒大黄、麦冬、芦根，调僵蚕 9g，法半夏 6g，加夏枯草 9g，以助化痰消肿散结之功。

四诊：上方服用 11 天，患者不适诸症消失，仅剩颈右侧Ⅱ区 1 枚肿大淋巴结，直径 1.0～2.0cm，皮色皮温正常，边界清，质地中等，无压痛。舌淡，苔薄，脉象滑。超声提示淋巴结反应性增生，治疗前后彩超图像对比（图 1-25），淋巴结明显缩小。

继续口服两周肿块消失。随访 3 个月未复发。

［分析讨论］患者青年女性，病情较重，多由风邪及热毒之邪亢盛，经口鼻或腠理迅速传变入里而成。邪毒壅盛于少阳经脉，循经上行，气血凝滞于颈项部，结聚成核，则致颈右侧肿块；气血凝滞不通，不通则痛，则见颈部结块疼痛明显，拒绝触碰；热毒炽盛，则高热恶寒、全身乏力、肌肉关节酸痛不适、头晕头痛；邪热扰心，则烦躁不安；热毒内扰脾胃，则致纳差不思饮食；热邪伤津耗气，则致全身乏力、肌肉关节酸痛、口渴、大便干、小便赤。舌红，苔黄，脉象弦滑数均为热毒壅盛之舌脉。本病病位在颈右侧，病性属实，证属热毒壅盛。本例系疾病早期未及时诊治，热毒炽盛，邪毒入里，正邪相搏，气血壅滞，痰浊闭阻而成。治之当清热解毒，消肿止痛为要。银僵汤合白虎汤共奏清热解毒、生津止渴、消肿散结之功。该患者热退后，大便仍难解，酌加增液汤以增水行舟、通便下行。后期疾病仅剩肿大淋巴结，收缩局限，运用院内制剂内消瘰疬片可达健脾化痰、祛瘀消肿之效。

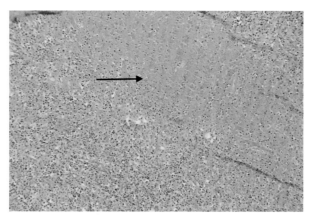

用苏木素 - 伊红（HE）染色，放大 20×10 倍：图示组织细胞增生，
视野箭头所指为凋亡小体和凝固性坏死。病理诊断：组织细胞性坏死性淋巴结炎

图 1-24 沙某组织病理切片

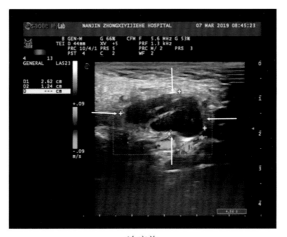

治疗前

2019-03-07检查：右侧颈部Ⅱ、Ⅴ区数枚淋巴结，界清，形态饱满，

内部光点粗，淋巴门存在，较大的约 26mm×12mm（Ⅱ区），

内部条状血流信号，超声提示坏死性淋巴结炎

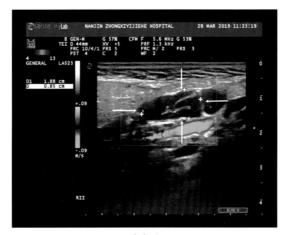

治疗后

2019-03-28检查：右侧颈部Ⅱ区一枚淋巴结，界清，椭圆形，

内部光点尚均匀，淋巴门存在，约 19mm×9mm（Ⅱ区），

内部少许淋巴门血流信号，超声提示淋巴结反应性增生

图 1-25　沙某治疗前后彩超图像对比

（靳汝辉　薛倩一　钮晓红）

第三节　急性化脓性淋巴结炎（颈痈）

颈部急性化脓性淋巴结炎，多数继发于口腔、面部、头皮和颈部的化脓性感染病灶，由致病菌沿淋巴管侵入淋巴结所引起的急性化脓性炎症。其中以继发于牙源性感染和口腔感染者最为常见。尤其婴幼儿及儿童的全身抵抗力较低，淋巴结的屏障防御结构不完善，上呼吸道感染和扁桃体炎很容易引起急性淋巴结炎。除局部淋巴结肿大化脓，还常伴有高热、寒战、头痛、全身乏力、食欲减退等全身症状，如不及时治疗可并发颌周间隙蜂窝织炎、静脉炎、败血症，甚至出现中毒性休克。临床上小儿的症状较成人更加严重，反应更加剧烈。现代医学予以抗感染治疗，但病变成脓后脓液不易吸收，往往需要手术切开引流，给患者带来痛苦。

颈部急性化脓性淋巴结炎，中医称之为"颈痈"，指位于颈部之痈疮。"颈痈"之病名首见于《素问·病能论》："有病颈痈者，或石治之，或针灸治之，而皆已，其真安在？"明清时期对颈痈的病因证治开始有了全面系统的论述，如《证治准绳》《疡科选粹》认为颈痈发于少阳脉络，《疡科心得集》对该病的论述较为详细。

中医认为，该病多为外感风温、风热之邪，蕴而化火，夹痰蕴结于少阳阳明之络所致；或内伤情志，七情郁结，气郁化火，结于少阳脉络；或喜食辛辣等，引动胃火循经上蒸，结于阳明而成；或过食膏粱厚味，脾胃传化失司，生痰生浊，化热化火，邪气留阻肌肤。此外，亦有因乳蛾、口疳、龋齿或头面疖疮等感染毒邪而诱发。由于上述各种原因，均可导致气机运行失常，影响血行通畅，从而邪热阻于皮肉之间，聚而成形，发为痈肿。

本病多发于儿童，好发于春季。发病前多有乳蛾、口疳、龋齿或头面疖疮等，或附近有皮肤黏膜破损。病变部位好发于颈两侧及颌下，耳后、项部及颏下亦可见。

一、学术思想

1. 谨查病因，风邪夹热夹痰

风为百病之长，亦可谓风为百病之始（语出《素问》）。风邪是最常见、最

钮晓红诊疗五腺疾病

易中人之邪，常为外邪治病的先导，其他病邪每依附于风而侵袭人体。风为春季主气，故风邪病以春令居多。风为阳邪，易袭阳位，就是风邪易袭人的上部，如头颈部、阳经和肌表等属阳的部位。清·高秉钧所著《疡科心得集》中论述："颈痈生于颈之两旁，多因风温痰热而发。盖风温外袭，必鼓动其肝木，而相火亦因之俱动。相火上逆，脾中痰热随之，颈为少阳络脉循行之地，其循经之邪至此而结，故发痈也。""夫风热痰皆发于颈项间，以风温阻于少阳梢络而发。"

2. 阳经郁热，辨脓已成未成

明·王肯堂《证治准绳·疡医》中记载："或问：颈上生痈疽何如？曰：是颈痈也，属手少阳三焦经，郁火、积愤、惊惶所致。"《疡科心得集》中论述："亦有因于阴虚，少阳三焦火郁上攻，气血凝滞而发者。然此证必兼夹风热，非纯乎内伤之证也。"表明情志内伤，气郁化火，结于少阳脉络。疮疡在局部诊断中，辨脓的有无是关键。《疡医大全》曰："凡肿疡按之软隐者，随手而起者，为有脓；按之坚硬，虽按之有凹，不即随手起者，为脓尚未成。"

3. 补益气血，泄脓勿忘扶正

《素问·刺法论》曰："正气存内，邪不可干。"《外科启玄》曰："凡疮疡皆由五脏不和，六腑壅滞，则令经脉不通而生焉。"外科疾病的发生、发展与气血的盛衰关系密切。若气血充盛，即使外感六淫也不一定发病；反之，气血虚则易发病。气血充足，外科疮疡不仅易于起发、成脓、破溃，也易于生肌长肉而愈合；气血不足，疮疡则难于起发、成脓、破溃，溃后难以生肌收口。病变后期，疮疡破溃流脓，气血随脓液而外泄，虽毒邪消退，然正气亦不足矣。此时则应采用健脾益气、养血和血的方法，来增强人体正气，使得正气充足，气血调和，促进疮疡的生肌收口。

二、证治经验

（一）内治三法

1. 清热化痰法

清热化痰法适用于风热痰毒证。《疡科心得集》曰："然此证生于幼孩者多，盖风温袭入，化火发热最易成脓，以幼孩纯阳，不耐身热故也。"指出该证型多见于儿童。病变初起肿块形如鸡卵，皮色不变，肿胀疼痛。若病变未得到有效控制，则逐渐漫肿坚实、皮色转红、皮温升高，或伴有恶寒发热、头痛头晕、咽痛咳嗽、口干。舌质红，苔薄黄，脉浮数。治以疏风清热，化痰消肿。方选牛蒡解肌汤加减：牛蒡子、金银花、连翘、薄荷、荆芥、桑叶、栀子、丹皮、石斛、玄参、夏枯草等；若热甚，加黄芩、生石膏；便秘重，用牛蒡子，加瓜蒌仁；脓成，加皂角刺、山甲。10岁以下儿童，不能服用中药汤剂者，口服消炎散核冲剂（南京市中西医结合医院院内制剂）。

2. 清肝泻火法

清肝泻火法适用于气郁化火证，明·王肯堂《证治准绳·疡医》中记载："或问：颈上生痈疽何如？曰：是颈痈也。属手少阳三焦经，郁火、积愤、惊惶所致。"《疡科心得集》中论述："亦有因于阴虚，少阳三焦火郁上攻，气血凝滞而发者。然此证必兼夹风热，非纯乎内伤之证也。"表明情志内伤，气郁化火，结于少阳脉络。多见于成年人，病变部位较深，肿块初起皮色如常，灼热疼痛明显，渐渐皮色变红，疼痛加剧，可伴有发热恶寒、口苦咽干、溲赤、舌质红、苔黄、脉弦数等症。治以化痰消肿。方选柴胡清肝汤加减：柴胡、川芎、生地黄、黄芩、山栀、天花粉、防风、牛蒡子、连翘、金银花等。成脓者，加皂角刺、山甲。

3. 托毒透脓法

托毒透脓法适用于热毒壅盛证，《疡科心得集》记录："初起头痛，身发寒热，颈项强痛，渐渐肿赤，投以疏解散邪，势轻者即能消散；若四五日后，寒热不解，便欲成脓，当清热和营……"肿块初起若未能及时消散，发展至中期则热毒壅盛，肉腐成脓。局部红肿热痛明显，痛如鸡啄，皮色鲜红，中间按之软而有波动感，伴有发热、不恶寒、烦渴、溲赤便秘、舌质红、苔黄腻、脉滑数。治疗当以清火托毒透脓为主。方选透脓散加减：生黄芪、川芎、当归、山甲、皂角刺等。如病变后期气血耗损，脓出不畅者，注意补托，加用人参、白芷、当归、升麻等。

（二）分期外治

1. 病变早期

肿块质地中等或偏硬，皮色正常或变红，触痛明显，可予中药外敷：加味金芙膏（南京市中西医结合医院院内制剂，主要成分：姜黄、大黄、芙蓉叶等）、清热消肿糊（南京市中西医结合医院院内制剂，主要成分：红花、黄连、黄柏等），敷药应超过肿势范围，以起箍围作用，从而促使初起之肿块得以消散，即使毒已结聚，也能促使疮形缩小，趋于局限。清代吴尚先《理瀹骈文》称："其功用，一是拔，一是截。凡病所聚结之处，拔之则病自出，无深入内陷之患；病所经由之处，已截之则邪自断，无妄行传变之虞。"徐大椿在《医学源流论》中强调："外科之法，最重外治；而外治之中，由重围药。"中药局部熏蒸：清热解毒方（南京市中西医结合医院瘰疬科协定方，主要成分：金银花15g，知母9g，浙贝母9g，天花粉9g，白及9g，法半夏9g，丹皮6g，乳香6g，皂角刺3g），通过热、药的协同作用，加速血液、淋巴液的循环，促进新陈代谢，同时由于热能的作用，促使皮肤充血，扩张毛孔，使药物通过扩张的毛孔渗透肌肤，起到疏风清热、解毒化痰的功效。超声药物透入：选用加味金芙膏或清热消肿糊，将药物置于探头内的电极片中，将探头固定于治疗部位。运用超声波治疗仪，通过机械效应、温热效应和理化效应，加强血液循环和淋巴循环，改善组织营养，将药物透达患处深部。

2. 病变中期

皮色变红，波动感明显，脓已成者，外用加味金芙膏、清热消肿糊外敷。若破溃后余肿未消，宜敷贴病灶四周，将破溃口留出，以便箍围拔毒，利于脓毒外泄。

3. 病变后期

肿块局部波动感明显，皮色鲜红，表明脓肿成熟，应立即切开引流。若全身症状重、肿痛剧烈、颈部皮肤张力大、呼吸困难等压迫症状时，表明脓肿位置深，毒邪内陷，不易透出，则应早期切开引流。一般选择皮肤发红，有波动感的部位进行切开较为容易，如局部肿胀呈弥漫性或有广泛性水肿，而且脓肿在深层组织内很难确定脓肿部位时，也可借助B超定位，或先行穿刺，确定脓肿部位后，再行切开。如切开引流后，局部肿势仍甚，则可予以中药局部箍围，暴露引流口，以利脓液流出。

该病在局部治疗的同时，应尽早查明并积极予以治疗原发病灶，如牙槽脓肿、牙周炎、智齿冠周炎、扁桃体炎、皮肤感染等。

三、验案选析

风热痰毒案1

秦某，女，12岁。

[主诉] 颈右侧肿痛4天

[现病史] 患者1周前感冒，鼻塞、流涕、咽痛，自服头孢克肟颗粒，咽痛减轻，4天前发现颈右侧肿痛，伴发热，体温最高38.8℃，到南京儿童医院门诊就诊。查彩超：颈右侧淋巴结肿大，最大一枚约22mm×14mm。血常规：WBC15.6×10⁹/L↑，予以头孢替安静滴三天，肿痛加重，发热不退，最高体温

达 39.5℃，故至我院就诊，收住入院。入院时患儿精神萎靡，面色红，恶寒发热，头痛，咽痛干咳，纳食差，二日未解大便。

［专科查体］ 右侧腮腺后下缘至颈右侧上部可及融合性肿块，范围约3.5cm×2.5cm；与周围组织粘连，界限欠清，推之不动，质地中等，无波动感；中间部分皮色红，皮温高，触痛明显，张口时疼痛尤甚；咽部充血，扁桃体Ⅱ度肿大，无脓性分泌物。舌质红，苔薄黄，脉浮数。T 38.8℃。

［辅助检查］ 血常规：白细胞 $18.9×10^9/L↑$，N 85.6%↑。血沉：35mm/h↑。B超：双侧颈部淋巴结增大伴右侧脓肿形成可能。

［西医诊断］ ①颈右侧急性化脓性淋巴结炎；②急性扁桃体炎

［中医诊断］ ①颈痈（风热痰毒证）；②乳蛾（风热痰毒证）

［治疗方案］

1. 西医抗炎治疗

生理盐水 100mL+ 阿莫西林克拉维酸钾 1.2g，静滴，每日 2 次。

2. 中医疏风清热，消肿散结

消炎散核冲剂每次 18g，口服，每日 2 次；清热消肿糊局部外敷及超声药物透入治疗，每日 1 次；清热解毒方局部熏蒸，每日 1 次。嘱患儿忌食发物及辛辣刺激之物。

入院第三天，患儿体温恢复正常，颈右侧肿块缩小明显，大小约 3cm×2cm，皮色如常，皮温正常，质地中等，无波动感，与腮腺之间界限清楚，活动度明显好转，疼痛减轻，扁桃体Ⅰ度肿大，无脓性分泌物，舌质红，苔薄，脉浮。入院第六天，患儿体温正常，颈右侧肿块缩小，约 3cm×1.5cm，活动度好，质地中等，轻度压痛，咽部不充血，扁桃体不肿大，舌质淡红，苔薄白，脉细。复查血常规、血沉正常，停阿莫西林克拉维酸钾静滴，继续中药内服、外治。入院第九天，颈右侧可及两枚肿大淋巴结，大小约 2cm×1cm，质地中等，活动度好，无压痛，舌质淡红，苔薄，脉细。复查B超：颈右侧淋巴结肿大，最大一枚 18mm×8mm。予以出院，出院后继续予以消炎散核冲剂口服。一周后复诊，颈右侧可及两枚肿大淋巴结，大小约直径 1cm，质地软，活动度好，无压痛。做彩超图像对比（图 1-26）。治疗停止，3 个月后复诊，期间未再复发。

［分析讨论］ 患儿肺卫不固，起居不慎，外感风热之邪，外邪从口鼻而入，循经而行，阻滞局部气血经络，津液失布，聚而为痰，风热痰相互搏结，成核为患；发于右颌下，气血运行不畅，不通则痛，故局部疼痛明显；舌质红，苔薄黄，脉浮数俱为风热痰毒之象。消炎散核冲剂为南京市中西医结合医院的院内制剂，具有清热解毒、消肿止痛之功效；熏蒸之清热解毒方中金银花、皂角刺、知

母、天花粉清热解毒，法半夏、浙贝母、丹皮、乳香化痰理气活血；外敷清热消肿糊。三药共用，共奏疏风清热、消肿散结之功效。

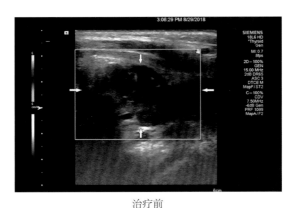

治疗前

2018-08-29 检查：右侧下颌角下方 32mm×22mm 的不均质极低回声区，超声提示结核病灶

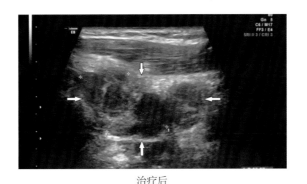

治疗后

2018-09-04 检查：右侧下颌角下方 31mm×18mm 的不均质极低回声区，超声提示结核病灶较前次范围减小

图 1-26　秦某治疗前后彩超图像对比

气郁化火案 2

张某，男，35 岁。

[主诉]　颈右侧肿痛 1 周

[现病史]　患者 1 周前突然发现颈右侧肿块，初起如杏核大小，轻度疼痛，无咳嗽咽痛、无鼻塞流涕，体温正常，自服阿莫西林胶囊两天，无效果，颈部肿块突然增大如鸡蛋大小，开始发热，自测体温最高 38.2℃，至当地医院就诊。查血常规：WBC $21.8×10^9/L$ ↑，N 82.6% ↑，予以头孢噻肟舒巴坦钠静滴，无效果，肿块仍在增大，疼痛加剧，高热不退，伴咽痛、进食困难，故至我院就诊，收住入院。详细询问病史，得知患者发病前工作压力过大，情绪紧张，心情抑

郁，并在发病前一晚食用了辛辣刺激之物。入院时：患者感颈右侧胀痛明显，精神差，发热恶寒，口苦咽干，胸胁部闷痛，不思饮食，小便黄，寐不安。

［专科查体］颈右侧中上部胸锁乳突肌深层可及融合性肿块，界限欠清，范围约 5cm×2cm，与周围软组织粘连，推之不动，质地中等，皮色如常，皮温高，触痛明显，咽部充血，扁桃体不肿大，舌质红，苔黄腻，脉弦数。T 39.2℃。

［辅助检查］血常规：WBC $16.8×10^9$/L↑，N 78%↑。血沉：45mm/h↑。B超：颈右侧混合回声团块，范围约 41mm×22mm，周围伴多发淋巴结肿大。

［西医诊断］颈右侧急性化脓性淋巴结炎

［中医诊断］颈痈（气郁化火证）

［治疗方案］

1. 西医抗炎治疗

每次生理盐水 100mL+ 美洛西林舒巴坦钠 3.75g，静滴，每日 2 次。

2. 中医清肝泻火，化痰消肿

（1）内服方（柴胡清肝汤加减）

柴　胡 15g	黄　芩 10g	山　栀 10g	牛蒡子 10g
连　翘 10g	玄　参 15g	天花粉 15g	川　芎 9g
当　归 9g	夏枯草 15g	生甘草 6g	

用法：每日 1 剂，水煎，分 2 次服用。

（2）加味金芙膏外敷及超声药物透入治疗。

（3）清热解毒方局部熏蒸。

入院第二天，患者诉颈右侧疼痛稍有减轻，但肿块范围未见明显缩小，体温最高 38.8℃，未服用退热药；入院第四天，患者精神好转，食欲增加，胸胁部偶有闷胀不适，颈左侧肿块缩小，范围约 4cm×2cm，胀痛感减轻，皮温降低，皮色如常，体温未超过 38.0℃，舌质红，苔薄黄，脉弦滑；入院第六天，患者精神好，体温恢复正常，无头痛、口苦咽干等不适，胸胁部不适症状消失，食欲、睡眠佳，二便调，颈左侧肿块缩小明显，范围约 3cm×1cm，界限清楚，活动度好转，疼痛减轻，皮色皮温正常，舌质淡红，苔薄腻，脉弦滑，咽部不充血，复查血常规及血沉正常；入院第九天，颈右侧肿块缩小明显，大小约 2.5cm×2.0cm，质地中等，活动度好，无压痛，舌质淡红，苔薄白，脉细。停用美洛西林舒巴坦钠静滴，复查B超：颈左侧多枚淋巴结肿大，最大约 16mm×8mm，予以出院。出院后改为消炎散核冲剂口服。一周后复诊，颈右侧可及一枚肿大淋巴结约直径 1.2cm，质地软，活动度好，无压痛，停用消炎散核冲剂。定期随访 3 个月未再复发。

［分析讨论］患者因工作压力大，心情不畅，情志郁结，气郁化火，结于少阳脉络，导致气机运行失常，影响血行通畅，从而邪热阻于皮肉之间，聚而成

形，发为颈痛；胸胁闷痛即为肝气郁结，肝失调达的表现；舌质红，苔黄腻，脉弦数为气郁化火之象。柴胡清肝汤具有养血清火、疏肝散结之效，主治肝气郁结所致痈肿，初起尚未成脓者均可运用。柴胡、黄芩、山栀清少阳之火，牛蒡子、连翘、夏枯草、玄参清热化痰散结，川芎、当归行气活血。如若脓成，脓液无法吸收，则加用皂角刺、山甲以使毒邪移深居浅，早日透达外出。

热毒壅盛案 3

朱某，男，27 岁。

[主诉] 颈左侧肿痛伴发热 1 周

[现病史] 患者 1 周前发现颈左侧肿块，当时未予重视，自服蒲地蓝口服液，两天后肿痛加重，伴发热，体温 38.0℃ 左右，在当地医院就诊。查血常规：WBC $15.7×10^9/L$ ↑，予以美洛西林舒巴坦钠静滴，肿块仍在继续增大，高热不退，最高达 39.5℃，颈部胀痛难忍，夜间尤甚，部分皮色变红，今日前来我院就诊，收住入院。入院时：患者精神萎靡，面色苍白，头痛头晕，发热烦渴，溲赤便秘，舌质红，苔黄腻，脉滑数。

[专科查体] 颈左侧中上部胸锁乳突肌漫肿，深层可及肿块，范围约 7cm×6cm，界限不清，最上部与腮腺下极相连，皮温高；在胸锁乳突肌后缘约 4cm×3cm，皮色鲜红，触痛明显，波动感明显；舌质红，苔黄腻，脉滑数。

[辅助检查] 血常规：白细胞 $18.4×10^9/L$ ↑。颈部 CT：颈左侧胸锁乳突肌深层脓肿，范围约 5cm×2cm，周围肌肉软组织炎性水肿，周围另可及数枚小淋巴结。

[西医诊断] 颈左侧急性化脓性淋巴结炎

[中医诊断] 颈痈（热毒壅盛证）

[治疗方案]

1. 西医抗炎治疗

生理盐水 100mL+ 头孢噻肟舒巴坦钠 2.25g，静滴，每日 2 次。

2. 中医清火解毒、托毒透脓

方药（透脓散加减）：

生黄芪 40g	川 芎 9g	当 归 10g	皂角刺 6g
黄 连 3g	黄 芩 15g	生石膏 20g	芦 根 15g
连 翘 15g	生甘草 3g		

用法：每日 1 剂，水煎，分 2 次服用。

入院当天，选取皮色鲜红，波动感明显处，行脓肿切开引流术，油纱条引流，刮除炎性肉芽组织送病检（图 1-27），并做颈部 MRI 平扫（图 1-28）、彩超（图 1-29）；入院第三天，体温正常，颈左侧胸锁乳突肌漫肿范围缩小，大小约 5cm×2cm，疮面仍有黄白色脓腐组织，疼痛明显减轻；入院第七天，颈左侧疮面肉芽新鲜，表面无明显脓腐组织附着，基底部肿块界限清楚，范围约4cm×2cm，局部疼痛不明显，患者精神好，体温正常，无头痛等不适症状，舌质红，苔薄白，脉弦滑，中药方剂中去皂角刺；入院第十天，疮面明显缩小，有少许渗液，基底部肿块约2.5cm×1.5cm，周围软组织肿胀消退，停用头孢噻肟舒巴坦钠静滴；入院第十五天，疮面闭合结痂，基底部未及明显肿块。

　　[分析讨论] 患者外感风热风温之邪，蕴而化火，导致气机运行不畅，津液失布，聚而为痰，痰火相互搏结，成核为患；肿块初起未能及时消散，渐至热毒壅盛，肉腐成脓。临证治疗当以清火托毒透脓为法，选用透脓散加减。方中黄连、黄芩、生石膏、芦根、连翘清热解毒；重用黄芪大补元气，托毒排脓；皂角刺透脓外出；川芎、当归行气补血。

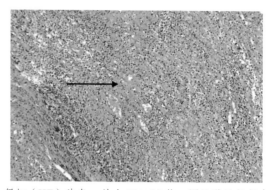

用苏木素－伊红（HE）染色，放大20×10倍：图示淋巴组织中见大量中性粒细胞浸润，视野中央箭头所指为中性粒细胞。病理诊断：急性化脓性淋巴结炎

图1-27　朱某组织病理切片

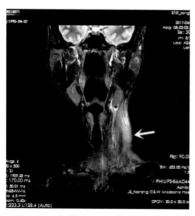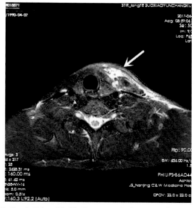

2017-04-07检查：左侧颌下、胸锁乳突肌内侧、锁骨上区、后方可见成组、散在大小不等的类圆形软组织信号影，较大者约2.7cm×1.0cm，以等T1为主、部分呈稍短T1信号表现；左侧胸锁乳突肌及锁骨上至左颌下区软组织明显肿胀

图1-28　朱某颈部MRI平扫（治疗前）

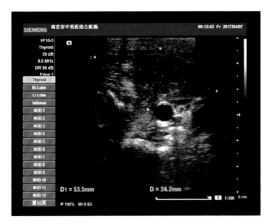

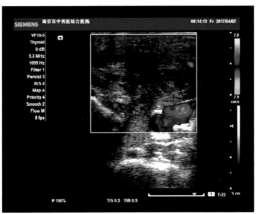

2017-04-07 检查：左侧颈部见范围约 54mm×24mm 的不均质低回声区，
CDFI 显示病灶区域无明显血流信号，超声提示化脓性淋巴结炎

图 1-29　朱某治疗前彩超图像

（薛倩一　钮晓红）

第四节　猫抓病（腋痈）

　　猫抓病是人体被猫抓伤、咬伤或与猫密切接触后，感染了巴尔通体而导致的急性自限性感染性疾病。其典型症状为原发性皮损和淋巴结肿大。被猫抓、咬后局部出现红斑性丘疹，疼痛不显著，少数丘疹转为水疱或脓疱，偶可穿破形成小溃疡，经 1～3 周留下短暂色素沉着或结痂而愈合，皮损多见于手、前臂、足、小腿、颜面等处，可因症状轻微而被忽视。约 4 周后，引流区淋巴结肿大，以腋窝最为常见，淋巴结质地较硬伴疼痛，可在数周后自行消散或化脓，偶尔穿破形成窦道或瘘管。除此之外，部分患者可出现发热、厌食和乏力等全身症状，严重者会出现猫抓病性脑病及眼病。该病多为自限性，一般 2～4 个月内自愈，治疗以对症疗法为主。淋巴结化脓时，可穿刺抽脓以减轻症状。淋巴结肿大 1 年以上未见缩小者，可考虑进行手术切除。

　　猫抓病引起的腋窝淋巴结肿大，中医称之为"腋痈"。其临床特点是腋下暴肿、灼热疼痛，初起皮色不变，同时上肢活动不利。若疼痛加重，发热恶寒，则势在酿脓，经 10～14 天，肿块中间变软，皮色红，波动感明显，脓已成；若脓出稠厚，肿消痛止，容易收敛；若溃后流脓不尽，肿势不消，则为脓出不畅。"腋痈"最早见于明《外科正宗》卷四："腋痈俗称夹痈，此肝、脾二经为患。肝经血滞、脾经气凝，共结为肿。初起皮色不变，漫肿无头；日久方疼，乃生寒热。此患难消，终必作脓。"本病多因上肢皮肤破损染毒，或有疮疡等感染病灶，使毒邪循经流窜，结于腋窝所致；或因肝脾血热，兼忿怒气郁，化火蕴结而成。

一、学术思想

1. 病因重在火热之毒

　　"病之生时，有喜怒不测，饮食不节，阴气不足，阳气有余，营气不行，乃发为痈疽。"《灵枢·玉版》首次阐述了痈疽的病因学说，并经过历代医家不断完善，形成了目前的病因体系。痈疽的病因大致有外感六淫、情志内伤、饮食不节、外来伤害、劳伤虚损、感受特殊之毒及痰饮瘀血等七个方面。病因不同，导致疾病的症状差异，治疗原则也不同。熟悉这些致病因素的性质、特点以及它们各自引起的痈疽的不同表现，通过这些表现推求病因，从而准确地辨证论治。腋痈的病因主要为火热之毒，表现为红肿热痛，治疗以清热解毒为主。

2. 病机形之于外而诸于内

疮疡虽发于外，但与脏腑病变、气血盛衰、经络功能紊乱等有着密切的关系。故疮疡的治疗不能专注于局部，而因内外并重。《外科启玄》中记载："凡疮疡皆由五脏不和，六腑壅滞，则令经络不通所生焉。"经络分布于人体各部，具有运行气血、联络脏腑、沟通表里的功能，局部经络阻塞是疮疡总的发病机理之一。《外科秘录》曰："五脏六腑各有经络，脏腑之气血不行，则脏腑之经络即闭塞不通，而外之皮肉，即生疮疡矣。"《医宗金鉴》曰："痈疽原是火毒生，经络阻隔气血凝。"故疮疡在治疗时，应根据病变部位，以本经之药投之。腋痈病在中部，为肝经循行部位，故需在常用清热解毒药物中加用疏肝理气的药物，如柴胡、香附、青皮、郁金等。

3. 强调辨证论治，纠正中药西用

疮疡疾病主张辨病与辨证相结合，全身辨证与局部辨证相结合，尤其强调阴阳辨证。《疡科心得集》："凡治痈肿，先辨阴阳虚实……"现在有些医生受西医理念的影响较深，习惯将西医的内容带入中医的诊断治疗中，将中医与西医的内容一一对应，从而放弃了中医的整体观。只重病因，不重病性；只重局部，不重整体；只重现象，不重本质。在腋痈的诊断治疗中，将中医的火毒之症等同于西医的感染，将中医的清热解毒法等同于西医的抗感染治疗，大剂量片面地使用苦寒之药，导致阳虚之证，造成急性病转为慢性病，久久不愈，最终通过手术切除病灶。

二、证治经验

（一）内治三法

1. 清热解毒法

适用于火毒炽盛证。《医宗金鉴》曰："腋痈暴肿生腋间，肿硬燃赤痛热寒，肝脾血热兼忿怒，初宜清解溃补痊。"初起腋下肿块皮色如常、疼痛，胸胁部牵痛，伴发热，舌质红，舌苔黄，脉弦滑。治以清热解毒、消肿止痛为主，佐以和营行气通络。方选柴胡清肝汤加减：柴胡、生地黄、当归、赤芍、川芎、穿山甲、黄芩、栀子、天花粉、防风、牛蒡子、连翘等。10岁以下儿童，不能服用

中药汤剂者，口服消炎散核冲剂（南京市中西医结合医院院内制剂）。

2. 托里透脓法

适用于热盛酿脓证。肿块初起，若未能及时消散，发展至中期则火毒壅盛，热盛肉腐成脓。若肿块边界不清，疼痛加剧，局部触之灼热，中央软，按之有波动感，周围质硬，全身症状加重，此为脓将成或部分成脓；若肿块质软，皮色红，波动感明显，此为脓已成熟。脓将成时，以热盛为主，治以清热解毒，方用五味消毒饮，佐以理气活血通络之药：金银花、野菊花、蒲公英、紫花地丁、紫花天葵、黄连、黄芩、栀子、川芎、当归、赤芍等。脓已成熟，则应促其破溃，以免毒邪流窜，方选透脓散加减：生黄芪、川芎、当归、山甲、白芷、皂角刺等。

3. 益气健脾法

适用于气血虚弱证。病变后期脓毒外泄，正气耗损。表现为脓出不畅，或疮口久不愈合，面白无力，少气懒言，舌质淡，苔薄，脉细。治疗当以益气健脾，扶助正气，以助新生。但要注意正虚邪毒未尽的情况，此时则不可单用补益剂，应扶正祛邪并用。方选托里透脓汤加减：人参、白术、穿山甲、白芷、升麻、当归、黄芪、皂角刺、青皮、甘草等。

（二）分期外治

1. 病变早期

肿块皮色如常、质地中等、触痛明显者，可予中药外敷：加味金芙膏、清热消肿糊；中药熏蒸：清热解毒方；超声药物透入：选用加味金芙膏或清热消肿糊，将药物置于探头内的电极片中，将探头固定于治疗部位。

2. 病变中期

脓将成未成之时，外用加味金芙膏、清热消肿糊外敷；清热消肿方（南京市中西医结合医院瘰疬科协定方，主要成分：生大黄15g，紫花地丁15g，黄连15g，黄柏15g，白蔹15g，乳香6g，没药6g，甘草15g）局部熏蒸。如肿块局部波动感明显，皮色鲜红，表明脓肿成熟，应立即切开引流。切口应取脓肿最低点，以免脓液引出不畅；若脓出不畅，有袋脓者，可用垫棉法。

3. 病变后期

若脓肿破溃后脓出不畅，则扩疮引流，脓腔内可用亲水性银离子敷料祛除腐肉，促进肉芽生长。

三、验案选析

热盛酿脓案 1

韩某，男，36 岁。

[主诉] 右腋下肿痛半个月

[现病史] 患者 1 个月前右手背被猫挠伤，半个月前右腋下发现肿块，初起如杏核大小，轻度疼痛，不发热，自服头孢地尼 3 天无效果，至当地医院就诊。查血常规：WBC $7.75×10^9/L$ ↑，予以美洛西林舒巴坦钠静滴，小金丹口服，无效果，肿块继续增大疼痛，部分开始变软，前天开始发热，自测体温最高 38.8℃。今日至我院就诊，患者精神欠佳，面色红，纳食可，小便黄，大便干结，夜寐安。

[专科查体] T38.2℃。右腋下可及融合性肿块，界限欠清，范围约 6cm×4cm，周围质地偏硬，中间软，波动感明显，皮色红，皮温高，触痛明显，右手背有红疹，舌质红，苔黄腻，脉弦滑。

[辅助检查] 血常规：WBC $6.8×10^9/L$ ↑，N 78% ↑。血沉：35mm/h ↑。B 超：右腋窝混合回声团块，范围约 41mm×35mm，周围伴多发淋巴结肿大。

[西医诊断] 右腋下猫抓病

[中医诊断] 腋痈（热盛酿脓证）

[治疗方案]

1. 中医清热解毒、托里透脓

方药：透脓散加减

生黄芪 40g	川 芎 9g	当 归 10g	皂角刺 6g
黄 连 3g	黄 芩 15g	生石膏 20g	芦 根 15g
连 翘 15g	生甘草 3g		

用法：每日 1 剂，水煎，分 2 次服用。

2. 西医切开引流术

在 1% 利多卡因局部浸润麻醉下行右腋窝脓肿切开引流术，引出黄色脓液约 20mL，内见炎性肉芽组织，予以刮除，送病检，用生理盐水冲洗后，见脓腔范围约 4cm×3cm，予油纱条填塞止血。第二天开始局部换药，见疮面无明显渗血，肉芽苍白，表面附着灰白色坏死组织，予以泽及流浸膏局部灌注祛腐，表面油纱条及无菌纱布覆盖，隔日换药一次。在换药过程中，见到坏死组织脱落、松动或肉芽松浮，则用刮匙予以刮除。引流术后第二天，体温即恢复正常，换药两次后，坏死组织基本完全脱落，肉芽新鲜、色红，空腔明显缩小，渗出少，舌质淡红，苔薄白，脉弦。继续泽及流浸膏局部换药，促进肉芽生长，中药方剂中去皂角刺。继续换药三次后，疮面干燥，皮缘有白线生成，肉芽基本长平，予以生肌玉红膏覆盖，停中药口服。共换药半个月后，疮面愈合结痂。病理：微脓肿形成及上皮肉芽肿反应，符合猫抓病（图1-30）。

[分析讨论] 患者手指皮肤破损染毒，毒邪循经流窜，上行至腋窝，阻滞局部气血经络，气血运行不畅，津液失布，聚而为痰，痰气搏结，成核为患。结于腋窝，火毒之邪郁久化热，热盛肉腐成脓，故局部波动感明显。舌质红，苔黄腻，脉弦滑均为热盛肉腐之证。治疗当以清火托毒透脓为法，选用透脓散加减。方中黄连、黄芩、生石膏、芦根、连翘清热解毒；重用黄芪大补元气，托毒排脓；皂角刺透脓外出；川芎、当归行气补血。

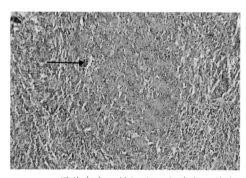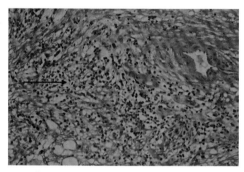

用苏木素－伊红（HE）染色，放大20×10倍：图示淋巴结多灶性微脓肿，
视野中央箭头所指为微脓肿及微脓肿灶。病理诊断：猫抓病

图1-30　韩某组织病理切片

火毒炽盛案2

王某，男，10岁。

[主诉] 右腋下肿痛4天

[现病史] 患者右腋下肿痛4天，当地医院查血常规：WBC $6.9×10^9$/L，予以头孢替安静滴3天无效，肿痛加重。昨日晚间患儿发热，体温38.5℃，今日前来就诊。检查时，在患儿右手食指发现一个脓疱，详细询问后得知患儿1个月前食指被猫咬伤，未做特殊处理。患者就诊时：精神欠佳，恶寒发热，右腋下肿痛，二便调，纳食可，夜寐欠安。

[专科查体] T 38.2℃。右腋下可及融合性肿块，直径约4.5cm，皮色如常，皮温正常。界限清楚，活动度欠佳，质地中等，无波动感，触痛明显，右手食指见一脓疱直径约5mm。舌质红，苔薄黄，脉数。

［辅助检查］　血常规：WBC 5.8×10⁹/L，N 75.6%。血沉：36mm/h↑。B 超：右腋下多发性淋巴结肿大，最大一枚约 28mm×16mm。

［西医诊断］　右腋下猫抓病

［中医诊断］　腋痈（火毒炽盛证）

［治疗方案］　中医清热解毒、消肿止痛

（1）消炎散核冲剂 18g，口服，每日 2 次。

（2）清热消肿糊局部外敷及超声药物透入治疗，每日 1 次。

（3）清热解毒方局部熏蒸，每日 1 次。

嘱患儿忌食发物及辛辣刺激之物。3 天后复诊，体温恢复正常，右腋下肿块缩小，直径约 3.5cm，活动度好转，疼痛减轻，皮色如常。继续予以消炎散核冲剂口服，清热消肿糊外敷。一周后复诊，右腋下肿块直径约 2.5cm，质地中等，活动度好，无压痛，右手食指脓疱干瘪结痂，行右腋下淋巴结切除术。术后病理：淋巴结肉芽肿性炎伴小脓肿形成，倾向为猫抓病。

［分析讨论］　患儿手指皮肤破损染毒，毒邪循经流窜，上行至腋窝，阻滞局部气血经络，气血运行不畅，津液失布，聚而为痰，痰气搏结，成核为患，结于腋窝。舌质红，苔薄黄，脉数均为火毒炽盛之证。消炎散核冲剂为南京市中西医结合医院院内制剂，具有清热解毒、消肿止痛之功效；熏蒸之清热解毒方中金银花、皂角刺、知母、天花粉清热解毒，法半夏、浙贝母、丹皮、乳香化痰理气活血；外敷清热消肿糊。三药共用，共奏清热止痛、消肿散结之功效。

气血虚弱案 3

赵某，男，22 岁。

［主诉］　左腋下肿痛 20 天，切开引流后 1 周

［现病史］　患者 20 天前发现左腋下肿痛，当地医院查血常规：WBC10.9×10⁹/L，予以头孢替安静滴 1 周无效果，肿痛加重，并开始化脓变软，当地医院予以切开引流；之后继续口服头孢类抗生素消炎，局部消毒换药，疮面不愈合，仍有少量脓液流出，左腋下仍有肿块，触之疼痛，时有低热，体温在 37.5～38℃之间，今日前来就诊。详细询问得知，患者两个月前左手腕部被猫咬伤，未做特殊处理。患者就诊时：精神欠佳，面白少气，左腋下肿痛，二便调，纳食可，夜寐欠安。

［专科查体］　T 37.1℃。左腋下可见一疮面约 2cm×1cm，基底部可及融合性肿块，范围约 3cm×4cm，活动度欠佳，未及明显波动感，皮温正常，疮面周围皮色暗红伴压痛，左手腕部见红疹。舌质淡红，苔薄白，脉细。

［辅助检查］　血常规：WBC 5.8×10⁹/L，N 70.6%。血沉：25mm/h↑。B 超：

左腋下多发性淋巴结肿大，最大一枚约 20mm×13mm。

［西医诊断］　左腋下猫抓病

［中医诊断］　腋痈（气血虚弱证）

［治疗方案］

1. 中医内治：补益气血、扶正祛邪

方药：托里消毒散加减

黄　芪 30g	人　参 12g	川　芎 6g	茯　苓 12g
白术（生）12g	金银花 9g	白　芷 6g	桔　梗 6g
白芍（炒）12g	当　归 12g	皂角刺 6g	葛　根 9g
甘　草 3g			

用法：每日 1 剂，水煎，分 2 次服用。

2. 局部外治

局部疮面予以银离子敷料外敷，隔日换药 1 次。6 天后见疮面缩小，肉芽新鲜，表面无坏死组织附着，予以生肌玉红膏外敷。5 天后疮面干燥结痂。

［分析讨论］　患者手指皮肤破损染毒，毒邪循经流窜，上行至腋窝，阻滞局部气血经络，气血运行不畅，津液失布，聚而为痰，痰气搏结，成核为患。结于腋窝，火毒之邪郁久化热，热盛肉腐成脓，脓液外泄，淋漓不尽，正气耗损，故舌质淡红、苔薄白、脉细。托里消毒散具有补益气血、托毒消肿的功效。方中人参、白术、茯苓、甘草益气养血；当归、川芎、白芍、生黄芪补益气血、托毒排脓；金银花、白芷、桔梗、葛根清热解毒、提脓生肌收口；皂角刺消肿排脓、托疮毒促其早溃。本方补虚解毒并行，使得腐肉易脱，新肉自生。银离子敷料外用，具有祛腐生肌的作用。

（薛倩一　钮晓红）

第五节　肠系膜淋巴结炎（腹痛）

小儿肠系膜淋巴结炎于 1921 年首先由 Brennemann 报告，故亦称为"Brennemann 综合征"，是儿童和青少年常见病之一。因本病致病机制并不明确，故亦称之为"非特异性肠系膜淋巴结炎"。临床表现以腹痛为主，隐痛或痉挛性疼痛，呈阵发性或连续性，一般可自行缓解。本病多见于 3～14 岁的儿童，好发于冬春季节。因致病机制不明确，但本病常在上呼吸道感染或肠道感染中并发，易反复发作，并可持续较长一段时间，故多予抗感染或抗病毒治疗，效果多不明显。临床需排除"急性阑尾炎""肠套叠"等"急腹症"引起的"腹痛"。

中医学将小儿肠系膜淋巴结炎归属于小儿"腹痛"范畴。《幼科铁镜·辨腹痛》中云："腹痛……其因不一，有寒痛，热痛，伤食痛，积滞痛，气不和而痛，脾虚而痛，肝木乘脾而痛。"指出小儿"腹痛"常见病因病机有以下几个方面：① 感受寒邪，寒主收引，寒凝气滞，则经络不畅，气血不行而腹痛；②乳食积滞，食积停滞，郁积肠胃，气机壅塞，痞满腹胀、腹痛；③恣食肥甘厚味、香燥辛辣之品，致积热内蕴，蓄结肠胃，传导失职，腑气不通，不通则痛；④气滞血瘀，中焦气机壅塞，血脉凝滞，导致气血运行不畅，产生腹痛；⑤脏腑虚冷，阳气不振，温煦失职，阴寒内盛，脉络拘急而痛。

一、学术思想

钮师认为：小儿为"稚阴稚阳"之体，脏腑娇嫩，形气未充，尤其肺脾不足。在外卫阳不固，易感六淫之邪，致积热内蕴，蓄结肠胃，传导失职，腑气不通，不通则痛；在内脾阳不足，或运化无力，或温煦失职，阴寒内盛，脉络拘急而痛。故辨证上把本病归纳为两个证型：胃肠热结的实热证以及脾阳不足的虚寒证。

二、证治经验

《医学真传·痛证》言："夫通则不痛，理也。但通之之法，各有不同，调气

第一章　淋巴腺疾病

以和血，调血以和气，通也；上逆者使之下行，中结者使之旁达，亦通也；虚者助之使通，寒者温之使通，无非通之法也。若必以下泄为通，安矣。"治疗上予"热者寒之，虚者补之"为大法。

但因中药汤剂内服煎煮不便，且口味、色泽均不易被小儿接受，故医院研制简便、口味略甜，患儿易于接受的院内制剂：消炎散核冲剂、消瘰膏用来治疗本病。其分别对应以下证型。

实热证：腹部胀痛，疼痛拒按，大便秘结、喜冷饮，恶寒发热，小便黄赤，舌红苔黄或黄燥，脉滑数。治疗：清热解毒，消肿散结。药用：消炎散核冲剂（南京市中西医结合医院院内制剂）。

虚寒证：腹部隐痛不适，疼痛喜按，口不渴或喜热饮，大便稀溏、小便清长，舌红苔白腻，脉滑。治疗：健脾益胃，化痰散结。药用：消瘰膏（南京市中西医结合医院院内制剂）。

三、验案选析

实热证案 1

马某，男，5 岁，2017 年 4 月 17 日首诊。

［主诉］腹痛不适 5 天伴腹泻

［现病史］5 天前进食不洁食物后，感腹痛不适，伴腹泻，呈水样，无异味，无呕吐，有恶寒发热（T39.5 ℃），无咳嗽咯痰。在外院查血常规：WBC13.0×10⁹/L ↑，N75% ↑，大便常规正常。予抗感染、补液治疗 3 天，腹泻止，但仍感腹痛不适。刻下：有腹痛，痛时拒按，口渴，有咽干不适，无恶寒发热，纳食欠佳，大便干结，小便黄，舌尖红，苔黄脉数。

［专科查体］腹平软，脐周有压痛，无反跳痛，无肠型。

［辅助检查］ B 超（图 1–31）：肠系膜淋巴结增大（脐周腹腔内及数个椭圆形淋巴结图像，界清，内部呈低回声区，较大 22mm×9mm。CDFI 示：内部未见明显血流信号）。

［西医诊断］肠系膜淋巴结炎

［中医诊断］腹痛（实热证）

［治疗方案］

治则：清热解毒，消肿散结

方药：消炎散核冲剂 6g，口服，每日 2 次，治疗一周。

二诊：2017 年 4 月 23 日。患儿无恶寒发热，无腹痛。仍有口干，大便略干，小便黄，舌淡红，苔淡黄，脉弦。查：腹平软，无压痛及反跳痛，无肠型。继续上法治疗。

三诊：2017年7月15日。患儿来院复诊，无恶寒发热，无腹痛，大小便自解，舌淡红，苔淡黄，脉弦。查：腹平软，无压痛及反跳痛，无肠型。

［分析讨论］《素问·举痛论》曰："热气留下小肠，肠中痛，瘅热焦渴，则坚干不得出，故通而闭不通矣。"钮师认为，患儿因喂养不当，饮食不洁，食积于中焦，蓄结肠胃，日久化热，且肠道津液不足而致燥热内结，使气机不畅，传导失职，腑气不通，不通则痛。治疗上予清热解毒，消肿散结。

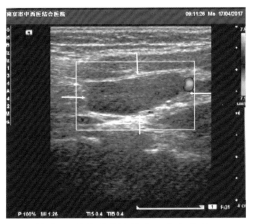

2017-04-17 检查：肠系膜淋巴结炎，较大的约 22mm×9mm

图 1-31 马某治疗前彩超图像

虚寒证案 2

张某，男，14岁。2018年8月4日首诊。

［主诉］ 脐周隐痛时作2年余，加重3天

［现病史］ 2年前不慎上感后，即感脐周疼痛不适。当时伴有恶寒发热，水样泻，恶心呕吐。予抗感染治疗后，热退、大便正常，时感腹部隐痛不适，尤其是脐周明显，能自行缓解，但食用寒凉食物或感冒后疼痛复作。3天前自述食用过多西瓜后感腹痛明显，伴大便稀溏，当地医院予头孢克洛治疗，效果不显，经人介绍来院求诊。既往患儿易感冒。刻下：脐周隐痛不适喜按，口不渴，无恶寒发热，无咳嗽咯痰，无头痛头晕，无盗汗，小便正常，纳食不香，舌胖边有齿痕，苔白腻，脉弦滑。

［专科查体］ 腹平软，脐周偏右侧轻压痛，无反跳痛，麦氏点无压痛，未触及明显结节及肠型。

［辅助检查］ 血常规加 CRP：正常；B超（图1-32）示：肠系膜淋巴结肿

大，结合临床（脐周腹腔内肠系膜上数个椭圆形淋巴结图像，界清，有包膜，内部呈低回声区，其中之一的大小24mm×7mm，位于脐乳偏右侧。CDFI示：内部未见明显血流信号）。

［西医诊断］　肠系膜淋巴结炎

［中医诊断］　腹痛（虚寒证）

［治疗方案］

治则：健脾益胃，化痰散结

方药：消疬膏20g，口服，每日2次。

二诊：2018年8月16日。药后近2周，患儿无恶寒发热，无咳嗽咯痰，无盗汗。无腹痛不适，大便成形自解，小便正常，纳食可。查体：腹平软，无压痛及反跳痛。继续服用消疬膏半月。

三诊：2018年10月25日。停药近2个月后来院复诊。家长诉随诊期间曾有感冒，但无腹痛不适。

［分析讨论］《证治汇补·痰证》言"脾为生痰之源"，脾为后天之本，主运化，脾脏运化水谷精微，分清泌浊，脾失健运，导致痰湿蕴结肠间，阻碍气机则发为腹痛。亦如《活幼心书》指出："有食饱伤脾，脾气稍虚，物难消化，留而成积，积败为痢，腹肚微痛，先调胃气，次理积，却止痢，则病根自除。"说明脾阳不足，虚寒内生，阻滞气机，发为本病。本例患儿禀赋不足，脾阳不足，运化失施，易食积停滞，郁积肠胃；再加贪食寒凉，寒邪直入中焦，阴寒内盛，脉络拘急而疼痛时作。故治疗上当以健脾益胃、助运中焦，辅以理气化痰、消肿散结之品。

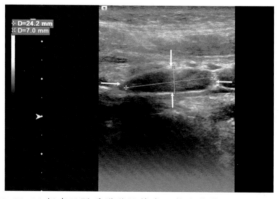

2018-08-04超声示肠系膜淋巴结炎，较大的约22mm×14mm

图1-32　张某治疗前彩超图像

（高金辉　钮晓红）

第六节　巨大淋巴结增生症

巨大淋巴结增生症是一种罕见的以无痛性淋巴组织非癌性增生为特征的病因不明的疾病，又称"Castleman 病"。该病属于罕见病，具体无明确统计（国家第一批罕见病目录）。其病理特征为明显的淋巴滤泡、血管及浆细胞呈不同程度的增生，临床上以深部或浅表淋巴结显著肿大为特点，部分病例可伴全身症状和（或）多系统损害。临床上将巨大淋巴结增生症分为局灶型和多发型两类。

局灶型患者占 47%～81%，青年人多见，发病的中位年龄为 20 岁。90% 病理上为透明血管型。患者呈单个淋巴结无痛性肿大，生长缓慢形成巨大肿块，直径自数厘米至 20cm 左右，可发生于任何部位的淋巴组织，但以纵隔淋巴结最为多见，其次为颈、腋及腹部淋巴结，偶见喉、外阴、心包、颅内、皮下肌肉、肺、眼眶等。大部分无全身症状，肿块切除后可长期存活，即呈良性病程。10% 病理为浆细胞型，腹腔淋巴结受累多见，常伴全身症状，如长期低热或高热乏力、消瘦贫血等，手术切除后症状可全部消退，且不复发。

多发型患者占 19%～53%，中位发病年龄为 50～60 岁。患者有多部位淋巴结肿大，易波及浅表淋巴结。伴全身症状（如发热）及肝脾肿大，常有多系统受累的表现，如肾病综合征、淀粉样变、重症肌无力、周围神经病、颞动脉炎、舍格伦综合征（干燥综合征）、血栓性血小板减少性紫癜及口腔、角膜炎性反应。20%～30% 的患者在病程中可并发卡波西肉瘤（Kaposi 肉瘤）或 B 细胞淋巴瘤。少数患者若同时出现多发性神经病变（polyneuropathy，P）、脏器肿大（organomegaly，O）、内分泌病变（endocrinopathy，E）、单克隆 γ 球蛋白病（monoclonal gammopathy，M，也叫 M- 蛋白）和皮肤改变（skin changes，S），则构成 POEMS 综合征的临床征象。此外，多中心型临床常呈侵袭性病程，易伴发感染，有多系统受累的表现。手术、放疗、化疗仅获部分缓解。多中心型临床转归有 3 种：进行性致死、慢性迁延和恢复。其死亡率为 50%，平均存活期为 27 个月。浆细胞型常因合并严重感染，或转化为淋巴瘤、浆细胞瘤及 Kaposi 肉瘤，于数月至数年内死亡。

由于该病发病较少，中医经典著作虽有类似病症的记述，但尚无确切病名的记载，可将其归属于"瘤""积聚"的范畴。如《中藏经》："积结之病，多由于邪气虚寒痰浊之患所郁结。"瘀血、痰滞、浊气停留于机体组织间而产生结块。

《圣济总录》曰："瘤之为义，留滞而不去也。气血流行不失其常，则形体和平，无或余赘，及郁结壅塞，则乘虚投隙，瘤所以生。"认为瘤的发生，是由于气血运行失常，郁结壅滞而起。正气虚弱，脏腑不足，功能失调，气血运行失常，则壅塞郁结。所以《景岳全书》说脾肾不足及虚损失调之人，多有积聚之病。

一、学术思想

钮师究其病因病机为六淫、饮食不节或因七情之变等，导致气滞、血瘀，脏腑功能受损，正气亏虚，肝失疏泄，横逆犯脾，脾失健运，水湿内停，聚而成痰，阻塞经络。钮师将其病因概括为内外之因，内因为先天不足，或为后天失养，以致脏腑功能受损，主要病机"痰、浊、瘀、虚"。该病属本虚标实之证，气阴亏虚为本，痰凝热毒为标。治疗以扶正祛邪为大法，标本同治，除益气养阴、润肺化痰外，加以清热解毒、化痰活血、消瘿散结之药。

二、证治经验

1. 疏肝理气法

瘤之病机为七情之变、劳逸失度等导致脏腑气机逆乱，肝失疏泄，横逆犯脾，脾失健运，导致水湿内停。因此，疏肝理气是治疗瘤的有效之法。治疗瘤，应从肝入手，疏肝勿忘养肝，以防辛疏之剂耗气伤阴；疏肝辅以健脾，以利生血养肝。症见：局部肿块，质软或硬，无痛，患处皮色如常。伴有胸胀、腹胀、纳呆、精神不振等。舌质淡红，苔白，脉细弦。予以理气解郁，化痰散结。方药：开郁散、通气散坚散加减。常用陈皮、青皮、香附、枳壳、枳实、柴胡、橘核、郁金、厚朴、浙贝母、半夏、僵蚕、白芥子、胆南星、夏枯草等。

2. 活血祛瘀法

木郁乘土，且肝为风木之脏，内寄相火，以血为本，以气为用。气为血之帅，气机不利则血行不畅，停而为瘀，可与痰凝共同阻络妨碍血运，致痰瘀互结。症见：肿块坚硬，表面高低不平，推之不动，刺痛或胀痛，青筋显露。伴有胸闷烦躁等，舌质红或有瘀点，脉弦或涩。方药：活血散瘀汤或散肿溃坚汤加减。常用丹参、川芎、桃仁、红花、赤芍、水红花子、五灵脂、三棱、莪术、乳香、没药、苏木、鬼箭羽等。

3. 软坚散结法

该病的形成与痰关系密切，凡情志不畅，肝气郁结，脾失健运，痰湿内生，结于颈项；若肺肾阴亏，阴虚火旺，肺津不能输布，灼津生痰，痰火凝结于颈项亦可致。苦咸之药多可化痰软坚散结，常用药有天南星、全瓜蒌、浙贝母、海藻、夏枯草、贝母、昆布、海浮石、海蛤壳等。

4. 清热解毒法

肿块坚硬伴有发热，心烦，口渴，大便干结，舌红，苔黄或少苔，脉弦或滑数。治法：清热解毒，软坚散结。方药：五味消毒饮合当归龙荟丸加减。常用十大功劳叶、黄柏、半枝莲、浙贝母、金银花、蒲公英、紫花地丁、当归、芦荟、胆草、大黄等。

5. 益气养血法

肿块增大增多伴有形体消瘦，倦怠乏力，面色㿠白，不思饮食，低热。舌淡，苔薄微黄，脉细数。治法：益气养血，解毒散结。方药：保元汤或生脉饮合散肿溃坚汤加减。常用太子参、西洋参、人参、生黄芪、当归、白术、茯苓、沙参、麦冬、何首乌、黄精、菟丝子、淫羊藿、白花蛇舌草、半枝莲、半边莲等。

三、验案选析

阴虚痰凝案 1

顾某，女，32 岁，2019 年 2 月 10 日就诊。

[主诉] 左上颈部肿痛 5 天

[现病史] 患者 5 天前突发左侧上颈部肿胀疼痛，自行服用"头孢、蒲地蓝"，自觉疼痛略缓解，肿块缩小不明显，后予裸花紫珠胶囊口服治疗，1 天前开始发热，体温最高 38.5 ℃，眼睑浮肿，做颈部 MRI 平扫＋增强（图 1–34）示：左侧颈部多发淋巴结 23mm×20mm。我院行颈左侧淋巴结切除术，病理结果提示（图 1–33）：颈左侧淋巴结，考虑为血管滤泡增生性淋巴结。诊断：Castleman 病。给予强的松治疗，症状缓解不明显，口服激素治疗 1 个月后自行停药。患者拒绝化疗药物治疗，今日就诊，要求在我院行中医治疗。诊见：眼睑浮肿，双眼有压迫感，两侧乳房肿胀，皮肤瘙痒，夜间咳甚，纳差，寐不佳，二便调，舌紫暗，苔黄，脉弦滑。

[西医诊断] Castleman 病多发型

[中医诊断] 瘤（阴虚痰凝证）

[治疗方案]

治则：益气养阴、清热化痰

方药：

| 金银花 30g | 沙 参 20g | 麦 冬 15g | 黄 芪 15g |
| 黄 芩 15g | 夏枯草 15g | 丹 参 15g | 苦杏仁 10g |

桔　梗 10g	天花粉 10g	厚　朴 10g	川贝母 10g
当　归 10g	蝉　蜕 10g	地肤子 10g	地骨皮 10g
山　药 15g	白　术 10g	甘　草 6g	

14 剂，每日 1 剂，水煎，分早晚饭后分服。

二诊：2019 年 3 月 5 日。眼睑浮肿缓解，辨证论治调整用药：夜咳甚少痰，时胸闷，加炙枇杷叶 15g，瓜蒌皮 10g 以清肺宽胸散结；四肢皮肤瘙痒明显，加白鲜皮、防风各 10g，以祛湿止痒；夜寐欠安，加夜交藤 30g，合欢皮 30g，远志 15g，以宁心安神。14 剂，每天 1 剂，早晚饭后分服。

三诊：2019 年 4 月 19 日。症状缓解，原方继服 2 个月后，未复发。

［分析讨论］钮师运用中医学理论辨证论治，认为本病属本虚标实之证，气阴亏虚为本，痰凝热毒为标。患者素体不足，正气亏虚，邪易侵袭。外感温热之邪与体内气滞痰瘀等内伤相搏结，化生痰凝热毒，凝结于脉络、脏腑，日久则耗津液、伤气血，气虚津少，则机体失润，脏腑不荣，本病乃作。气阴亏虚为本，痰瘀毒互结为患，共促成本病错综复杂，脏腑气血逆乱，缠绵难愈。毒热之邪致目肿赤；毒邪耗伤气阴，则见皮肤瘙痒、干咳夜甚、乏力等症。治疗以扶正祛邪为大法，标本同治。除益气养阴、润肺化痰外，果断加以清热解毒、化痰活血、散结之药攻邪去实，使得扶正而不留邪，祛邪而不伤正，攻补兼施，有所侧重，则收良效。主方重用沙参、麦冬、黄芪以益气养阴；以金银花、夏枯草、黄芩以清热解毒散结；苦杏仁、川贝母润肺止咳；蝉蜕、地肤子以祛风止痒；甘草调和诸药，取得良效。

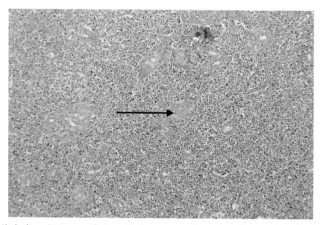

用苏木素 - 伊红 HE 染色，放大 20×10 倍：图示淋巴细胞高度增生，
视野中央箭头所指为小血管玻璃样变性。病理诊断：淋巴结 Castleman 病

图 1-33　段某组织病理切片

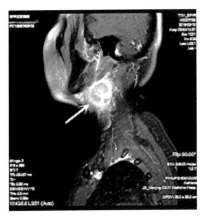

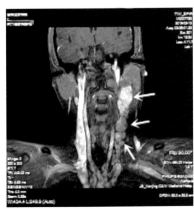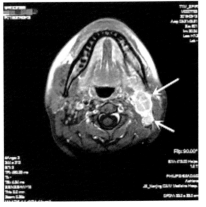

2019-02-12 检查：左侧颈部（Ⅱ－Ⅴ组）多发结节影，较大者约 2.3cm×2.0cm，呈稍长 T1 稍长 T2 信号，内伴液化坏死区，增强呈环形强化，部分融合呈团

图 1-34　段某颈部 MRI 平扫 + 增强（治疗前）

痰火凝结案 2

胡某，男，54 岁，2018 年 10 月 5 日就诊。

[主诉] 左颈部肿块不断增大 4 年

[现病史] 患者 4 年前无明显诱因下发现颈双侧肿块，右侧肿大突起明显。于我院行颈右侧淋巴结活检，术后病理（图 1-35）提示巨大淋巴结病，颈左侧肿块约鹌鹑蛋大小，随诊观察。此后颈左侧肿块不断增大，近期增大明显，约馒头大小，2018-10-6 做颈部 CT 示（图 1-36）：左侧上颈部颈动脉鞘区多个淋巴结影，边缘略模糊，相互融合成团，较大者约 2.3cm×3.9cm。行颈左侧淋巴结切除术，病理结果提示：颈左侧淋巴结考虑为血管滤泡增生性淋巴结。诊断：Castleman 病。患者今日就诊，要求在我院行中医治疗。诊见：性急心烦、面赤欠润，胁痛口微苦，夜寐时好时差，间见头痛，饮食尚可。舌红，苔根黄，脉弦细数。

[西医诊断] Castleman 病多发型

［中医诊断］ 瘤（痰火凝结证）

［治疗方案］

治则：养阴清火、散结消坚

方药：

天花粉 20g	浙贝母 9g	白　芷 9g	生牡蛎（先煎）30g
夏枯草 15g	板蓝根 15g	蒲公英 15g	玄　参 15g
青　皮 6g	柴　胡 6g。		

每日 1 剂，水煎，早晚各服 1 次，连服 15 剂。

二诊：睡好神佳，痰易咯出，无头痛，口不苦，但仍有胁痛。舌红，苔白，脉弦细数。此时痰火较清，随即加强散结消坚之药物，以达病处，乃照方去青皮、柴胡，随证选用三棱、莪术各 9g，薏苡仁 30g，再服 30 剂。

三诊：面色转润，胁痛消失，体重增加，舌淡红，苔白，脉细数。乃转以养阴固本、化痰散结，遂按上方去薏苡仁、三棱、莪术。随证加入制首乌 30g，女贞子、旱莲草各 15g，继续服食 30 剂巩固疗效，防止复发。

［分析讨论］　由于患病日久不愈，证见本虚标实。钮师认为该患者基础疾病较多，耗阴伤精较大，酿致肝肾阴虚，虚火内动，灼津成痰，痰火凝结而成。根据病情的虚实轻重，分清先后缓急，以清化痰火、散结消坚为主，贯穿于治疗的始终。第一步先予清热养阴、化痰散结，以清除痰火生化之源。方中天花粉寒凉，能退胸胃之烦热，既善于滋生阴液而生津止渴；又能入血分，消瘀血，散结热。玄参、牡蛎、浙贝母，即《医学心悟》的消瘰丸，功能清化热痰、软坚散结。白芷功能消肿排脓，夏枯草能入肝胆经，清火散结。板蓝根、蒲公英善于清热凉血解毒，散结消肿。青皮能疏肝破气，除坚散结，消积化滞。柴胡则具轻清上升，宣透疏达之性，长于疏散少阳半表半里之邪。诸药合用，共奏清热养阴、疏肝化痰、散结消坚之效。第二步待痰火较轻，舌苔由黄转白，在前方的基础上，加用有形坚积之症的三棱、莪术辛散善走，能通行十二经，既可驱在表之风，又能化在里之湿，通经达络；亦可加可导可宣的威灵仙等药，即见肿大的淋巴结明显缩小，诸症消失，体重增加。第三步当肿大的淋巴结消散接近正常，舌转淡红，苔白，脉细数时，即应转予固本，配入补养肝肾之药，在前方的基础上随证加减，选用首乌、女贞子、旱莲草，或六味地黄丸等药，以补肝肾之阴而收全功，防止复发。

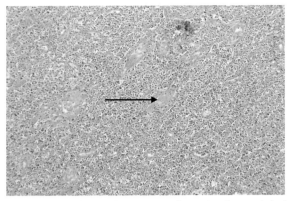

用苏木素－伊红 HE 染色，放大 20×10 倍：图示淋巴细胞高度增生，
视野中央箭头所指为小血管玻璃样变性。病理诊断：淋巴结 Castleman 病

图 1-35 胡某组织病理切片

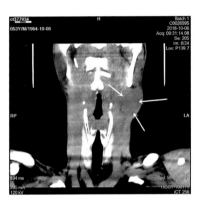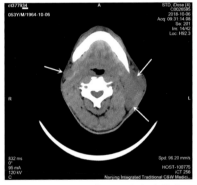

2018-10-06 CT 检查：左侧上颈部颈动脉鞘区多个淋巴结影，边缘略模糊，
相互融合成团，较大者约 2.3cm×3.9cm

图 1-36 胡某颈部 CT 平扫（治疗前）

（张丹 高金辉 钮晓红）

第七节　淋巴瘤（失荣）

淋巴瘤（lymphoma）是一组起源于淋巴结或淋巴组织的恶性肿瘤，分为霍奇金淋巴瘤（HL）和非霍奇金淋巴瘤（NHL）两大类。临床以进行性无痛性淋巴结肿大为主要表现，晚期患者常伴有恶病质、发热及贫血。由于病变部位和范围不尽相同，临床表现也不一致。其原发部位可在淋巴结，也可在结外的淋巴组织，例如扁桃体、鼻咽部、胃肠道、脾、骨骼或皮肤、甲状腺组织等。本书主要讲述原发部位在淋巴结的病变。西医根据不同的分型及分期，选择不同的放化疗方案，在缓解病情的同时，同样带来比较严重的胃肠道反应、肝肾等内脏系统损伤、骨髓抑制等毒副反应。

淋巴瘤，中医可归属于"失荣""石疽""恶核""阴疽"等范畴。明·陈实功《外科正宗》曰："失荣者……其患多生肩之以上，初起微肿，皮色不变，日久渐大，坚硬如石，推之不移，按之不动；半载一年，方生阴痛，气血渐衰，形容瘦削，破烂紫斑，渗流血水。或肿泛如莲，秽气熏蒸。"高秉钧在《疡科心得集》中提出："失荣者，犹树木之失于荣华，枝枯皮焦故名也。生于耳前后及项间，初起形如栗子，顶突根收，如虚疾痨瘤之状，按之石硬无情，推之不肯移动，如钉着肌肉是也。不寒热，不疼痛，渐渐肿大，后遂隐隐疼痛，痛着肌骨，渐渐溃破，但流血水，无脓，渐渐口大，肉腐，形如湖石，凹进凸出，斯时痛甚彻心。"清·吴谦《医宗金鉴》曰："石疽生于颈项旁，坚硬如石，色照常。""生于颈项两旁，形如桃李，皮色如常，坚硬如石……初小渐大，难消难溃，既溃难敛，疲顽之症也。"根据病变的部位与证候，将其归入不同的范畴。如体表肿块，将其归入"失荣""石疽""恶核"或"阴疽"等范畴；将胸腔、纵隔肿块归属"肺积"范畴；把腹腔肿块归属"积聚"范畴。多数人认为本病的病因为痰、毒、瘀、滞、虚；证型多分为寒痰凝滞证、气滞痰凝证、血燥风热证、血瘀癥积证、肝肾阴虚证、气血双亏证等。

一、学术思想

1. 邪之所凑，其气必虚，循"卫气"达"津液"

《内经》所云"正气存内，邪不可干""邪之所凑，其气必虚"，防御外邪归于正气。《灵枢·本脏》: "卫气者，所以温分肉，充皮肤，肥腠理，司开阖者也……卫气和则分肉解利，皮肤调柔，腠理致密矣。"《素问·痹论》曰: "卫者，水谷之悍气也，其气慓疾滑利，不能入于脉也，故循皮肤之中，分肉之间，熏于肓膜，散于胸腹。"卫气属于阳气的一种，生于水谷，源于脾胃，出于上焦，行于脉外，其性刚悍，运行迅速流利，具有温养内外、护卫肌表、抗御外邪、滋养腠理、开阖汗孔等功能。其运行于脉管之外的"皮肤""腠理""分肉""肓膜""胸腹"等，其"循皮肤之中""散于胸腹"。

"津液"是人体一切正常水液的总称，是构成人体和维持人体生命活动的基本物质。"津液"失布，阻滞经络，酿化为痰，痰气互结，凝而成核。

钮师认为，该病与"卫气""津液"相关。治疗上当以"行卫气，通津液"，肿块得以消散。

2. 尤重脾胃，全程贯穿

《医宗必读》云: "正气不足，而后邪气踞之。"正气不足，六邪及癌毒乘虚而入，导致机体脏腑气血阴阳失调，出现气滞血瘀、痰湿结聚、热毒内蕴等病理变化，日久而成积块。《素问·经脉别论》云: "饮入于胃，游溢精气，上输于脾，脾气散精，上归于肺，通调水道，下输膀胱，水精四布，五经并行。"脾主升、主运化水谷精微，后天化源不竭，则营血充沛，四肢百骸、五脏六腑皆得其养。胃气主降、主纳，将食物水谷运送至小肠，而分清泌浊。脾胃于"化、纳、升、降"之间，将水谷精微输布全身，肌体得养。脾主升清化阳，胃主降浊化阴，脾气不升则清气下陷，胃气不降则浊阴上逆，则津液难于上输下达而酿成痰邪，导致肌体脏腑失调，日久而成积块，形成癥积。

钮师认为，在治疗中应尤重脾胃。调补脾胃，不但可以扶正培本，还可以增强其运化功能，以促进对药物吸收，加速病理产物的排泄。脾胃得健，则水湿得化，痰饮水湿无以停聚。正如《景岳全书》曰: "怪病之为痰者，正以痰非病之本，乃病之标，见痰休治痰而治其生痰之源。"《素问·平人气象论》: "平人常禀气于胃。胃者，平人之常气也。人无胃气曰逆，逆者死……"治疗上应以顺其脾胃升降之特性，升降相因，润燥相宜，从而达到补而不滞，润而不腻，以使机体恢复平衡，而达到"正气得充"等"扶正"目的。

3. 中西并重，分期论治

钮师认为，本病首重确诊。待诊断明确后，需根据不同的分期、分型，选择不同的放化疗方案。同时发挥中医药作用的优势，治疗分为扶正、祛邪及对症治疗三大方面。

二、证治经验

1. 早期扶正与祛邪并重

扶正多以益气养阴，益气健脾，调畅气机为法；祛邪多以理气化瘀，活血化瘀，消癥散结为原则。

"本病初起万不可攻消，若用毒烈攻消，徒伤元气，于病无济也。"本病初起多为体表结块，为有形之邪，其发展较缓，起病隐匿，病症不显，待自感症重，实则病程日久。钮师认为，本病早期或因脾失健运或因肝失疏泄，导致气机不畅，水液失布，凝滞为痰，化为有形之邪。究其根本，因虚致病，因虚致实，故治疗中不可一味攻邪，需抓住本虚标实的病机，攻邪同时不忘扶正，正气复则邪退。在祛邪同时，正气亦伤。若早期"毒烈攻消，徒伤元气"，不利于病情的缓解和康复；而"早期扶正与祛邪并重"，在益气养阴、益气健脾、调畅气机为法，同时予理气化瘀、活血化瘀、消癥散结，则正复邪退，有利于病情的缓解和康复，故早期据病因病机不同，诊治有相应差异。

气滞痰凝证，治宜疏肝理气、化痰散结，予柴胡疏肝散加减，药用柴胡、赤芍、川芎、青皮、陈皮、香附、郁金、麦芽、姜半夏、夏枯草、海藻、昆布等。

血燥风热证，治宜养血润燥、清热化痰为主，予消风散加减，药用当归、生地、防风、荆芥、蝉蜕、僵蚕、知母、牛蒡子、川芎、白花蛇舌草等。

寒痰凝滞证，治宜补气健脾、温化寒痰，予理中丸加减，药用人参、干姜、甘草、白术、姜半夏等。

2. 中后期扶正为主，兼顾祛邪及对症治疗

祛邪除以西医手段，如手术、放化疗外，配合使用中医治疗，如理气化痰、活血化瘀、消癥散结则效果更佳。

多数患者根据淋巴瘤分型不同，采取不同的西医治疗，可使病情获得不同程度的缓解。但在西医治疗期间，可能出现不同程度的恶心呕吐、骨髓抑制、肝肾损害等毒副作用。如何发挥中医学增效减毒及减轻化疗副作用的功效，是钮师经常思考的问题，"有胃气则生，无胃气则死"，在此时期应以扶正为主，尤其要注意保护脾胃功能，具体证型分为血瘀癥积证、肝肾阴虚证两种。

血瘀癥积证，治宜养血活血、消癥散积，予桃红四物汤加减，药用桃仁、红花、川芎、当归、白芍、熟地、白花蛇舌草、夏枯草、陈皮、三棱、莪术等。

肝肾阴虚证，治宜滋补肝肾、消毒散结，方用知柏地黄汤加减，药用知母、黄柏、熟地、山茱萸、山药、泽泻、茯苓、丹皮、白花蛇舌草、夏枯草等。

症见恶心呕吐明显者，加用生姜、苍术、厚朴、陈皮等；骨髓抑制，予补益气血加用黄芪、生地、当归、白芍等；口腔溃疡、咽痛咽干等，加生山药、天花粉、葛根等。

3. 晚期补益，不宜祛邪

疾病晚期，患者恶液质，气血阴阳俱虚，不耐受攻邪，此时以延长患者生命周期，提高生活质量为主。宜行单纯补法，补益气血阴阳，少用或不用攻邪之品。

气血双亏证，宜补益气血，方用八珍汤加减，药用川芎、当归、白芍、熟地、人参、茯苓、白术、甘草、山药、丹皮、白花蛇舌草等。

4. 带瘤生存期，以脾胃为本

经放化疗后，多数患者病情缓解，同时正气亦伤，所剩之邪虽少但顽固，不易祛除或攻邪乏力，故治疗上应脾胃为本，同时佐以祛邪，慎防瘥后复发。

"失荣""石疽""恶核"形成的病理产物——痰、瘀、毒，是由于体内升降失调、气机运行不畅引起的气血津液、水谷精微物质运行停滞凝聚而成。而脾胃主运化，脾胃健运，水液运行有度，痰饮无所生；脾胃又为气血生化之源，脾胃健则气血充盈，运行流利畅通，则推陈致新，新血得生，败血得涤。故本期治疗宜健脾益气、理气化痰，方予六君子汤加减，药用陈皮、半夏、人参、白术、茯苓、柴胡、当归、白芍、白花蛇舌草等。

三、案例选析

寒痰凝滞案 1

张某，女，54 岁。2018 年 4 月 3 日初诊。

[主诉] 发现颈左侧肿块 2 个月

[现病史] 2 个月前无意触及颈左侧肿块，约鸡蛋大小，按压疼痛，无畏寒发热，后至外院就诊。予细针穿刺：涂片见退变淋巴细胞及坏死，建议活检病理进一步明确，推荐至我院就诊。

[专科查体] 颈左侧根部、左锁骨上可及多枚融合性肿块，直径约 3cm×5cm，界欠清，无触痛，活动度尚可，无波动感，舌淡，苔薄，脉弦。

[辅助检查] 后于我科就诊行手术活检，术后病理（图 1-37）示："颈左侧淋巴结" B 细胞性淋巴瘤。结合临床及免疫组化结果，考虑为结内边缘区 B 细胞淋巴瘤。2018-4-10 做颈部 CT 平扫检查（图 1-38）。外院 PET-CT：颈左侧、左锁骨上散在淋巴结肿大，符合淋巴瘤表现，余无明显异常。拟行 RCHOP 方案

治疗。患者刻下：无发热盗汗，汗多易出，偶有胸闷，乏力，纳食可，二便调，夜寐欠安，无进行性消瘦，舌淡胖、边有齿痕，苔腻，脉弦滑。

〔西医诊断〕 淋巴瘤

〔中医诊断〕 失荣（寒痰凝滞证）

〔治疗方案〕

治则：补气健脾、温化寒痰

方药（钮师经验方）：

生晒参 6g	干 姜 6g	茯 苓 12g	陈 皮 5g
生黄芪 20g	防 风 6g	灵 芝 10g	佛手片 10g
瓜蒌皮 10g	白花蛇舌草 9g	酸枣仁 20g	远 志 6g
甘 草 3g	当 归 12g	白芍（炒）9g	白术（炒）12g
浮小麦 6g	大 枣 30g		

14剂，每日1剂，水煎，分2次服。

二诊：2018年5月2日。来院拟第二次RCHOP方案化疗。刻下：有脱发，胸闷、乏力较前好转，纳食较前略差，便秘，睡眠呈较浅，但无明显失眠，舌淡胖，边有齿痕，苔黄，腻脉弦。予上方去佛手加枳壳9g，焦山楂9g。

三诊：2018年5月31日，来院拟第三次RCHOP方案化疗。刻下：仍有脱发，胸闷、乏力较前好转，纳食较前略有好转，大小便能自解，睡眠仍欠安，舌淡紫，苔黄，脉涩。予上方去干姜、瓜蒌皮，重用酸枣仁30g，远志9g，加川芎9g，生地9g。此后患者定期到门诊复诊，一直服用中药随症加减，经治疗肿大淋巴结消失，胸闷、乏力缓解，睡眠安，全身一般情况好。

2018年8月13日做彩超检查，与治疗前做对比（图1-39）。

〔分析讨论〕 古人云"无痰不成核"，患者结块为"有形之痰"，其乏力、夜寐欠安、舌淡胖边有齿痕、苔腻、脉弦滑，考虑阳气不足，虚寒内生，气化失司，则津凝成饮，饮积为痰，痰毒胶结，凝而成核。治当健脾益气，化痰除湿，消肿散结。方中以干姜温中焦祛里寒；人参大补元气，助运化而正升降；白术健脾燥湿，而使中焦之寒得辛热而去，中焦之虚得甘温而复，清阳升而浊阴降，运化健而中焦治；佐以陈皮、苍术、瓜蒌皮等理气化痰之品，奏"痰祛肿消"之效；酸枣仁、远志等养心安神；白花蛇舌草等亦消肿散结之效。二诊时，钮师认为经过前期中药健脾益气、理气化痰后，患者胸闷、乏力等阳虚寒痰凝滞症状有所缓解，遂加强行气破瘀、健胃消食的枳壳、焦山楂。三诊时，舌淡紫，苔黄，脉略涩，考虑患者有血瘀表现，为化疗药物对心、肝、肾等内脏的毒副作用，损伤阴液，至心肾不交，故睡眠欠安，重用酸枣仁、远志等养心安神。

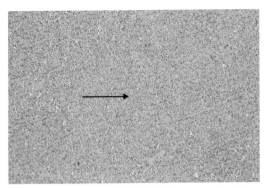

用苏木素－伊红（HE）染色，放大 20×10 倍：图示弥漫的 B 细胞增生，
视野中央箭头所指为肿瘤细胞。病理诊断：B 细胞淋巴瘤

图 1-37　张某组织病理切片

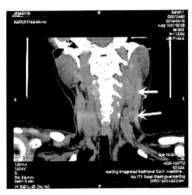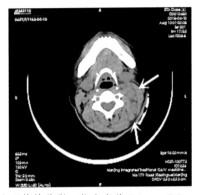

2018-04-10 检查：左侧颈部见多发大小不等结节影，较大者约 2.1cm×2.1cm

图 1-38　张某颈部 CT 平扫（治疗前）

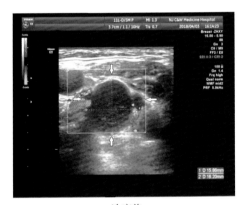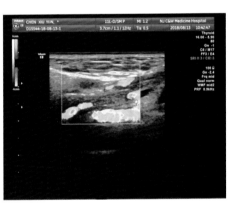

治疗前　　　　　　　　　　　　治疗后

2018-04-03 检查：左侧颈部大小约
16mm×16mm 的类圆形淋巴结，内部为均
质低回声、淋巴门结构消失，超声提示恶
性淋巴瘤

2018-08-13 检查：左侧颈部未见明显肿大淋
巴结，超声提示愈后表现

图 1-39　张某治疗前后彩超图像对比

气阴两虚案 2

周某，女，70 岁，2018 年 6 月 10 日首诊。

[主诉] 左锁骨上肿块发现 40 余天

[现病史] 患者 40 天前，无意触及左锁骨上多枚肿块，约花生大小，按压疼痛轻，无畏寒发热。当地医院就诊考虑淋巴结炎，予抗生素治疗无明显效果，左锁骨上肿块渐增大，1 周前右锁骨上出现肿块。至南京中大医院就诊，查胸部 CT：左肺上叶、右肺下叶局限性泡性气肿；双侧胸膜局限性增厚；心影增大，动脉粥样硬化。浦口医院查颈部彩超：左侧颈部多发低回声，考虑部分淋巴结伴结构紊乱，建议进一步检查。患者刻下：夜间低热、盗汗，情志抑郁，夜寐差，神疲乏力，纳食差，二便调，无头痛、耳鸣、鼻衄，无进行性消瘦。

既往有高血压、脑梗死病史，服药后病情控制可，自诉 50 年前有淋巴结核病史，否认糖尿病等其他重大疾病史。

[专科查体] 左侧颈根部锁骨上可及多枚肿大淋巴结，约 2.5cm 大小，部分融合，边界不清，活动度稍差，轻压痛；右锁骨上可及数枚淋巴结，约 1.0cm 大小，界限清，活动度可，无压痛。舌淡，苔少，脉细弱。

[辅助检查] 行手术活检病理（图 1-40）示左锁骨上淋巴结：考虑为弥漫大 B 细胞淋巴瘤（非生发中心亚型），中度侵袭性。

[西医诊断] 淋巴瘤

[中医诊断] 失荣（气阴两虚证）

与患者及家属沟通病情，患者及家属拒绝化疗，要求中药治疗。

[治疗方案]

治则：补益气血、宁心安神

方药（钮师经验方）：

生晒参 6g	熟 地 12g	伏 苓 12g	川 芎 6g
生黄芪 15g	当 归 12g	白芍（炒）9g	白术（炒）12g
山 药 15g	丹 皮 9g	灵 芝 10g	防 风 6g
陈 皮 6g	酸枣仁 20g	远 志 6g	大 枣 30g
甘 草 3g	浮小麦 6g		

14 剂，每日 1 剂，水煎，分 2 次服。

二诊：2018 年 6 月 25 日。夜间低热、盗汗基本消退，夜寐可，神疲乏力较前好转，仍有情志抑郁，纳食尚可，二便调，无头痛、耳鸣、鼻衄，无进行性消瘦，查体：两锁骨上肿块大小无明显改变，舌淡，苔少，脉弦细。予上方去浮小麦、远志、防风，黄芪加量至 30g，加白花蛇舌草 9g，余继用。

三诊：2018 年 7 月 10 日。无明显低热盗汗，夜寐安，无乏力，情志可，纳食尚可，二便调，无头痛、耳鸣、鼻衄，无进行性消瘦。查体：两锁骨上肿块大小无明显改变，舌淡，苔薄，脉弦细。建议化疗，患者仍拒绝，遂原方继用。

［分析讨论］ 患者因"左锁骨上肿块发现 40 余天"入院，舌淡，苔少，脉细，四诊合参，当属中医学"失荣"范畴。患者年老体弱，脾阳不足，气血生化乏源，气血亏虚；情志抑郁，肝气郁结，横逆犯脾，气机失调，水液凝滞，酿化为痰，痰气互结，凝而成核，阻滞经络，发为本病。舌淡，苔少，脉细均为气阴两虚之象。首诊时考虑该患者有高血压、脑梗死等基础病史，辅检有肺气肿、心脏增大、动脉粥样硬化等异常，考虑化疗风险较高，故予中药八珍汤气血双补，同时予陈皮等理气化痰、消肿散结，酸枣仁、远志养心安神，黄芪、防风等益气固表治疗。经过 2 周的调理，夜间低热、盗汗消退，但仍有神疲、乏力等气虚表现，重用黄芪益气健脾，加用白花蛇舌草消肿散结。三诊时，肿块虽无明显改变，但诸症得缓，遂拟化疗。患方对之前治疗满意，要求继续中药治疗，故予原方继用，带瘤期间继续原方补益气血，同时予理气化痰、消肿散结治疗。

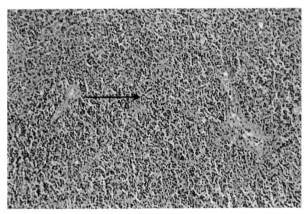

用苏木素 – 伊红（HE）染色，放大 20×10 倍：图示弥漫的肿瘤细胞增生，
视野中央箭头所指为大 B 细胞。病理诊断：弥漫性大 B 细胞淋巴瘤

图 1–40　周某组织病理切片

（高金辉　李辉斌　钮晓红）

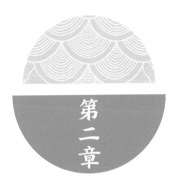

第二章

甲状腺疾病

第一节　甲状腺功能亢进症（瘿气）

甲状腺功能亢进症，又称"甲亢"，是指由于甲状腺合成释放过多的甲状腺激素，造成机体代谢亢进和交感神经兴奋，引起心悸、出汗、进食和便次增多和体重减少的病症，部分患者还同时有突眼、眼睑水肿、视力减退等症状。甲亢若迁延失治或误治，随着病情的进展可有心律失常、房颤等甲亢性心脏病或甲亢危象等表现。甲亢病因包括弥漫性毒性甲状腺肿（也称"Graves 病"）、炎性甲亢（亚急性甲状腺炎、无痛性甲状腺炎、产后甲状腺炎和桥本甲亢）、药物致甲亢（左甲状腺素钠和碘致甲亢）、人绒毛膜促性腺激素（HCG）相关性甲亢（妊娠呕吐性暂时性甲亢）和垂体促甲状腺激素（TSH）瘤甲亢。西医可采取放射性碘、抗甲状腺药物、手术治疗等。有时会出现药物不良反应，如皮疹、粒细胞减少、肝功能受损及病情复发等情况。

本病中医学称之为"瘿气"，为颈前积聚的病证。临床上可见颈前轻度或者中度肿大，触摸肿块光滑柔软，可随吞咽上下活动。其病程缠绵，易反复发作，多由情志、饮食、水土等因素，致肝气郁结不畅，久而化火，耗气伤阴而致。《诸病源候论》中记载"诸山水黑土中，出泉流者，不可久居，常食令人作瘿病，动气增患"；"瘿者由忧，气结所生"。《医学入门》则提到："瘿气，今之所谓瘿囊者是也，由忧虑所生。忧虑伤心，心阴虚损，证见性情急躁，眼球突出。面颊升火，脉弦震颤。肝火旺盛，灼伤胃阴，阴伤则热，热则消谷善饥。若肝旺犯脾，脾失运化，证为大便溏泄，消瘦疲乏。"中医治疗"瘿气"的优势在逐渐显现，运用中医整体观、辨证论治理论以及个体化治疗，可以大大提高患者的生存质量。

一、学术思想

1. 寻根溯源，辨明内外之因

甲亢的病因大致分为内因与外因两类，历代医家对于本病的看法不一，但总以内因情志，外因水土失宜等因素致病为主。早在公元前 3 世纪，我国已有了关于瘿气的记载。关于其发病原因和机理，历代均有丰富的论述。某些医家认为，本病与水质、生活环境有关，如《吕氏春秋·尽数》篇云"轻水所，多秃与瘿人"；《广济方》中载有"冷气筑咽喉，噎塞兼瘿气"；《诸病源候论》提出"沙随气入于脉，搏颈下而成之"，汉代的山险说：《淮南子》中首先提出"险阻气多瘿"。某些医家认为本病与情志相关，如《三因极一病证方论·瘿瘤证治》言"此乃因喜怒忧思有所郁而成也""随忧愁消长"；《太平圣惠方》云："是瘿初起者，由人忧恚气逆，蕴蓄所成也，又饮沙石流水毒气不散之所致也。"此外，先天不良、禀赋不足、素体阴虚或者肝肾亏虚，同样也是本病的重要病因。例如，《临证指南医案》载："女子以肝为先天，阴性凝结，易于怫郁。"《妇人大全良方》亦载"女子郁怒倍于男子"。中青年女性是因为其经孕产乳，阴津经常处于亏虚状态，从而造成阳气偏亢的常态，故本病多发于中青年女性。

（1）内因：情志内伤，气滞血凝成瘿。瘿病与情志因素关系密切。情志致病首见于《三国志·魏书》中所引魏略之文："遂在弘农与典农校尉争公事不得理乃愤生瘿。"《丹溪心法·六郁》曰："气血冲和，万病不生，一有怫郁，诸病生焉。故人身诸病多生于郁。"隋代《诸病源候论》中的"瘿者由忧恚气结所生"和《三因方》所述"此乃喜怒忧思有所郁而成也"。《医学入门·脑颈门·瘿瘤》也强调情志因素的重要性，"七情不遂，则肝郁不达，郁久化火生风""因忧所致，故又曰瘿气，令之所谓瘿囊者是也"。

本病的情志内伤病因是七情逆乱，诸气郁结而成。《黄帝内经》曰："离绝菀结，忧恐喜怒，五脏空虚，气血离守""宗气不下，脉中之血，凝而留止"。《济生方·瘿病论治》亦云："夫瘿病者，多由喜怒不节，忧思过度，而成斯疾焉。大抵人之气血循环一身，常欲无滞留之患，调摄失宜，气凝血滞，为瘿为瘤。"宋代《圣济总录·瘿瘤》说："……忧、劳、气则本于七情，情之所至，气则随之，或上而下，或结而不散是也。"长期情志忧郁不畅，精神压抑，或遭遇剧烈精神刺激，将导致肝脏疏泄功能失常，肝气郁结，气机不畅。因此，情志变化是发病重要原因。

五瘿五脏相对应的五类病因，以及脏腑经络病因也有一定医学价值。《医学入门》曰"瘿瘤有五，应五脏""旧分五瘿六瘤，惟立斋止言五瘤，盖瘿瘤本共一种"，混淆了薛立斋所著《外科枢要》中的五瘤与《三因方》中的五瘿。《疡医大全》将五体替换为五脏，形成了五瘿五脏相对应的五行学说；《太平圣惠方》中更进一步提出了脾肺壅滞为病因的脏腑学说："夫瘿初结者……皆是肺脾壅滞，胸膈否塞不得宣通，邪气搏于咽颈，故令渐渐结聚成瘿。"

（2）外因：水土失宜、山居处险致瘿。春秋战国时期就已有记录表明，其发病与地理环境因素有着密切的关系。如《吕氏春秋·尽数》中所说："轻水所，多秃与瘿人。"及至魏晋时期的大量著作，如《博物志》重山水、《养生要集》将病因归结为泉水，而《水经注》和《小品方》则分别以盐井水和沙水为主要致病原因。隋代《诸病源候论·瘿候》曰："瘿者……亦由饮沙水，沙随气入于脉，搏颈下而成之。"《杂病源流犀烛》云："西北方依山聚润之民，食溪谷之水，受冷毒之气，其间妇女往往生结囊如瘿。"可见，其也认为饮沙水是主要病因。

如《淮南子》的"险阻气多瘿"，到《圣济总录·瘿瘤》也出现"山居多瘿颈，处险而也"的说法，说明当时各家已经开始认识到瘿病与山险等环境不理想的地势也有密切的关系。此外，还有一些医家认为病乃六淫致病，如《广济方》与《三因方》中分别载有"冷气筑咽喉，噎塞兼瘿气，此乃外因寒、热、风、湿所成也"，认为病是由外因冷气遏阻于颈部致病。

2. 把握病机，探察标本虚实

（1）禀赋不足，痰凝血瘀：甲亢的病机多以气血凝滞为主。气滞血凝则郁久化火，火旺阴亏，阴亏虚火益胜，病情缠绵。如《丹溪心法·六郁》云："气血冲和，万病不生，一有怫郁，诸病生焉。故人身诸病多生于郁。"后世医家认识到本病的病机演变多基于此，具体的发病机制大致可归结为先天禀赋不足，气血凝滞，五脏气机郁滞，气郁痰阻。

瘿气的发病和先天禀赋的体质因素密切相关。素体阴虚者，易虚火内生；或因情志不遂，郁而化火，炼液成痰，阻络成瘀，痰瘀互结于颈项而成。又有素体气血虚者，如遇气郁则津停，极易发病。

最早有关体质致病记载的文献是《内经》，"是人者，素肾气胜""是人者，质壮，秋冬夺所用"，此处的"素"和"质"就是现在所说的体质。致病因素与体质之间同气相求，即体质对于病的易感性上是有倾向的，如《素问·上古天真论》曰："皆谓之虚邪贼风，避之有时，恬惔虚无，真气从之，精神内守，病安从来。"由于先天差异造成个体上的不同，进而产生体质的多样，对于判断病的发生及预后，也具有一定的临床意义。《圣济总录》云："妇人多有之，缘忧虑有甚于男子也。"中医认为，妇女多患此病皆为妇女因经、带、孕、产、乳等与肝经气血关系密切，《医学入门》中说："瘿气……或肾气亏虚，邪乘经产之虚。"叶桂在《临证指南医案》中指出"女子以肝为先天"，如遇情志失调、饮食不节等致病因素，加之女性的心理多数较内向并且多愁善感，心思细腻敏感，易被情志所伤，致使肝郁气滞为此病。

（2）肝郁为患，累及五脏：本病主要病位在肝，后及心、脾、肾。情志不遂，则肝气失于条达，肝郁气滞，郁而化火，虚火灼津，炼液成痰，居于颈部则成病。肝火聚集于木，则眼胀眼突；肝火移胃，则多食善饥；肝火引动心火，则见心慌心悸；肝旺乘脾，脾失所运，则见腹泻；肝经虚风内动，则手舌震颤、筋脉拘急。

多数医者认为，本病多为阴虚火旺或气阴两虚证，是由精神刺激、情志不舒而引发的肝气郁结，进而气郁化火，肝旺克脾，致脾土运化失常，脾虚湿不运化，湿聚成痰，痰气互结所致。久则经脉痹阻，郁而化火，肝肾两虚，阴虚火旺，故诸症尤甚。或情志失调及过度恼怒，以使肝气郁或上逆，或过度焦虑，则肝脾气结，郁而化火生风动风，风助火势，气火逆，阻于肝经循行之颈部，发为病。或认为肝失条达，使气郁不得发，气机无以通畅，遂凝津气阻而成瘿。因情志致病，首先伤肝，久而肝阴被灼，向上引动心火，向下损及肾水，肾水无以涵木，进而致使阴亏益甚，病情加重。或认为甲亢病机乃源于先天肾阴不足，后天情志使之发病。也有人认为肾水亏虚，阴火上乘是甲亢的主要病机，究其原因，皆因正气不足所致。

此外，长期劳倦过度以及病产后的体虚，或饮食失节，水土失宜，脾胃受损，都可聚痰。认为甲亢的病机乃是本虚标实，病机之本是阴虚，病机之标为火、郁、凝、血。发病是先天肾阴不足为其本，标实是情志刺激、肝火郁结。也有人认为任、冲二脉运行障碍，是发病的主要病机，提出因湿热阻滞，气血失调，可以造成阴阳偏颇而致经络运行不畅，继而发病。

二、证治经验

根据瘿气的病因病机以及不同阶段临床症候变化，采取分期论治，常见的分期一般可以分为初期、中期和后期。根据临床表现进行辨证论治，采用以下四法。

1. 清热疏肝法

初期，多见肝郁化火证，与情志不遂有关。肝在五行中属木，木的性质是升散，不受遏郁，喜条达，恶抑郁，主疏泄。即人体肝脏犹如春升之气，具有条顺、畅达、疏通的特性。如果肝气郁结，不能疏泄，木生火，就叫肝郁化火。本证属于实证，多见于中青年患者。其表现主要有急躁易怒，口干口苦，两胁胀满或窜痛，胸闷不舒，且胁痛常随情绪变化而增减。肝气上逆于咽喉，使咽中似有异物梗阻的感觉；肝气横逆，侵犯脾胃，胃失和降而脘痛、呕逆、吐酸水；脾气失和就发生腹痛、腹泻。肝气郁结而致气滞血瘀，则胁部刺痛不移。症状见心烦易怒，颈项部肿大，手指颤动，面红目赤，眼突，口干口苦，消谷善饥，心烦失眠，小便色黄，便秘，舌尖红，苔黄燥，脉数有力。法当清热疏肝、行气散结，主方可予丹栀逍遥散。肝火盛者，加龙胆草、黄芩；胃脘灼痛明显而伴泛酸、烧心者，加黄连、吴茱萸；小便短赤者，加芦根、车前子，或滑石、通草；大便秘结者，加全瓜蒌、槟榔、熟大黄。

2. 滋阴潜阳法

初中期，多见阴虚阳亢证，多因喜怒无常、思虑过度所致。甲亢临床所见证型中阴虚阳亢证最多。本病多与情志因素有关，《丹溪心法·六郁》曰："气血冲和，万病不生，一有怫郁，诸病生焉。故人身诸病多生于郁。"情志致病，首先伤肝，肝性喜条达而恶抑郁，七情失调，肝气郁结，经脉不利。《医学入门·脑颈门》也强调了情志因素的重要性："七情不遂，则肝郁不达，郁久化火生风。"肝火旺盛，进而引动心火，心火亢盛上可耗及心阴，下可损及肾水，日久必有阴虚之证，为本虚标实，实则为阳亢之标。此病病位首发于肝，其后累及于心、肺、胃。治病首则求本，本虚则补之，标实以泻之，故滋阴潜阳为此型的基本治则。症状见急躁易怒，胁肋胀痛，颈项部肿大，手指颤动，面红目赤，眼突，口干口臭，头晕头痛，消谷善饥，心烦失眠，小便色黄，月经量少，舌尖红，苔少，脉弦数细。其中肝气郁结不舒，见急躁易怒；肝气布经于胁肋，见胁肋胀痛；痰火凝结于目，见目突；郁结于颈部，则见颈项肿大；肝气郁，日久必化火灼津，木失所养生风，见手指震颤；火随气上，上结于目，则面红目赤，口苦口干，头晕头痛；肝火刑肺金则耗肺津，肺阴虚则热盛，可见干咳、咽干；肝火亢盛，横逆犯胃，灼伤胃阴，胃阴虚则火盛，极易消谷善饥、口臭。肝火向上引动君火，表现心火亢盛之证，则可出现心火旺盛和伤津表现，上见口舌生疮，下见小便色黄，舌尖红，苔黄燥，脉数有力。治当养心柔肝，滋阴潜阳。主方可予天王补心丹、一贯煎。其中耳鸣、腰膝酸软，加女贞子、怀牛膝；心慌心悸，加丹参、牡蛎；心悸、失眠，加琥珀（冲）、夜交藤；乏力、腹胀，加薏苡仁、陈皮；汗多、消渴，见舌红少苔，脉细数，加沙参、花粉；头晕，加石决明、天麻；眼突，加丹参、赤芍。

3. 益气养阴法

中期虚实并见，病位由肝累及心、脾肾。肝火亢盛向上引动君火，日久耗竭心阴。此外，肝木乘脾，脾虚则运化失司；此外，肝气不舒，郁而化火，可灼伤肝肾之阴，出现肝肾阴虚之证，多脏同病。随着病程进展，可见"壮火食气"，《素问·阴阳应象大论》曰："壮火之气衰，少火之气壮。壮火食气，气食少火；壮火散气，少火生气。"这一理论精辟地论述了气与火之间相互转化的关系：气虚则神疲乏力、自汗。同时肝郁日久，木旺乘土，脾气虚损则失健运，肝脾不调则急躁易怒与情志抑郁兼见；肝肾同源，故肝气郁结，日久可化火伤肝阴，也常出现肝肾阴虚证，见手指震颤、面红目赤、男子阳痿遗精、女子经少经闭；肝火向上引动君火，向下灼伤肾水，临床可见心肾不交证，表现为心悸心烦、潮热盗汗、失眠多梦、腰膝酸软、健忘等。治当滋补肝肾，益气生津，主方可予生脉散合杞菊地黄汤。眼突，加石决明、菊花；早泄遗精，加知母、黄柏；女子经少，加当归、何首乌。

4. 育阴潜阳法

本法用于真阴衰竭证，多见于甲亢危象。症见神志恍惚，心慌惊悸，面色潮红，汗出如油，口渴欲饮，尿少或无，身热心烦，四肢温暖，舌红干，光剥无苔，脉细数无力。本证是在病久而阴液亏虚基础上的进一步发展，真阴衰竭，又称"亡阴"，亡阴所涉及的脏腑常与心、肝、肾等有关。阴液耗竭，失去濡润之功，故口渴咽干、唇干舌燥。津液化源告竭，故小便极少。阴虚则内热，故身热肢暖。虚热上扰，则烦躁不安。舌红干，脉细数无力为津枯虚热之象。热邪逼迫则汗液外泄，泄之则津液益亏。此时，大汗出既是亡阴之因，又是亡阴之症。阴阳二者互根互用，亡阴若救治不及，阳气亦随之而衰亡。治当育阴潜阳，主方可予三甲复脉汤。汗出较多，用黄芪、防风；心慌，加丹参。

外治疗法同样可用于本病。部分患者还可出现突眼、眼睛干涩、易疲劳等，可借助中药熏蒸剂外用熏洗眼部，以达到滋阴降火明目的效果。方用鱼腥草、金银花、野菊花、桑叶、薄荷等。

此外，甲亢治疗后期往往存在 3 个难题，即突眼、黏液性水肿和甲亢的反复。钮师认为，此为久病入络，脉络瘀阻，属中医阴虚夹痰瘀表现，故常加用丁香、肉桂、茯苓、泽泻等温阳利水化浊之药，取其阳中求阴之意。正如张景岳所说："善补阴者，必于阳中求阴，则阴得阳升而泉源不竭。"在补阴的同时，酌情加入温阳的药物，使阴液得到阳气的温煦和推动，方可泉源不竭。

治疗甲亢是一个长期过程，在这个过程中要及时监测药物的不良反应及甲状腺功能指标，并进行辨证调整用药。同时，良好的饮食及规律的生活习惯可以有效地控制甲亢的病情并减少并发症的发生。

三、验案选析

阴虚阳亢案 1

徐某，女，26 岁，2018 年 10 月 23 日就诊。

[主诉] 颈前漫肿伴烦躁失眠 2 个月

[现病史] 患者 2 个月前无明显诱因而出现烦躁、易怒，曾于当地卫生院就

诊。行相关检查，未见明显异常。曾用中药调理（具体用药不详），病情缓解不明显，遂来我科就诊。首诊见颈前漫肿、烦躁、口渴喜冷饮、汗多，时有双乳胀痛不适，偶有心慌，手心多汗，口渴，月经量少、色深红，有痛经，大便每日1～2次，小便自解。平素性情焦虑、忧郁，喜食辛辣刺激之品，否认吸烟、饮酒史。

既往有慢性胃炎、乳腺增生病史，否认有糖尿病、高血压、哮喘病史。否认有乙肝、结核等传染病接触史。否认有食物、药物过敏史及手术史。

[专科查体] 气管居中，甲状腺弥漫性Ⅱ度肿大、质地中等偏软，未及明显肿块及结节，局部无压痛，甲状腺血管杂音听诊（+），扑翼样震颤（+）。舌红少苔，脉弦细。

[辅助检查]彩超检查（图2-1）：甲状腺弥漫性肿大，CDFI示火海样血流信号，提示甲亢（图2-1）。甲状腺功能：游离三碘甲状腺原氨酸（FT3）12.77pmol/L；游离甲状腺素（FT4）47.44pmol/L；促甲状腺激素（TSH）0.01μIU/mL；心电图：窦性心动过速，110次/分。

[西医诊断] ①甲状腺功能亢进症；②慢性胃炎；③乳腺增生

[中医诊断] 瘿气（阴虚阳亢证）

[治疗方案]

治则：疏肝解郁、滋阴潜阳

处方：

北沙参 15g	麦　冬 15g	生地黄 20g	枸　杞 20g
川楝子 15g	丹　皮 15g	栀　子 10g	柴　胡 20g
白　芍 15g	香　附 15g	橘　叶 15g	女贞子 15g
远　志 6g	生甘草 3g		

14剂，每日1剂，水煎，分2次服用。

二诊：患者诉烦躁、心慌、多汗症状较前明显减轻，稍有乏力，诉口渴、便秘，余症同前。诊舌脉：舌红，苔薄少，脉数。上方加用石斛10g，决明子15g，滋阴通便。

14剂，每日1剂，水煎，分2次服用。三诊：患者诉自觉无明显不适，复查甲状腺功能：FT3 5.24pg/mL，FT4 19.77ng/dL，TSH 0.1μIU/mL；肝肾功能、血常规正常，心电图提示大致正常范围。予上方续服。患者持续服药3个月后，复查甲状腺功能基本恢复正常。

[分析讨论] 瘿气之病多见于女性，因女子以肝为先天，阴性凝结，易于怫郁，郁则气滞血亦滞。本例患者长期忧思郁虑，易致肝气郁结失于条达，郁久化

热，灼伤津液，津液输布不畅，交结于颈前，可见颈部肿大。此证型患者情绪激动，性情急躁，舌红少苔，脉弦细。《素问·六元正纪大论》提出"木郁达之"。因此，钮师在临床中常配伍"疏散、行气"类中药，用以疏肝理气解郁，如川楝子、香附、橘叶、柴胡、远志等。气行则神安、双乳胀痛消散，气为血之帅，气行则经血畅行。此外，钮师认为瘿气乃本虚标实疾病，病情迁延日久，必当热灼心阴，心阴耗损，引动君火。因此，在组方用药中不可一味地运用疏肝燥热之品，必须"疏肝"与"养阴"同用，方可达到最佳疗效。

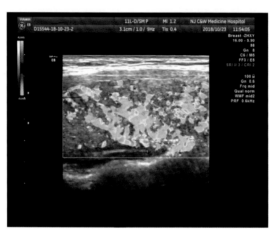

2018-10-23 彩超检查：甲状腺弥漫性肿大，
CDFI 示火海样血流信号，超声提示甲亢
图 2-1　徐某治疗前彩超图像

气阴两虚案 2

邵某，女，28 岁，2018 年 4 月 9 日就诊。

[主诉] 颈前憋闷胀满伴心悸双手震颤 1 个月

[现病史] 患者 1 个月前无明显原因出现颈前憋闷胀满不适感伴心悸、手抖，自觉情绪紧张时加重，稍有乏力。休息后无明显缓解，遂来我院就诊。起病以来，失眠，纳食正常，未见明显消瘦，小便自解，大便每日 1 次。

既往两年前曾出现类似症状，于当地医院诊断为"甲亢"。曾规律口服他巴唑治疗，治疗 1 年后痊愈停药（具体用药剂量不详）。有乳腺增生并结节病史，否认高血压、糖尿病、冠心病等慢性病史。否认家族遗传性疾病史，否认放射性等有毒有害物质接触史。生活规律，无不良嗜好。否认乙肝、结核等传染病接触史。否认手术史。否认药物、食物过敏史。

[专科查体] 眼球未见明显突出，气管居中，甲状腺Ⅱ度肿大、质软、光滑，无触痛，舌质深红，苔少，脉细数。

［辅助检查］ 彩超：甲状腺弥漫性肿大，CDFI 示火海样血流信号，超声提示甲亢（图 2-2）。甲状腺功能：游离三碘甲状腺素（FT3）17.27pg/ mL，游离甲状腺素（FT4）58.14ng/dL，促甲状腺素（TSH）< 0.01μIU/ mL，促甲状腺素受体抗体（TRAb）1.90IU/L，甲状腺球蛋白抗体（TGAb）未见异常，甲状腺过氧化物酶抗体（TPOAb）未见异常。肝功能、血常规正常范围。心电图提示：窦性心动过速。

［西医诊断］ ① Graves 病；②甲状腺功能亢进症；③窦性心动过速；④乳腺增生

［中医诊断］ 瘿气（气阴两虚证）

［治疗方案］

治则：益气养阴，散结消瘿

处方：

太子参 20g	玄　参 15g	夏枯草 10g	浙贝母 20g
五味子 15g	麦　冬 10g	天　冬 10g	生　地 10g
白　芍 20g	丹　参 15g	柴　胡 15g	知　母 10g
黄　芩 10g	百　合 20g		

14 剂，每日 1 剂，水煎，分 2 次服用。

二诊：患者诉心悸及颈前憋闷症状较前明显减轻，稍有乏力，仍有双手震颤，余症同前。诊舌脉：舌红苔薄，脉细数。上方加用天麻 10g，龟板 15g，滋阴平肝息风。

太子参 20g	玄　参 15g	夏枯草 10g	浙贝母 20g
五味子 15g	麦　冬 10g	天　冬 10g	生　地 10g
白　芍 20g	丹　参 15g	柴　胡 15g	知　母 10g
黄　芩 10g	百　合 20g	天　麻 10g	龟　板 15g

14 剂，每日 1 剂，水煎，分 2 次服用。

三诊：患者诉自觉无明显乏力，无心悸症状，手抖症状较前明显减轻，复查甲状腺功能：FT3 5.71pg/mL，FT4 19.51ng/dL，TSH 0.01μIU/mL；肝肾功能、血常规正常，心电图提示大致正常范围。予上方续服。

患者持续服药 3 个月后，复查甲状腺功能基本恢复正常，自觉无明显不适。予原方各药减量后，继续服药。治疗期间定期复查各项指标，并依症、舌、脉适量增减药味药量。8 个月后停药，停药时予以复查甲状腺功能、肝功能、血常规各项数值均正常，查 TRAb 0.77IU/L。嘱咐患者注意复查彩超及甲状腺功能、肝功能，密切关注右侧叶上极结节变化情况。

［分析讨论］本例病案所用处方中太子参为君药，味甘，微有苦味，主入肺、脾二经。功可补脾之气，生津而润肺。《本草从新》称其"大补元气"；《本草再新》中言："治气虚肺燥，补脾土，消水肿，化痰止渴。"《饮片新参》记载："补脾肺元气，止汗生津，定虚悸。"麦冬，味微苦，微寒，归于胃、肺、心经。可益胃生津，清心安神而润肺。《本草汇言》中载："清心润肺之药……或脾胃燥润，虚秘便难。"现代药理研究：麦冬可以起到抗炎、抗氧化、调节免疫、调节肝细胞代谢等效果。玄参苦、咸、微寒，入肺、肾两经，有养阴清热、泻火解毒、软坚散结之效。夏枯草辛、苦、寒，归肝、胆经，可清肝火、散郁结。浙贝性苦寒，归肺、心经，功效清热散结。夏枯草能降低患者甲状腺球蛋白抗体、甲状腺微粒抗体，改善甲状腺肿大。众药合用以清热散结消瘿肿。钮师常将天冬、麦冬相须为用，以养阴生津、润肺清心，配伍生地清热生津，共治阴虚内热。知母、黄芩实为钮师临床常用一组对药，清阴虚燥热有奇效。柴胡疏肝解郁，配伍酸枣仁治虚热内扰之心悸烦躁、坐卧不安。她在治疗甲亢病症时常用玄参、浙贝、夏枯草等与其配伍，取其清热化痰、软坚散结之功效。钮师认为，瘿气患者多气阴两虚，导致虚火内生，烁灼津液，故多用柴胡、知母、黄芩、栀子、丹皮等清热泻火；用太子参、麦冬、天冬、生地等益气滋阴润燥。乏力明显者，可以酌情使用太子参与黄芪相配伍。诸药合用，治疗甲亢常常能够获得非常好的疗效。强调以整体观念、辨证论治为原则，其关键在于掌握使用的适当。

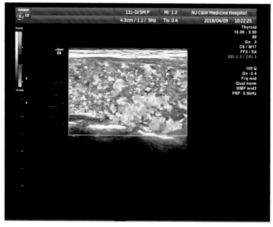

2018-04-09彩超检查：甲状腺弥漫性肿大，CDFI示火海样血流信号，超声提示甲亢

图2-2　邵某治疗前彩超图像

（王芷乔　高金辉　钮晓红）

第二节　甲状腺良性结节（肉瘿）

甲状腺结节是指在甲状腺内的肿块，可随吞咽动作而上下移动。临床上有多种甲状腺疾病，如甲状腺退行性变、炎症、自身免疫以及新生物等都可以表现为结节。甲状腺良性结节可以单发，也可以多发，常见的包括结节性甲状腺肿，甲状腺腺瘤及炎性结节。结节性甲状腺肿，好发于中青年女性，是在单纯性弥漫性甲状腺肿基础上，由于病情反复进展，导致滤泡上皮由弥漫性增生转变为局灶性增生，部分区域则出现退行性变，最后由于长期的增生性病变和退行性病变反复交替，腺体内出现不同发展阶段的结节。有些结节性甲状腺肿，由上皮细胞的过度增生，可以形成胚胎性腺瘤或乳头状腺癌，也可形成甲状腺癌。甲状腺肿大程度不一，多不对称。结节数目及大小不等，一般为多发性结节，早期也可能只有一个结节。结节质软或稍硬，光滑，无触痛。有时结节境界不清，触摸甲状腺表面仅有不规则或分叶状感觉。病情进展缓慢，多数患者无症状。较大的结节性甲状腺肿可引起压迫症状，出现呼吸困难、吞咽困难和声音嘶哑等。结节内急性出血可致肿块突然增大及疼痛，症状可于几天内消退，增大的肿块可在几周或更长时间内减小。甲状腺腺瘤患者多为女性，年龄常在40岁以下，一般均为甲状腺体内的单发结节。病程缓慢，多数在数月到数年甚至时间更长，患者因稍有不适而发现或无任何症状而被发现颈部肿物。多数为单发，圆形或椭圆形，表面光滑，边界清楚，质地韧实，与周围组织无粘连，无压痛，可随吞咽上下移动。肿瘤直径一般在数厘米，巨大者少见。巨大瘤体可产生邻近器官受压征象，但不侵犯这些器官。有少数患者因瘤内出血，瘤体会突然增大，伴胀痛，如乳头状囊性腺瘤；有些肿块会逐渐吸收而缩小；有些可发生囊性变。病史较长者，往往因钙化而使瘤体坚硬；有些可发展为功能自主性腺瘤，而引起甲状腺功能亢进。部分甲状腺腺瘤可发生癌变。治疗上可选择密切观察，如肿块较大，有邻近器官受压征象时，则考虑手术治疗。

本病的中医病名为"肉瘿"，其临床特点是颈前结喉一侧或两侧结块，柔韧而圆，如肉之团，能随吞咽上下移动，发展缓慢。瘿作为病名，首先见于公元前7世纪的《山海经·西山经》："又西三百五十里，曰天帝之山……有草焉，其状如葵，其臭如靡芜，名曰杜衡，可以走马，食之已瘿。"宋代陈无择在《三因极一病证方论·瘿瘤证治》中首次提出了肉瘿病名："皮色不变者，名曰肉瘿。"《圣济总录·瘿瘤门》首次提出："又此疾，妇人多有之，缘忧恚有甚于男子也。"宋·严用和《严氏济生方·瘿瘤瘰疬门》对瘿瘤也做了详细的论述，其曰："夫瘿瘤者，多由喜怒不节，忧思过度，而成斯疾焉。大抵人之气血，循环一身，常欲无滞留之患，调摄失宜，气凝血滞，为瘿为瘤。瘿者，多结于颈项之间；瘤者，随气凝结于皮肉之间中，忽然肿起，状如梅李子，久则滋长。"南宋·杨士瀛《仁斋直指方》沿用了陈言的"五瘿"分类法，谓之："气血凝滞，结为瘿瘤。瘿则忧恚所生，多着于肩项，皮宽不急，腿腿而垂是也……其肉色不变者，谓之肉瘿……"

一、学术思想

1. 临证分类，谨查其病因

《三国志·魏书》引《魏略》谓贾逵："发愤生瘿，后所病稍大，自启愿欲令医割之。"而曹操劝告贾逵："吾闻十人割接瘿九人死。"这个历史故事说明，当时已认识到瘿病与情志的关系。巢元方的《诸病源候论》谓："瘿者由忧恚气结所生，亦曰饮沙水，沙随气入于脉，搏颈下而成之。初作与瘿核相似，而当颈下也，皮宽不急，垂捶捶然是也。恚气结成瘿者，但垂核捶捶，无脉也；饮沙水成瘿者，有核瘰瘰无根，浮动在皮下。又云有三种瘿：有血瘿，可破之；有息肉瘿，可割之；有气瘿，可具针之。"指出瘿病的病因主要是情志内伤及水土因素，并初步将其分为血瘿、息肉瘿、气瘿。

2. 调达气机，气行则血行

钮师将肉瘿病因概括为情志内伤，肝失疏泄。肝主疏泄条达，调畅全身气机，调节人的情志活动及助脾胃生化精微。由于情志内伤，肝失条达，肝气郁结，疏泄功能失调则不能促进血液与津液的运行输布，不能促进脾胃运化，脾脏受累，运化失司，津液输布失常，凝聚成痰，与气搏结，交阻于颈，发为瘿瘤。木郁乘土，且肝为风木之脏，内寄相火，以血为本，以气为用。气为血之帅，气机不利则血行不畅，停而为瘀，可与痰凝共同阻络妨碍血运，致痰瘀互结。所以痰浊、瘀血的产生都是在气机失常下发生的，气机的郁滞不利是产生瘀血、痰浊的基础。《杂病源流犀烛》指出，瘿多因气血凝滞，日久渐结而成："瘿瘤者，气血凝滞，年数深远，渐长渐大之症。何谓瘿？其皮宽，有似樱桃，故名瘿。"

3. 郁而生火，火热伤于阴

《外科正宗》提出瘿瘤的主要病理是气、痰、瘀壅结的观点："夫人生瘿瘤之症，非阴阳正气结肿，乃五脏瘀血、浊气、痰滞而成。"甚则肝气郁结，郁而生火则肝火旺盛；肝火太过，母病及子，以致心火蔓延，出现心肝火旺；肝木克土，则出现肝胃蕴热之证，肝火旺盛，热极生风，火热伤阴，故见阴虚或阴虚火旺之证；壮火食气，故见气阴两虚之证。此外，素体阴虚之人，痰气郁结之后易化火，愈加伤阴，易使病情缠绵。此病以女性患者居多，亦与女子以肝为先天，以血为用有关。肝主藏血，肝体阴而用阳，女子有经期、孕产、哺乳、更年期等生理特点，易耗伤肝阴肝血，加之情绪多变化，故易得之。

钮师总结肉瘿的病位在颈部，病变脏器主要在肝，与肾、心、脾、胃等有关。在生理上能够助肝疏泄，助肾升阳。由于情志内伤，肝气郁结，气郁生痰成瘀；或郁而化火，热盛伤阴。

二、证治经验

《外科正宗》"夫人生瘿瘤之症，非阴阳正气结肿，乃五脏瘀血、浊气、痰滞而成"，"初起自无表里之症相兼，但结成形者，宜行散气血。已成无痛无痒，或软或硬色白者，痰聚也，行痰顺气，已成色红坚硬，渐大微痒微疼者，补肾气、活血消坚"。采用的主要治法是"行散气血""行痰顺气""活血消坚"。并按此治则拟定了海藻玉壶汤、活血消瘿汤、十全流气饮等方。《儒门事亲》所用的方法"令以咸吐之，三涌、三汗、三下，瘿已半消。次服化瘿之药，遂大消去。夫病在上者，皆宜吐之，亦自有消息之法耳。"薛己提出"颈肿，硬而色不变，肌肉日削，筋挛急痛。此七情所伤，气血所损之证也，当先滋养血气"。清代·吴谦《医宗金鉴》详细记载了对于不同证型的瘿病的分证治法，提出"夫肝统筋，怒气动肝，则火盛血燥，致生筋瘿，宜清肝解郁，养血舒筋……脾主肌肉，郁结伤脾，肌肉浇薄，土气不行，逆于肉里，致生肉瘿，宜理脾宽中、疏通戊土、开郁行痰、调理饮食。"清代林珮琴在《类证治裁》中亦提出"肉瘿者宜补气化瘿"。在内科药物治疗中，海藻玉壶汤、四海舒郁丸是使用频率最高的两组方剂，广泛应用于肉瘿的治疗。对中药总结梳理后发现，海藻和昆布是历代瘿病治疗的首选药物，同样也是上述方剂中的要药。《肘后备急方》首先用昆布、海藻治疗气瘿。隋唐时期开始出现用动物靥（甲状腺组织）治疗瘿病。唐代王焘的《外台秘要》中记载的治瘿方药不仅多用海藻、昆布等，还有用羊靥、鹿靥的方剂。宋代《圣济总录·瘿瘤门》中收录30余首内服方，多用海藻、昆布等。《备急千金要方》及《外台秘要》记载了数十个治疗瘿病的方剂，其中常用到海藻、昆布等药。《儒门事亲》谓"海带、海藻、昆布三味，皆海中之物，但得二味，投之于水瓮中，常食亦可消矣"，以之作为防治气瘿的方法。《本草纲目》明确指出，黄药子有"凉血降火，消瘿解毒"的功效，并记载了在用黄药子酒治疗瘿病时，"常把镜自照，觉消便停饮"及"以线逐日度之，乃知其效也"的观察疗效的方法。清代张锡纯在《医学衷中参西录·药物》中提出三棱、莪术为化瘀血之要药。治瘀血，虽坚如铁石亦能徐徐消除，而猛烈开破之品转不能建此奇功。钮师在总结前人的经验上，梳理了自己对于肉瘿的诊治经验，主要从以下内治三法分论。

1. 解郁化痰法

肉瘿病由于情志内伤，肝失条达，肝气郁结，疏泄功能失调则不能促进血液与津液的运行输布，不能促进脾胃运化，脾脏受累，运化失司，津液输布失常，凝聚成痰，与气搏结，交阻于颈。症见：甲状腺不肿、微肿或明显肿大、质软，情绪急躁易怒，胁肋胀痛，胸闷太息，女子乳胀，情绪不畅时加重，月经延期或提前，甚或闭经，舌质淡红或红，苔薄白或黄腻，脉弦或弦细。方药：柴胡疏肝散加减。方中柴胡疏肝解郁，枳实理气开郁，白芍理气活血兼以柔肝，香附、川芎行气活血。诸药相伍，共奏行气疏肝活血之用。加减：肝气不舒明显而见胸闷、胁痛者，加延胡索、川楝子；月经不调，甚至闭经者，酌情加当归、川芎等。

2. 活血散结法

木郁乘土，且肝为风木之脏，内寄相火，以血为本，以气为用。气为血之帅，气机不利则血行不畅，停而为瘀，可与痰凝共同阻络，妨碍血运，致痰瘀互结。症见：颈前肿块经久不消，按之较硬或有结节，肿块大小不一，肿块可偏于一侧，或两侧均有，可随吞咽上下活动，质地较韧或较硬，或局部有压迫感，或眼球突出，胸闷憋气，心烦善怒，喉间有痰，吞咽不爽，似有物梗阻。舌质紫暗或有瘀点、瘀斑，苔白厚腻，脉沉弦或沉涩。方药：青皮、陈皮、半夏、胆南星、浙贝母、连翘、甘草理气化痰散结；当归、赤芍、川芎、丹参养血活血。加减：气郁日久化火而见烦热者，加夏枯草、丹皮、玄参；纳差、便溏者，加白术、茯苓、山药健脾益气；结块较硬，或有结节者，加三棱、莪术、蜂房、穿山甲等软坚散结。

3. 养阴清热法

肝气郁结，郁而生火，则肝火旺盛；肝火太过，母病及子，以致心火蔓延，出现心肝火旺；肝木克土，则出现肝胃蕴热之证；肝火旺盛，热极生风，火热伤阴，故见阴虚或阴虚火旺之证；壮火食气，故见气阴两虚之证。此外，素体阴虚之人，痰气郁结之后易化火，愈加伤阴，易使病情缠绵。症见：颈前喉结两旁轻度或中度肿大，一般柔软光滑，头晕目眩，耳鸣，腰膝酸软，口渴咽干；甚则五心烦热，失眠多梦。舌红，少苔，脉弦细。方药：一贯煎合左归丸加减。方中生地、沙参、麦冬清热养阴，人参补气，当归活血，枸杞、黄精、桑葚、山药、山茱萸、菟丝子补益肝肾阴津等。加减：腰膝酸软明显者，加杜仲、桑寄生、牛膝补肾；口渴咽干明显者，加天花粉、天冬、石斛等养阴润燥；五心烦热，加秦芫、银柴胡、白薇等清退虚热。

肉瘿多由情志引发、加重或反复，所以在祛痰散结之时，应不忘养心安神。对于情志不畅者，当用酸枣仁，可入心、肝经，养心阴、益肝血、安神志，《名医别录》有言"主烦心不得眠……益肝气，助阳气"。佐之远志，味辛通利，既能祛痰，又利心窍，可宁心安神。加以合欢疏肝解郁，乃悦心安神之佳品，使五脏安和，亦可活血祛瘀。因此，对于治疗阴虚痰热之上扰心神者，非此三药莫属。对于失眠、急躁较重的患者，可加用磁石、礞石等重镇之品。

以上证型均不是孤立存在的，多相互兼夹，且证型之间可以转化，或兼夹其他证候。临床用药应根据具体病情灵活加减。在治疗中常用疏肝理气、益气补脾、化痰软坚、活血化瘀、滋补肝肾、温肾助阳等法。对于伴有甲亢兼气阴两虚证或甲减属脾肾阳虚证者，常以黄芪、生地、白芍、麦冬、玄参、瓜蒌皮等养阴益气、益气补脾。伴有甲亢等肝肾阴虚证患者，常以生地、白芍、黄精、山药、制首乌、山茱萸、桑葚、旱莲草、女贞子等滋补肝肾；对颈前漫肿，按之柔软，病情与情志变化关系密切者，常以香附、柴胡、郁金、青皮、荔枝核、橘核等疏肝理气。对于瘿肿质韧不消，伴有结节肿块的甲状腺结节，或甲状腺炎症伴局部疼痛者，多以三棱、莪术、桃仁、赤芍、瓦楞子等活血化瘀；对肾阳虚衰、命门火衰、阴寒内生的甲状腺功能减退症者，常用巴戟天、鹿角胶、淫羊藿、肉苁蓉、补骨脂、仙茅、锁阳、肉桂、人参、干姜等温肾助阳；对兼甲亢合并眼病者，常用谷精草、决明子、野菊花等清肝明目。

三、验案选析

痰热交阻案1

杨某，男，69岁。2018年7月26日初诊。

[主诉] 发现颈前偏左侧肿块1年

[现病史] 患者1年前在无明显诱因下发现颈前偏左侧肿块，约白果大小，无疼痛，无声音嘶哑，无发热，后自觉肿块迅速增大，遂来就诊。因家庭原因，经常思虑较多，精神疲惫，心情急躁，动辄烦躁易怒，目前咽痒不适，时有咳嗽咯痰，面赤，口干苦，睡眠欠佳，胃纳尚可，大便偏干。

[专科查体] 咽喉部充血明显，甲状腺左叶可触及约6cm的肿块，边缘清楚，质地中等偏硬，局部有压痛，随吞咽上下移动，舌红，苔薄黄，脉弦数。

[辅助检查] 粗针穿刺活检病理诊断：甲状腺良性病变（图2-3）。2018年7月30日CT颈部平扫＋增强左侧甲状腺卵圆形密度减低影，包膜完整，大小约4.5cm×5.0cm×6.5cm，CT值约63.2HU，增强扫描未见明显强化（图2-4）。查

彩超：甲状腺左叶约 64mm×46mm×45mm，考虑结节性甲状腺肿伴囊性出血可能（图 2-5）。

［西医诊断］ 甲状腺良性结节

［中医诊断］ 瘿瘤（痰热交阻证）

［治疗方案］

治则：清热利咽、化痰散结

方药：

柴　胡 9g	郁　金 15g	赤　芍 12g	丹　参 15g
丹　皮 10g	香　附 12g	浙　贝 15g	夏枯草 15g
当　归 12g	黄　芩 12g	玄　参 9g	连　翘 9g
松　萝 9g	牛蒡子 9g	僵　蚕 15g	野荞麦根 20g

7 剂，每日 1 剂，水煎，分 2 次服用。

二诊：8 月 4 日。服上方药后肿块未见改变，仍有少许咽痒咳嗽，痰不多，动辄烦躁易怒、颧红肢麻。苔薄，脉弦。法以消肿软坚化痰，佐以滋阴降火。原方去野荞麦根，加青陈皮各 9g，半夏 10g，茯苓 15g，炮甲片 9g，猫爪草 15g。7 剂，用法同前。

三诊：8 月 11 日。药后肿块稍有柔软，胃纳较佳。苔薄，脉弦。仍宗上法加减。原方去丹皮、山栀、黄芩、连翘。连续治疗 3 个月。

四诊：11 月 8 日。药后烦躁易怒、颧红肢麻均有好转，肿块也稍有缩小。超声显示：甲状腺左侧叶大小约 42mm×26mm×27mm 的囊性包块，CDFI 示周边点条状血流信号包绕，超声提示结节性甲状腺肿治疗后改变（图 2-5）。前方见效，再宗上意治之。原方 14 剂，用法同前。

五诊：11 月 25 日。患者甲状腺右侧肿块明显缩小，唯睡眠仍不佳。苔薄，脉弦。前方既效，毋庸改弦易辙。原方加夜交藤 24g，14 剂，用法同前。

［分析讨论］ 患者素有肝经郁热，常复外感，风热之邪与郁热相结，炼液成痰，痰热交阻，凝而成瘀，结于颈前。故宜清肝泻火解郁和清热化痰利咽同用，标本同治。黄芩、浙贝、玄参、僵蚕等清热利咽、化痰散结。钮师认为，牛蒡子虽为清热解毒、宣肺利咽常用之药，但亦有化痰散结之效，在《药品化义》中述"主治上部风痰，面目浮肿，咽喉不利，诸毒热壅，马刀瘰疬，颈项痰核"。松萝常用于祛痰止咳、清热解毒，亦有祛痰散结功效，《药性论》中谓其"治寒热，吐胸中客痰涎，去头疮，主项上瘤瘿"。僵蚕具有祛风解痉、化痰散结、清热解毒的功效，对于外感风热的肉瘿患者尤为有效，《本草纲目》中述其"散风痰结核、瘰疬……"夏枯草则清肝消痰散结，能疏通肝胆之气，可散厥阴中结滞

之热，《本草通玄》载其"独入厥阴，消瘰疬，散结气……目痛，瘰疬皆系肝症，故建神功"。诸药合用，既散肝经郁热，又解风热痰火，效后再加强疏肝理气和化痰软坚之品，以求全效。

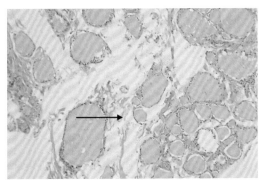

用苏木素－伊红（HE）染色，放大 20×10 倍：图示甲状腺组织，
视野中央箭头所指为甲状腺滤泡。病理诊断：甲状腺良性病变

图 2-3 杨某组织病理切片

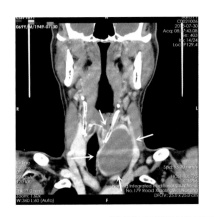

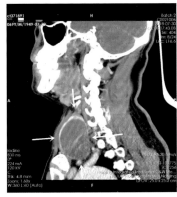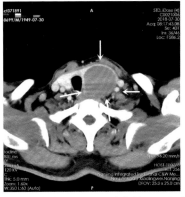

2018-07-30 颈部检查：左侧甲状腺卵圆形密度减低影，包膜完整，大小约
4.5cm×5.0cm×6.5cm，CT 值约 63.2HU，增强扫描未见明显强化

图 2-4 杨某颈部 CT 平扫＋增强（治疗前）

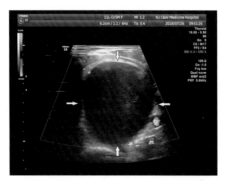

2018-07-26 检查：甲状腺左侧叶大小约 64mm×46mm×45mm 的囊性包块，
CDFI 示周边点条状血流信号包绕，超声提示结节性甲状腺肿

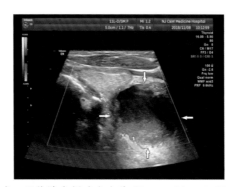

2018-11-08 检查：甲状腺左侧叶大小约 42mm×26mm×27mm 的囊性包块，
CDFI 示周边点条状血流信号包绕，超声提示结节性甲状腺肿治疗后改变

图 2-5　杨某治疗前后彩超图像对比

阴虚痰火案 2

张某，女性，32 岁。初诊日期：2018 年 4 月 6 日初诊。

[主诉] 颈前偏左侧肿块 10 个月

[现病史] 10 个月前体检查彩超：左侧甲状腺不均质偏低回声包块（27.9mm×12.1mm），未予治疗。伴神疲乏力，口干。粗针穿刺病理诊断：甲状腺良性病变（图 2-6）。CT 示：左侧甲状腺结节状低密度影，大小约 3.8cm×2.0cm，内部密度欠均匀，包膜欠光整（图 2-7）。复查彩超：甲状腺两叶等回声结节（左 36mm×20mm，右 15.6mm×13.2mm）（图 2-8）。

[专科查体] 颈前偏左侧肿块约 3.8cm× 2cm 大小，皮色不变，表面光滑，质地中等，随吞咽上下移动，无压痛。舌质红，苔薄，脉弦滑。

[西医诊断] 甲状腺良性结节

[中医诊断] 瘿瘤（阴虚痰火证）

[治疗方案]

治则：养阴化痰，软坚散结

方药：

生 地 12g	玄 参 9g	麦 冬 9g	煅牡蛎（先煎）30g
夏枯草 15g	青陈皮各 6g	赤白芍各 9g	山海螺 12g
炙僵蚕 9g	广郁金 9g	生甘草 3g	

7 剂，每日 1 剂，水煎，分 2 次服用。

二诊：2018 年 4 月 13 日。颈前偏左侧肿块缩小至 2.5cm ×2cm 大小，神疲乏力改善，舌尖红，苔薄，脉滑。再宗前法，佐以益气养阴。

夏枯草 15g	香 附 9g	广郁金 9g	炙僵蚕 9g
赤白芍各 9g	天麦冬各 9g	生 地 12g	党 参 12g
白 术 9g	生甘草 3g		

后以上方加减服用。睡眠差，加炙远志 6g，夜交藤 9 g；胃纳差，加炒谷麦芽各 12g，陈皮 6g。连服 3 个月。

三诊：2018 年 7 月 19 日。肿块缩小至 1.1cm×2.1cm 大小，质较软，无不适感，胃纳差，睡眠可。复查彩超：团块大小约 21mm×11mm，超声提示结节性甲状腺肿治疗后改变（图 2-8）。继续服中药至颈前肿块消失。随访：肿块未复发。

［分析讨论］ 肉瘿一病多由肝气夹痰郁结所致，在治疗中亦多宜疏肝理气、化痰软坚为主。如伴有肝火上亢者，必须结合泻肝火，平肝阳；如有阴虚内热，即宜养阴清热；有气虚者，必以益气健脾，方能奏效。因此，随症加减在治疗中亦占有重要地位。医院制剂内消瘰疬片有走窜消散舒筋的作用；夏枯草膏有化痰软坚的作用。遥道丸疏肝理气，合用可达到消散肿块之目的。

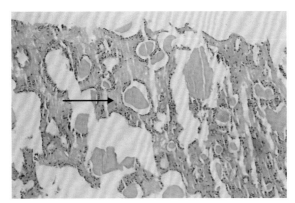

用苏木素 – 伊红（HE）染色，放大 20×10 倍：图示甲状腺组织，视野中央箭头所指为甲状腺滤泡。病理诊断：甲状腺良性病变

图 2-6 张某组织病理切片

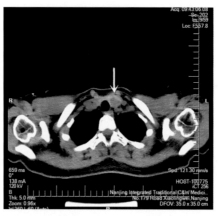

2019-04-06 CT 检查：左侧甲状腺结节状低密度影，

大小约 3.8cm×2.0cm，内部密度欠均匀，包膜欠光整

图 2-7　张某颈部 CT 平扫（治疗前）

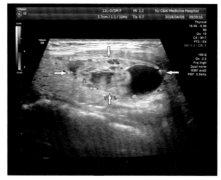

2018-04-08 检查：左侧甲状腺团块

大小约 36mm×20mm，超声提示结节性甲状腺肿

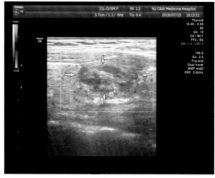

2018-07-19 检查：左侧甲状腺团块大小约 21mm×11mm，

超声提示结节性甲状腺肿治疗后改变

图 2-8　张某治疗前后彩超图像对比

（张丹　高金辉　钮晓红）

第三节 亚急性甲状腺炎（瘿痛）

亚急性甲状腺炎是一种非化脓性甲状腺炎症性疾病。又称急性非化脓性甲状腺炎、肉芽肿性甲状腺炎、病毒性甲状腺炎、巨细胞性甲状腺炎等。其临床特点为喉结两侧结块、肿胀、灼热、疼痛，按之痛甚，疼痛可牵及耳后枕部，活动及吞咽时加重，皮色不变，较少化脓，可伴有发热、出汗、头痛等症状。女性发病多于男性，以 30 ～ 50 岁年龄段为发病高峰。本病常继发于上呼吸道感染、病毒性腮腺炎等病毒感染后，多在病毒感染后 1 ～ 3 周发病。该病有甲状腺区特征性疼痛：逐渐或突然发生，程度不等，转颈、吞咽动作可加重，常先累及一叶后扩展到另一叶，可放射至同侧耳、咽喉、下颌角、颏、枕、胸背等处，少数有声音嘶哑、吞咽困难的症状。同时伴有甲状腺肿大，弥漫或不对称轻、中度增大，多数伴结节，质地较硬，触痛明显，无震颤及杂音。为自限性疾病，但易复发。本病近年来逐渐增多，临床变化复杂，可有误诊及漏诊。轻症患者可不做特别治疗，重症患者需用非甾体类消炎镇痛药或糖皮质激素治疗，但过快减量、过早停药易使病情反复，再次出现甲状腺区肿痛及高热等症状。早期血沉增快，血清甲状腺激素浓度升高，与低吸碘率。随着甲状腺滤泡上皮细胞破坏加重，出现一过性甲状腺功能减退，而炎症消退，甲状腺滤泡上皮细胞恢复，甲状腺激素水平和甲状腺摄碘率逐渐恢复正常。少数后期成为永久性甲减，可加用甲状腺素等进行治疗。

本病属于中医学"瘿痛"范畴。中医认为，风温、风火客于肺胃，或内有肝郁胃热，积热上壅，夹痰蕴结，以致气血凝滞，郁而化热，形成瘿痛。宋·严用和《济生方·瘿瘤论治》曰："夫瘿瘤者多由喜怒不节，忧思过度而成斯疾焉。大抵人之气血，循环一身，常欲无滞留之患，调摄失宜，气凝血滞，为瘿为瘤。"指出其主要病理是痰瘀、气滞、壅结。明·李梴《医学入门》认为，其"原因忧患所致，病理变化为感受火热之邪，热毒壅盛，结于颈前；或情志不遂，肝气郁滞，气郁化火，火热互结于颈，进而热毒或火热伤及阴津，导致阴虚火旺，虚热内扰之证。病变日久或延治误治，终致脾肾阳虚或病久导致气机不畅，肝郁气滞"。中医认为，其病因不外乎外感与内伤两个方面，外感风寒、风热邪气，上犯颈咽；内伤可为情志不遂，肝失疏泄，气郁化火，火热炼津为痰，痰热搏结于颈部，或热毒邪气直中颈部而发病。少数患者病程长反复发作的属本虚标实之证，病变过程中，虚实夹杂贯穿始终，需标本兼顾。

一、学术思想

1. 注重病程演变，分期辨治

钮师认为，瘿痈多由风温邪热袭表，热毒壅盛，灼伤津液，炼液为痰，痰阻气机，血行不畅；或气郁生痰，痰随气逆，最终致气血痰热互结于颈前而发为本病。钮师根据临床特点分为两期三证：两期即发病期和恢复期，三证主要为风热痰毒证、气滞痰凝证和脾肾阳虚证。在疾病的发病期，患者往往伴甲亢症状较明显，并有发热、颈前肿痛、咽喉疼痛等外感症状，故认为此期以风热痰毒为主，治疗原则为疏风清热、化痰散结，强调疏风清热、解毒祛邪为要。而热退痛减但肿块未消时，可酌情加用活血化瘀之品。恢复期患者多属气滞痰凝型，治以清肝理气、化痰散结为主。若出现乏力、肢冷、畏寒等脾肾阳虚的表现时，可辨为脾肾阳虚证，酌情加用温肾健脾之品。瘿痈的临床表现多样，故钮师常常详问病史，仔细查体，结合血沉、甲状腺功能，以及甲状腺超声、细针穿刺等辅助检查，避免误诊误治。钮师注重病程演变，分期辨治，临床上取得了良好的效果，缓解后不易复发，得到广大患者的认可。

2. 病机中心在于肝

瘿痈演变过程中涉及的脏腑有心、肝、肺、胃、脾、肾，尤以肝脏为要。因足厥阴肝经的循行为"起于足大趾，上行绕阴器，过少腹，夹胃，属肝络胆，贯膈布胁肋，循喉咙（甲状腺）之后，上吭嗓，系目系，上出额，与督脉交于巅。"甲状腺在肝经循行之经脉上，钮师认为肝的生理功能异常是本病的主要病机。《素问·六节藏象论》说："肝者，罢极之本，魂之居也。"肝失疏泄，情志不得发泄，可致肝气郁结。根据五行属性，肝属木，脾属土，木克土，肝气不疏，则影响脾的生理功能，脾失运化，则聚湿生痰，痰气交阻于颈部，发为此病，称为"因郁致病"。患者多有长期抑郁、恼怒或忧思，肝郁气滞是始因，气行不畅所致复杂的病理变化贯穿整个病程。治疗中应注重顺气，疏肝健脾，调畅气机，气行血通；再活血消瘿，化痰散结，必然事半功倍。

3. 内外兼治，注重整体

钮师认为，瘿痈的治疗需要内外兼治，当审证求因，辨别该病的本质，注重整体的辨证非常重要。钮师十分重视外治，《理瀹骈文》曰："外治之理，即内治之理，外治之药，即内治之药，所异者法耳。"此被称为"中医外治法圣典"，指出外治法与内治同理。《医学源流》说："外科之法，最重外治。"外治法通过药物或非药物疗法作用于皮肤经穴，直达腠理，能使瘿痈局部结块、肿胀、灼热、疼痛等症状迅速缓解，常用的方法有中药熏蒸、局部敷贴、超声中药透入等疗法。外治配合内治可以提高瘿痈的疗效，钮师在外治法的运用上，同内治一样进行辨证施治，根据瘿痈的不同发展过程，选用不同的治疗方法；不同的证候，采用不同的处方。如：清热消肿糊适用于瘿痈以颈前局部疼痛剧烈为主要表现的风热痰凝证；化痰解凝糊适用于瘿痈疼痛缓解后以结节为主的气滞痰凝证。故瘿痈的内外治同样重要，只有内外兼治，注重整体，才能帮助病人尽快恢复。

4. 本虚标实，标本兼顾

钮师认为，瘿痈属本虚标实之证。在病变过程中，虚实夹杂贯穿始终，需标本兼顾。本虚者指脏气内虚，功能失调；标实者指感受外邪、七情内伤、劳力过度、饮食不节等，导致寒凝气滞、血瘀、痰浊等致病因素。瘿痈早期，由外感风热毒邪，加之情志内伤而起病，正损不著，以标实为多。在临床上有些患者发病数月后方来医院就诊；或因治疗中断而使症状复发；或因久服糖皮质激素，导致病情反复发作、病程延长。久病则伤津耗气，消耗人体正气，病久及肾，以本虚为主。瘿痈治疗需标本兼顾，早期治以疏风清热、化痰散结为主，后期以益气扶正为要。

5. 注重预防，饮食调护

钮师认为，瘿痈的患者应注重预防，且饮食调护也很重要。生活上增强机体抵抗力，平时慎防与感冒患者接触，避免上呼吸道感染等疾病的发生对预防本病有重要意义。发病后应注意休息，合理安排作息时间，减少不良刺激，保持心情舒畅。发病初应饮食清淡。若合并甲状腺功能亢进者，应进食高热量、高蛋白，富含糖类、B族维生素及富含营养的食物。忌食生冷、煎炸、肥厚食物。忌咖啡、浓茶、饮酒，以减少食物中对病人的不良刺激。对热毒壅盛和气郁火旺型病人鼓励其多饮水以补充水分丢失，可选用菊花、夏枯草或决明子泡水代茶饮，达清热除烦之效。

二、临证经验

（一）内治分期辨证

钮师根据多年临床经验，将亚急性甲状腺炎分为两期：发病期和恢复期。认为该病的治疗，早期发病期以疏风清热，化痰散结为主。后期恢复期肿块难消时，结合运用活血化瘀药物，有利于结块吸收消散。若后期病情反复发作，患者疲劳乏力时，可加用温肾健脾化湿之品。

1. 发病期

本期多见风热痰毒证。证候：颈前肿块，疼痛明显，按之痛甚，皮色不变；伴恶寒发热，头痛咽痛，耳后疼痛，舌苔薄黄，脉浮数或滑数。治以疏风清热，化痰消瘿。选方：牛蒡解肌汤加减。常用牛蒡子、薄荷、连翘、栀子、玄参、菊花、夏枯草、浙贝母、赤芍等。高热者，加石膏、黄芩，以加强清热；大便秘结者，加全瓜蒌、天花粉、大黄，以清热通腑；咽痛甚，加板蓝根、大青叶清热解毒，利咽散结。

2. 恢复期

本期多见气滞痰凝证。患者常因忿郁恼怒或忧愁思虑日久，肝失疏泄，灼伤津液，津停成痰，痰阻气机，气血瘀滞，结于颈前而发为该病。证候：颈前肿块坚实，皮色不变，疼痛明显减轻或消失；胁肋不舒，善太息；或有喉间梗塞感，痰多，舌苔厚腻，脉弦滑。治以清肝理气，化痰散结。选方柴胡清肝汤合二陈汤加减。柴胡、牛蒡子、连翘、香附、佛手、芍药、枳壳、浙贝母、半夏、陈皮、薏苡仁、白术、茯苓等。

后期部分患者病程迁延损伤脾胃，加之素体先天肾阳不足，脾失运化，津液水湿内停，肾失气化，蒸腾失司，水湿内停，聚湿生痰而出现脾肾阳虚证。证候：颈前肿块，疼痛不甚，或有肿物且质地坚韧，乏力，精神倦怠，畏寒肢冷，面色少华，肢体肿胀，纳呆，小便清长，大便溏薄，舌体胖大，边有齿痕，苔白腻，脉沉弱无力。治以温补脾肾，化痰散结。选方阳和汤加减。药用：熟地黄、肉桂、山萸肉、鹿角胶、麻黄、白芥子、黄芪、党参、茯苓、山药、白术、香附、半夏、陈皮等。腹胀者，加厚朴、枳实；纳差者，加炒麦芽、炒谷芽、山楂；恶心呕吐者，加姜半夏、生姜。

（二）外治四法

1. 中药熏蒸疗法

适用于瘿痈病情较急，以颈前肿胀疼痛明显，疼痛常波及耳下、枕部，吞咽时加剧，伴发热为主要表现的风热痰凝证。通过热、药的协同作用，加速血液、淋巴液的循环，促进新陈代谢，加快代谢产物的清除。同时，由于热能的作用，促使皮肤充血，扩张毛孔，使药物通过扩张的毛孔渗透肌肤，达到疏风清热、活血化瘀、消肿止痛、化痰散结的作用，有助于药达病所，加速局部症状的改善。熏蒸配方：金银花、蒲公英、黄柏、知母、川贝母、天花粉、白及、乳香、皂角刺、牡丹皮等。

2. 局部贴敷疗法

适用于瘿痈以颈前局部疼痛剧烈为主要表现的风热痰凝证；疼痛缓解后，以结节为主的气滞痰凝证。运用中药敷于患处，以达到通经活络、清热解毒、消肿止痛的作用。具有方便、简捷、经指导后患者可自行操作的优点。其中风热痰凝证，用清热消肿糊；气滞痰凝证，可选用化痰解凝糊。

3. 超声中药透入疗法

适用于瘿痈，以颈前局部疼痛剧烈为主要表现的风热痰凝证；疼痛缓解后，结节为主的气滞痰凝证。超声药物导入治疗是在超声治疗的基础上，联合超声药物导入进行治疗。超声波结合电极孔和离子透入的电磁场作用为动力，不仅能将药物经皮透入给药，同时保持原有药物性能，可实现局部病变的靶位给药治疗，具有定位准确、操作简便、效率高的特点。其中风热痰凝证选用清热消肿糊；气滞痰凝证选用化痰解凝糊。

4. 局部注射疗法

适用于瘿痈病情较急，体温升高，颈前甲状腺肿胀并疼痛明显，疼痛常波及耳、枕部，吞咽时加剧为主要表现的风热痰凝证。地塞米松局部注射治疗对炎症组织具有导向性，使炎症局部药物浓度高，治疗作用更强，且地塞米松有抗毒、抗炎及抗过敏作用，能诱导淋巴细胞及巨细胞的凋亡，可明显抑制甲状腺局部免疫反应，减少病灶局部炎症介质的合成及释放，进而使甲状腺疼痛、肿大等症状改善。

三、验案选析

风热痰凝案 1

陈某，女，44 岁，2018 年 8 月 22 日就诊。

[主诉] 颈前肿痛 1 周

[现病史] 患者 1 周前感冒后出现颈前肿痛，痛及耳后，伴恶寒发热，体温最高达 38.5 ℃，夜间尤甚，有乏力、头痛、口干、咽痛等症，无咳嗽咯痰，无心慌手抖，无腹痛腹泻，饮食欠佳，夜寐可，二便正常。患者平素情志不遂，否认甲状腺疾病家族史。

[专科查体] 心率 110 次 / 分，甲状腺 I 度肿大，两侧叶可触及多枚结节，较大的直径约 2.5cm，质地中等偏硬，触痛明显，可随吞咽上下运动，皮色不变，未及波动感，舌质红，苔黄腻，脉象滑数。

[辅助检查] 血常规示：WBC 8.6×10^9/L，N 70.9%，Hb 105g/L，CRP 31mg/L，

血沉 56mm/h。甲状腺功能：T3 2.64nmol/L，T4 145.3nmol/L，FT3 6.4pmol/L，FT4 21.8pmol/L，TSH 0.037μIU/mL，TGAb 44U/mL，TPOAb < 28U/mL。甲状腺 B 超示：甲状腺右侧叶片状低回声区，22mm×6mm（右），首先考虑亚甲炎可能（图 2-9）。

［西医诊断］ 亚急性甲状腺炎

［中医诊断］ 瘿病（风热痰凝证）

［治疗方案］

1. 内治

治则：疏风清热、化痰消瘿

方药：

金银花 12g	连 翘 12g	酒黄芩 9g	牛蒡子 10g
制香附 9g	广郁金 9g	陈 皮 12g	炒青皮 12g
牡丹皮 6g	赤 芍 9g	当 归 10g	柴 胡 6g
法半夏 9g	茯 苓 9g	甘 草 3g	

用法：每日 1 剂，水煎，分 2 次服用。

2. 外治

清热消肿糊外敷患处及超声药物导入，配合中药熏蒸治疗。

熏蒸处方：

金银花 15g	蒲公英 30g	知 母 9g	天花粉 9g
浙贝母 9g	乳 香 6g	皂角刺 3g	牡丹皮 9g

每天 1 剂，煎水熏蒸，每次 30 分钟，每天 1 次。

二诊：患者服药 2 周后，颈前肿痛、口干、咽痛较前好转，无发热畏寒，略乏力，无头痛，饮食欠佳，夜寐可，小便可，大便稀，日行 3～4 次，舌质红，苔黄腻，脉象弦滑。查体：心率 102 次 / 分；甲状腺Ⅰ度肿大，两侧叶结节较治疗前缩小，直径约 2cm，质地中等偏硬，触痛不明显；舌质红，苔黄腻，脉象弦滑。查血常规示：WBC 7.8×10⁹/ L，N 68.7 %，Hb 106g/L，CRP 23mg/L。血沉 31mm/h。上方去金银花，加用炒白术 12g，怀山药 15g，炙黄芪 15g 以益气健脾。清热消肿糊外敷患处。

三诊：患者服药 1 个月后，诸症好转，颈前无明显肿痛，无发热畏寒，无咽痛，无乏力，口略干苦，饮食、睡眠可，二便可，舌质红，苔薄黄，脉象弦滑。查：心率 86 次 / 分；甲状腺Ⅰ度肿大，两侧叶可触及 2～3 枚结节，直径约 1.5cm，质地中等偏硬，无触痛；舌质红，苔薄黄，脉象弦滑。查血常规示：WBC 7.5×10⁹/L，N 67.5%，Hb 108g/L，CRP 15mg/L，血沉 22mm/h。上方加石斛 9g，麦冬 9g，丹参 12g，桃仁 9g 以养阴生津、活血散结。清热消肿糊外敷患处。

四诊：患者服药 2 个月后，症情平稳，一般情况可，颈前无明显肿痛，无发热畏寒，无口干、咽痛，无乏力，饮食、睡眠可，二便正常。查：心率 78 次 / 分；甲状腺无肿大，两侧甲状腺未触及明显结节，无触痛；舌质淡红，苔薄白，脉象正常。查血常规示：WBC 7.6×10^9/ L，N 65.7 %，Hb 110g/L，CRP 6mg/L。血沉 9mm/h。甲状腺功能：T3 1.21 nmol/L，T4 118.3 nmol/L，FT3 3.64pmol/L，FT4 17.5 pmol/L，TSH 0.787 μIU/mL，TGAb 37U/mL，TPOAb < 15U/mL。停药观察。

2018 年 12 月 19 日甲状腺 B 超示：不均质低回声几乎完全消失，提示亚急性甲状腺炎治疗后改变（图 2-9）。停药后随访半年未复发。

[分析讨论] 患者外感风热邪毒，内有情志不遂，郁而化热，灼伤津液，炼液为痰，痰阻气机，血行不畅，致气血痰热互结于颈前而发为本病。舌质红，苔黄腻，脉象滑数为风热痰凝之象，故辨证当属"风热痰凝证"。金代刘完素在火热论中指出，外感热病的病因主要是火热病邪，如由其他外邪所致，最终亦会"六气皆从火化"，主张治疗"宜凉不宜温"。钮师治以疏风清热、化痰消瘿之法，中药口服方拟牛蒡解肌汤加减。方中牛蒡子有疏风清热、解毒消肿、利咽之功，善治头面风热；金银花清热解毒，偏于上半身之热，而连翘清热解毒、散结消肿，便于透达全身之热。二药配伍，清热解毒力量倍增，流通气血以消肿散结止痛。柴胡疏木，和解表里退热，黄芩善清上焦之火、肌表之热，《本草汇言》云"清肌退热，柴胡最佳，然无黄芩不能凉肌达表"，故黄芩与柴胡配伍，加强解表退热之功。陈皮、香附、郁金理气化痰，疏肝解郁；牡丹皮、赤芍、当归清热凉血活血；法半夏、茯苓化痰渗湿，外消痈肿；生甘草扶胃解毒，调和诸药。超声电导仪经皮给药技术是近年出现的一种药物渗透的新方法，促使药物穿透皮肤和组织，在病变组织和器官形成药物的高浓度浸润，并促使药物向细胞内的转运，从而达到靶向治疗的目的。清热消肿糊外敷配合超声药物透入治疗可增加清热散结、化痰消瘿止痛之功。此外，钮师自拟熏蒸方中金银花、蒲公英、知母、天花粉清热解毒；浙贝母、皂角刺、乳香、丹皮以化痰理气，活血散结。患者素体脾胃虚弱，加之中药清热解毒之品易伤脾胃，脾胃虚损无以运化水谷、升清降浊，清气不升则浊气不降，故致泄泻。正如《素问·阴阳应象大论》所云："清气在下，则生飧泄。"二诊患者热退、泄泻，治疗上在口服中药汤剂中去金银花，减少清热解毒之品，加用炒白术、怀山药、炙黄芪以加强益气健脾、扶正之功。热邪入营血，伤阴耗液，患者口干苦；三诊口服中药汤剂中加石斛、麦冬养阴生津。病程日久，终致血瘀，故而热退痛减但甲状腺结节未消时，可配合加用丹

参、桃仁以活血散结，有利于甲状腺结节的吸收消散。钮师应用中西医结合方法治疗瘿痈，从整体出发，采用辨病与辨证相结合、局部与整体相结合、内治与外治相结合，疗效满意，形成了系列化、标准化体系。

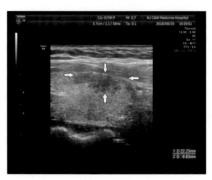

2018-08-22 检查：甲状腺右侧叶可见不均质低回声
范围约 22mm×6mm，超声提示亚急性甲状腺炎

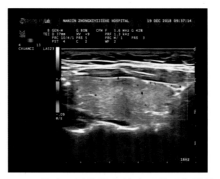

2018-12-19 检查：甲状腺右侧叶可见不均质低回声
几乎完全消失，超声提示亚急性甲状腺炎治疗后改变

图 2-9　陈某治疗前后彩超图像对比

脾肾阳虚案 2

李某，女，53 岁，2017 年 12 月 11 日就诊。

[主诉] 颈前偏右侧肿痛 4 个月

[现病史] 患者 4 个月前外感后出现颈前偏右侧肿大、疼痛，至当地医院就诊，查甲状腺彩超提示：甲状腺右叶亚急性甲状腺炎。予"泼尼松片"口服 1 个月，颈前肿痛缓解。2 天前劳累后颈前肿痛复发，至我院门诊。刻下：颈前肿大疼痛，右侧为重，疼痛连耳，伴畏寒喜暖，腰膝酸软，乏力，精神倦怠，少言懒语，双下肢无浮肿，食少腹胀，小便正常，大便溏，夜眠可。

[专科查体] Bp：110/70mmHg，P：72 次 / 分。神清，面色少华，咽不红，双侧扁桃体无肿大，双下肢无水肿；右侧甲状腺Ⅱ度肿大，左侧甲状腺Ⅰ度肿

大、质地较硬、伴压痛（＋），可随吞咽上下运动，皮色不变，未及波动感；舌淡胖边有齿痕，苔白腻，脉沉细。

［辅助检查］ESR：35mm/h，血常规各项值均在正常范围内。甲状腺功能检查：FT3 3.31pmoL/L，FT4 10.8pmoL/L，TT3 0.74nmol/L，TT4 56.9nmol/L，TSH 6.69μIU/mL，TgAb 22U/mL，TPOAb＜28U/mL。甲状腺彩超示：甲状腺右侧叶中下部低回声区：首先考虑亚甲炎（图2-10）。

［西医诊断］亚急性甲状腺炎

［中医诊断］瘿痛（脾肾阳虚证）

［治疗方案］

治则：温阳化痰、消肿散结

方药：

炙黄芪 20g	党　参 20g	炒白术 10g	仙灵脾 10g
肉　桂 6g	陈　皮 10g	菟丝子 15g	枸杞子 10g
女贞子 10g	香　附 10g	茯　苓 15g	丹　参 10g
法半夏 9g	白芥子 10g	炙甘草 6g	

用法：每日1剂，水煎，分2次服用。

二诊：患者服药2周后，颈前肿痛，畏寒喜暖，腰膝酸软等症状明显改善，仍有乏力、腹胀。查体：双侧甲状腺Ⅰ度肿大，舌淡红，舌苔白腻，脉沉细。前方去肉桂，加厚朴6g，枳实10g，炒麦芽20g，炒谷芽20g。

三诊：患者服药1个月后，颈前肿痛、腰膝酸软、畏寒喜暖、乏力、腹胀等症状均明显改善，仍有便溏。查体：右侧甲状腺Ⅰ度肿大，舌淡红，舌薄白腻，脉沉。复查甲状腺功能 FT3 4.52pmoL/L，FT4 14.9pmoL/L，TT3 1.63nmol/L，TT4 84.1nmol/L，TSH 4.16μIU/mL，Tg Ab 25U/mL，TPOAb＜28U/mL。中药汤剂处方：原方加红枣30g，山药30g。

四诊：2018年1月30日。患者服药一个半月后，患者颈前无肿痛，无畏寒喜暖，无腰膝酸软，无神疲乏力，双下肢无浮肿，无腹胀，纳可寐安，二便正常。查体：心率78次/分，血压105/75mmHg。精神可，甲状腺无肿大，舌淡红，舌苔薄白，脉细。复查甲状腺功能七项均正常。彩超：甲状腺右侧叶下极低回声区，提示亚急性甲状腺炎治疗后改变（图2-10）。停药后随访一年未复发。

［分析讨论］患者颈前肿痛，连耳疼痛；伴畏寒喜暖，神疲乏力，精神倦怠，食少腹胀，时有腹胀，食少纳呆，大便溏。结合查体以及实验室检查诊断为亚急性甲状腺炎。在当地医院予"泼尼松片"口服1个月，颈前肿痛缓解。2天前劳累后颈前肿痛复发，属瘿痛病久气损及阳，可导致脾肾阳虚。脾为后天之本，气血化生之源，脾阳虚则致气血化生乏源，而肾为先天之本，主一身之阳；

肾阳虚不能温阳化气，脾虚不能运化水湿，痰浊壅盛，搏结于颈前，故辨证属脾肾阳虚之证。治以温补脾肾，化痰散结之法。脾阳虚导致神疲乏力，少言懒语，时有腹胀，食少纳呆；肾阳虚导致腰膝酸软，畏寒喜暖。选阳和汤加减。首诊方中炙黄芪、党参、炒白术、茯苓健脾益气；仙灵脾、菟丝子以温补肾阳；女贞子、枸杞子益精滋补阴血，阴中求阳，正如张介宾《景岳全书》云："善补阳者，必于阴中求阳，则阳得阴助而生化无穷。"陈皮、半夏理气化痰；丹参以活血化瘀散结；白芥子化痰除湿，宣通气血，可除皮里膜外之痰；香附疏肝理气，使得补而不滞；炙甘草调和诸药。全方共奏温阳化痰，消肿散结之功。二诊腰膝酸软、乏力、畏寒喜暖等症状有明显改善，但仍有腹胀、食少纳呆，所以前方去肉桂以防温补太过，加枳实、厚朴行气导滞，炒麦芽、炒谷芽以健脾开胃。三诊患者症状均有明显缓解，复查甲状腺功能均正常，仍有便溏，原方加红枣、山药健脾益胃利湿。经治疗 2 个月后，患者症状完全缓解，随访 1 年，无复发。

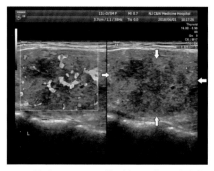

2017-12-11 检查：可见不均质低回声区约占据甲状腺
右侧叶中下 70% 范围，超声提示亚急性甲状腺炎

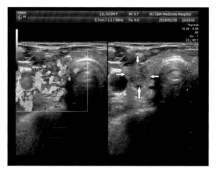

2018-01-30 检查：可见不均质低回声区约占据甲状腺
右侧叶下极不足 10%，超声提示亚急性甲状腺炎治疗后改变

图 2-10　李某治疗前后彩超图像对比

（许费昀　高金辉　钮晓红）

第四节　桥本甲状腺炎（瘿病）

桥本甲状腺炎是发生在甲状腺的一种常见的器官特异性自身免疫性疾病，又称"桥本病""慢性淋巴细胞性甲状腺腺炎""自身免疫性甲状腺炎"。其临床特点是起病隐匿，发病缓慢，甲状腺呈对称性弥漫性肿大，质地韧硬，可伴有结节。好发于 30 ～ 50 岁女性，不少患者有甲状腺疾病家族史。病理特征是甲状腺内淋巴细胞和浆细胞发生浸润，甲状腺滤泡破坏，最终可致甲状腺功能下降。病程中有时可出现甲亢，继而功能正常，部分患者甲减。本病起病隐匿，容易漏诊、误诊。甲状腺自身抗体 TPOAb、TGAb 明显增高，甲状腺穿刺细胞学检查可确诊。近年来，本病的发病率逐年增高，且呈低龄化趋势。目前治疗此病多采用口服抗甲状腺药物、甲状腺激素制剂和肾上腺糖皮质激素的方法。一方面对降低 TPOAb、TGAb 抗体，疗效不理想；另一方面，其副作用较多，且停药后容易复发。

本病尚无对应的中医病名，统归于中医学"瘿病"之列。瘿病的记载，首见于春秋战国时期，瘿同"婴"，意为"绕"，因其在颈，绕喉而生，状如缨饬或缨核，故而得名。本病因禀赋不足、劳倦内伤、情志失调等导致肝、脾、肾脏腑功能失调，正气亏损，气血津液运行失度，痰凝瘀血结聚颈前而成。病变初期以实证为主，后期以虚证为主。本病以扶正消瘿为总的治疗原则。

一、学术思想

1. 病证结合，分期辨治

钮师认为瘿病的治疗当辨病与辨证相结合，重视诊断。辨病是对疾病的辨析，以确定疾病的诊断为目的，从而为治疗提供依据；辨证是对症候的分析，以确定中医证型为目的，从而根据中医辨证来确立治法，据法立方来治疗疾病。"治病求本"是中医最基本的治则之一，源于《素问·阴阳应象大论》："阴阳者，天地之道也，万物之纲纪，变化之父母，生杀之本始，神明之府也。治病必求与本。"这里的"本"是指疾病的本质，无论疾病如何发生、转归，"本"皆贯穿始终；而"求本"就是"辨证"，把握了"证"，就是抓住了疾病的本质，辨证是治疗的前提和依据。钮师在临床中首先确诊是否为桥本甲状腺炎，把握全局，再行中医辨证，对证治疗，把现代医学诊断、治疗与传统中医的病因病机、辨证论治紧密结合。既强调治病的原则性，又突出治病的灵活性，这样才能提高该病的临床疗效。

钮师根据多年临床经验，按照瘿病的病程，将该病分为三期：初期、中期、后期。临床进行分期辨治：初期仅有颈前肿块、忧思易怒，辨证属肝郁痰凝证，治以疏肝健脾、解郁行滞、散结消瘿为主要治则。伴有心慌、多汗者，辨证属心肝火旺证、气阴两虚证，轻度甲亢患者可不应用抗甲状腺药物，中度及重度甲亢患者必须应用抗甲状腺药物，但用量需根据甲状腺功能的化验结果酌情减量。中期为过渡期，辨为痰瘀互结证，治以理气化痰、活血散瘀。后期腰酸、怕冷，属脾肾阳虚证，治以益气温阳、补肾健脾。甲减期的轻度患者仅给予中药治疗，中、重度患者需应用甲状腺素治疗。

2. 调理肝脾，解郁行滞

钮师认为，瘿病以颈前喉结两旁有肿大之结块为基本特征，其发生、发展与情绪变化密切相关。长期的精神抑郁，情志不畅，忧思过度，致肝的疏泄功能失常，使肝气失于条达，气机郁滞则津液不得正常输布，易于凝结成痰；肝郁悔脾，脾失健运，痰浊内生，产生气滞痰凝结聚颈前而致瘿病。正如《诸病源候论·瘿候》谓："瘿者，由忧恚气结所生。"《太平圣惠方》记载："夫瘿之初起，由人忧恚气逆，蕴蓄所成也。"《黄帝内经》中曰："见肝之病，知肝传脾，当先实脾。"钮师强调实脾并非一味地使用补法，而是应适当地配伍健脾之药，培土荣木以使肝气条达而病瘥。肝失疏泄，脾失健运是本病发病的最基本原因。因此，治疗时以调理肝脾、解郁行滞为主要原则，同时配以必要的心理疏导，以改善患者不良的情绪状态。钮师在用药方面，泻肝同时不能伤脾，因脾已为木累，苦寒之品有害脾之誉，故泻肝不可用苦寒直折之品。

3. 温补脾肾，豁痰祛瘀

钮师提出瘿病后期，病情迁延不愈，阴损及阳，耗伤脾土，累及于肾，常见脾肾阳虚之证，兼见痰结血瘀。治以温补脾肾，豁痰祛瘀之法。本病后期，由于病程日久，脾失健运，脾阳不足，可出现乏力气短、自汗出、面色萎黄、腹胀纳呆、肢寒等脾阳虚的症状；肾阳不足，水之运化失常，还可出现肢体肿胀、健忘脱发、腰膝酸软、小便清长、怕冷、夜尿频多等症。故病人多见脾肾阳气不足，脏腑功能失调证。《内经》曰"虚则补之"，故采用补法为主，治以温补脾肾为治则。钮师主张在温热方药中佐以滋阴药物，阴中求阳以促阳气生化。病程较久，阳气受损，脾运失健，则气机受阻、生痰、生湿，多伴有气滞、痰凝、血瘀等病理表现。恰如明代·陈实功的《外科正宗·瘿瘤论》所言："夫人生瘿瘤之症，并非阴阳正气结肿，乃五脏瘀血、浊气、痰滞而成。"气滞、痰凝、血瘀搏结颈前所致，是瘿病的基本病机。初期多为气机郁滞，津凝痰聚，痰气搏结颈前所致；日久引起血脉瘀阻，气、痰、瘀三者合而为患。《血证论》曰："血积既久，亦能化为痰水。"《诸病源候论》亦说："此由血脉壅塞，饮水积聚而不消散，故成痰也。"瘀血与痰浊同属阴邪，同气相求，易于凝结，痰瘀同病。治宜痰瘀并治，痰化则血行，血行则气畅，气血相合，痰瘀不成。故在温补脾肾的同时，适当地予以豁痰、祛瘀之法，则正安邪去。

4. 饮食调护，调畅情志

钮师认为，瘿病的患者一方面应注重饮食调护，另一方面调畅情志也很重要。若出现甲亢的表现时，宜吃得清淡，多吃富含维生素的新鲜蔬菜、水果及营养丰富的瘦肉、甲鱼、淡水鱼、银耳、百合、桑椹等食物。忌食海鲜等含碘高的食物，以及辣椒、羊肉、浓茶、咖啡等湿热或有刺激性的食物。若出现甲减的表现时，除宜低碘饮食和少食生冷油腻之品外，还宜吃海参、胡桃肉、山药、枸杞子、芡实等食物。本病患者平时应注意劳逸结合，平和情绪，多做自我减压，调畅情志，肝气条达则收效更佳。"正气存内，邪不可干"，在日常生活中，积极锻炼身体，按时休息，以提高机体的免疫力及抗病能力。

二、证治经验

（一）内治三期五法

1. 初期

（1）疏肝解郁行滞：瘿病起病隐匿，患者初期可无明显的临床症状，仅体检时发现甲状腺功能异常或甲状腺弥漫性肿大等。此时病程尚短，正气未虚，以实证为主，多属肝郁痰凝证。症状：颈前漫肿，质中或韧，或颈部作胀；自觉咽中如梗，吞之不下，吐之不出；伴胸闷胁胀，善太息，月经不调，食欲不振，常因情绪变化而加重，舌淡红，苔薄白或白腻，脉弦滑。治以疏肝健脾，解郁行滞，散结消瘿。方药可选逍遥散加减，常用柴胡、白术、茯苓、陈皮、当归、赤芍、半夏、浙贝母等。随症加减：胸闷胁胀者，加青皮、枳壳、木香、延胡索；月经不调者，加香附、益母草、白芍、玫瑰花。此时甲状腺功能正常，仅有甲状腺肿大结节。也可伴有甲亢，但是病程较短，多为一过性，由甲状腺滤泡大量破坏，甲状腺激素释放入血而引发。实验室检查可见FT3、FT4升高，TSH下降。

（2）清肝火安心神：部分患者若伴有甲状腺功能亢进者，多为心肝火旺证。心肝火旺证症状：颈部肿大，局部胀满不适，触之质软；伴胸胁胀满不适，易怒烦躁，焦虑不安，多汗怕热，失眠多梦，舌红，苔薄黄，脉弦数或细。治以清肝理气，化痰安神。方药可选柴胡清肝汤加减。常用：柴胡、当归、白芍、川芎、生地、陈皮、郁金、黄芩、浙贝母、夏枯草、法半夏、茯苓等。随症加减：心烦易怒者，加香附、栀子、合欢花、合欢皮、佛手；失眠者，加炒酸枣仁、远志；多汗者，加生龙骨、生牡蛎。

（3）益气养阴润燥：气阴两虚证，症状：颈前肿大，局部胀满不适，触之质软；伴乏力气短，心悸心慌，口干咽燥，烦热出汗，多饮，善饥，舌红，少苔，脉细或细数。治以益气养阴，扶正消瘿。选方生脉饮加减。常用党参、麦冬、五味子、黄芪、生地、白芍、玄参、夏枯草、浙贝母等。随症加减：多食易饥者，加知母、石膏、天冬；咽干者，加用天花粉、玉竹。

2. 中期

化痰活血散瘀：中期过渡期辨为痰瘀互结证。症状：颈前肿胀，质硬，无触痛；胸闷，纳呆，善太息，舌有紫气或瘀斑，苔薄白或白腻，脉弦滑。治以理气化痰，活血散瘀。方选逍遥散和桃红四物汤加减。常用柴胡、茯苓、半夏、生地、白芍、当归、僵蚕、桃仁、红花、丹参、甘草等。随症加减：甲状腺肿硬明显者，加用三棱、莪术、穿山甲等。

3. 后期

益气温阳补肾：后期TSH升高，FT4、FT3降低，为甲状腺功能减退时期，也是桥本甲状腺腺炎患者临床中最常见的一种类型。本病日久由于气损及阳，可导致脾肾阳虚证。症状：颈前漫肿，结块，质地韧硬；神疲乏力，畏寒怕冷，倦怠思睡，少言懒语，腹胀纳呆，健忘脱发，腰膝酸软，小便清长，夜尿频多，甚者部分伴有面目肢体乃至全身浮肿，舌质胖大，舌苔白腻或白滑，脉沉迟或细。治以益气温阳，补肾健脾。方选阳和汤合六君子汤加减。常用黄芪、党参、茯苓、白术、陈皮、半夏、熟地黄、白芥子、肉桂、鹿角、香附、仙灵脾等。随症加减：畏寒怕冷，手脚冰凉者，加干姜、仙茅、肉苁蓉；下肢浮肿者，加苍术、泽泻、薏苡仁；腰膝酸软者，加杜仲、续断；五更泄者，加补骨脂、肉豆蔻。

（二）外治二法

1. 局部贴敷疗法

局部贴敷疗法将药物研成细末，用水、醋、酒、蛋清、蜂蜜、植物油、药液等调制成糊状直接贴敷于患处的一种治疗方法。适用于桥本甲状腺炎的各期。初期肝郁痰凝证、心肝火旺证及中期痰瘀互结证，可选用化痰解凝糊。气阴两虚证，可选用滋阴降火糊。后期脾肾阳虚证，可选用阳和解凝膏。每日 1 次，14天为 1 个疗程。该法运用中药贴敷，以起到消瘿散结的功效，使用方便、简捷，经指导亦可自行操作。使用时，注意贴敷药物的黏稠度，过稀易污染衣物，过干不便于药物的渗透吸收。局部皮肤过敏者禁用。用药后观察局部皮肤有无丘疹、奇痒或局部肿胀等过敏现象，若出现即停止用药，并将药物擦拭干净或清洗，过敏较重，可当应用局部或全身抗过敏药物。

2. 超声中药透入疗法

超声中药透入疗法是指利用超声波促进中药经皮肤或黏膜吸收的一种新型药物促渗技术。适用于瘿病各期。超声药物导入治疗是在超声治疗的基础上联合超声药物导入进行治疗。超声波结合电致孔和离子透入的电场作用为动力，不仅能将药物经皮透入给药，同时保持原有药物性能，可实现局部病变的靶位给药治疗，定位准确、操作简便效率高的特点。其中肝郁痰凝证、心肝火旺证及痰瘀互结证可选用化痰解凝糊；气阴两虚证可选用滋阴降火糊；脾肾阳虚证可选用阳和解凝膏。

三、验案选析

心肝火旺案 1

韩某，女，19 岁，2017 年 10 月 10 日就诊。

[主诉] 颈前漫肿 1 个月伴心慌、手抖 1 周

[现病史] 患者近半年急躁易怒，1 个月前发现颈前肿大，1 周前伴心慌、手抖。刻下：患者颈前漫肿，心慌、手抖，胸胁胀满不适，多汗怕热，失眠多梦，多食易饥，小便正常，大便日行 2～3 次。

[专科查体] 心率：110 次 / 分，血压：120/80mmHg，甲状腺Ⅱ度肿大，质韧无压痛，可随吞咽上下活动，舌红，苔薄黄，脉弦数。

[辅助检查] 甲 状 腺 功 能：FT3 9.77pmol/L，FT4 29.43pmol/L，TT3

2.95nmol/L，TT4 174.7nmol/L，TSH 0.01μIU/mL，TGAb ＞ 500U/mL，TPOAb ＞ 1300U/mL。彩超示：甲状腺弥漫性肿大，CDFI 示火海样血流信号，提示桥本甲状腺炎伴甲亢（图 2-11）。心电图示：窦性心动过速。

［西医诊断］ 桥本甲状腺炎（甲亢期）

［中医诊断］ 瘿病（心肝火旺证）

［治则］ 清肝理气、化痰活血

内治处方：

柴　胡 15g	生　地 15g	当　归 10g	白　芍 10g
陈　皮 15g	郁　金 10g	黄　连 6g	黄　芩 10g
川　芎 6g	茯　苓 20g	法半夏 9g	浙贝母 15g
夏枯草 15g	僵　蚕 10g	茯　神 20g	煅牡蛎 15g
丹　参 10g	甘　草 6g		

用法：每日 1 剂，水煎，分 2 次服用。

外治：选用化痰解凝糊贴敷颈前患处，每日 1 次，每次 6 小时。并予超声药物透入治疗。

二诊：患者服药 1 个月后，心慌、手抖、胸胁胀满不适、烦躁易怒等症状均已明显改善，但仍有失眠、多汗。查体：甲状腺Ⅱ度肿大，舌红，苔薄黄，脉弦。前方去柴胡，加炒酸枣仁 10g，夜交藤 10g。外治继续予化痰解凝糊贴敷及超声药物透入治疗。

三诊：患者服药 3 个月后复诊，诸症均有明显改善。颈前肿大、烦热多汗好转，饮食、睡眠尚可。查体：甲状腺Ⅱ度肿大，舌红，苔薄黄，脉弦。甲状腺功能：FT3 6.24pmol/L，FT4 25.64pmol/L，TT3 2.11nmol/L，TT4 141.7nmol/L，TSH 0.02μIU/mL，TGAb 487U/mL，TPOAb ＞ 1300 U/mL。前方加党参 15g，薏苡仁 15g 巩固疗效。外治继续予化痰解凝糊贴敷。

四诊：2019 年 3 月 8 日。患者服药 1 年半后复诊，颈前无肿大，无心慌、手抖，无易怒烦躁，无多汗怕热，纳可，夜寐安，小便正常，大便日行 1 ～ 2 次。心率：78 次 / 分，血压：110/75mmHg，甲状腺无肿大，未触及结节，无压痛，舌质淡红，苔薄白，脉滑。甲状腺功能 FT3 5.35pmol/L，FT4 14.97pmol/L，TT3 2.36nmol/L，TT4 104.1nmol/L，TSH 0.97μIU/mL，TGAb 195U/mL，TPOAb 470U/mL。心电图示：正常心电图。B 超：甲状腺回声稍低、稍粗，分布欠均匀，内部血流信号未见明显异常，提示甲状腺弥漫性病变，较治疗前检查血流信号明显减少（图2-11）。停药后随访半年未复发。

[分析讨论] 患者颈前漫肿，伴心慌、手抖、胸胁胀满不适、多汗怕热、失眠多梦、多食易饥、大便次数增多、急躁易怒等症。血清中甲状腺自身抗体滴度明显升高，结合甲状腺彩超，可以诊断桥本甲状腺炎。患者近半年来工作及生活压力非常大，因情志不调，导致肝气不舒，心肝火旺。舌红，苔薄黄，脉弦数亦为心肝火旺之象。治疗以清肝理气、化痰安神为治疗大法，口服方首诊用柴胡清肝汤加减。方中柴胡取其疏肝之功，并引领诸药入肝经。《神农本草经》将柴胡列为上品，味辛苦性凉，入肝胆三焦经。《滇南本草》曰："行肝经逆结之气，止左胁肝气疼痛。"《神农本草经》中提到柴胡："主心腹肠胃中结气，饮食积聚。"故柴胡可以条达肝气、疏肝解郁，亦有和胃之功效，可行肝胃之气滞，使得邪去郁解，气血得以调和。方中生地、当归、白芍养血柔肝，其中生地并取其清热之功；当归辛甘温，补血活血，乃血中之气药，长于动而活血；白芍苦酸寒，柔肝止痛，养血敛阴，乃血中之阴药，善于静而敛阴。一动一静，共达养血柔肝之功。生地、当归、白芍得柴胡疏散而不滋腻，柴胡得生地、当归、白芍养血和阴而不辛散伤阴血。黄芩偏于清上焦火，黄连偏于入心清中焦火；陈皮、郁金、法半夏、茯苓、甘草理气健脾化痰；浙贝母、夏枯草清泻肝火，兼有化痰散结之功；僵蚕、生牡蛎化痰散结软坚；茯神以养心安神；该患者病程尚浅，瘀象不显，故投以丹参、川芎活血化瘀，以助肝气疏泄条达。全方共奏清肝理气，化痰安神，消瘿散结之功。化痰解凝糊为我院院内制剂，临床使用数十年，疗效显著。方中大黄凉血解毒、逐瘀通经，玄参、赤芍解毒消火，白芷散结消肿共为主药；辅以僵蚕化痰散结，木香行气，又以蜈蚣散走窜、疗结，丹参、血竭活血化瘀。化痰解凝糊外敷颈前患处，由皮肤直接渗透吸收，可清热凉血、解其痰凝、逐其瘀滞，有效改善患者局部症状。二诊心慌、手抖、胸胁胀满不适、易怒烦躁等症状已经明显改善，但仍有失眠、多汗。所以前方去柴胡，防止香燥伤阴；加用炒酸枣仁、夜交藤以宁心、安神、敛汗。三诊颈前肿大、烦热多汗、失眠等症状明显好转，"见肝之病，知肝传脾"，故原口服方中加党参、薏苡仁以益气健脾，培土进一步巩固疗效。四诊患者服药半年后，症状完全缓解。治疗期间，钮师嘱患者加强锻炼，保持心情舒畅，避免情志刺激；同时注意饮食调整，避免过食含碘食物。

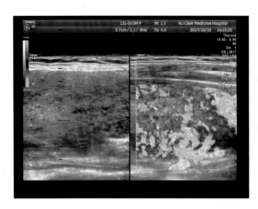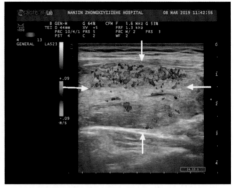

2017 年 10 月 10 日检查：甲状腺弥漫性肿大，CDFI 示火海样血流信号，超声提示桥本甲亢

2019 年 3 月 8 日检查：甲状腺回声稍低、稍粗，分布欠均匀，内部血流信号未见明显异常，超声提示甲状腺弥漫性病变，较 2017 年 10 月 10 日检查血流信号明显减少

图 2-11　韩某治疗前后彩超图像对比

脾肾阳虚案 2

李某，女，31 岁，2017 年 5 月 9 日就诊。

［主诉］颈前漫肿 2 年双下肢浮肿 1 个月

［现病史］患者 2 年前无明显诱因下发现颈前漫肿，曾至当地医院就诊，查甲状腺功能：正常；B 超：甲状腺弥漫性病变，考虑桥本甲状腺炎。患者未予治疗，1 个月前发现双下肢浮肿。刻下：患者颈前肿大，质地韧硬，双下肢浮肿，神疲乏力，胸闷气短，少言懒语，畏寒怕冷，腰膝酸软，时有腹胀，食少纳呆，小便正常，大便干结，2～3 日一行。

［专科查体］心率：65 次 / 分，血压 100/70mmHg，精神萎靡；甲状腺Ⅱ度肿大，两侧叶可触及多枚结节，质地中等偏硬，压痛（-），可随吞咽上下运动，皮色不变，未及波动感；心肺听诊未闻及异常，双下肢胫前浮肿，舌淡胖且边有齿痕，舌苔白腻，脉沉迟。

［辅助检查］甲状腺功能检查示：FT3 2.94pmol/L，FT4 3.50pmol/L，TT3 0.72nmol/L，TT4 36.0nmol/L，TSH 48.75 μIU/mL，TGAb > 500U/mL，TPOAb > 1300U/mL。彩超：甲状腺回声增粗，分布不均匀，呈"网格"样改变。超声提示：桥本甲状腺炎（图 2-12）。

［西医诊断］桥本甲状腺炎（甲减期）

［中医诊断］瘿病（脾肾阳虚证）

[治法]

1. 中医温补脾肾、豁痰祛瘀

中药处方：

生黄芪 20g	全须生晒参 10g	炒白术 10g	仙灵脾 10g
白芥子 10g	陈 皮 10g	仙 茅 15g	菟丝子 15g
香 附 10g	茯苓皮 15g	大 枣 20g	泽 兰 15g
法半夏 9g	熟地黄 20g	薏苡仁 30g	炙甘草 6g

用法：每日 1 剂，水煎，分 2 次服用。

2. 西医补充甲状腺素治疗

左甲状腺素钠（优甲乐）0.25μg，口服，每日 1 次。

二诊：患者服药 1 个月后，下肢浮肿、畏寒怕冷等症状有明显改善，但仍有腰膝酸软，乏力。查体：精神可，甲状腺Ⅱ度肿大，舌淡胖边有齿痕，舌苔白腻，脉沉迟。前方去茯苓皮，加茯苓 15g，杜仲 10g，续断 10g。左甲状腺素钠继服。

三诊：患者服药 2 个月后，颈前肿大、腰膝酸软、胸闷气短、乏力等症状明显改善，仍时有腹胀、食少纳呆。查体：甲状腺Ⅰ度肿大，舌淡红，舌苔白腻，脉沉迟。复甲状腺功能检查示：FT3 5.12pmol/L，FT4 12.9pmol/L，TT3 1.27nmol/L，TT4 65.3nmol/L，TSH 12.4 μIU/mL，TGAb > 500U/mL，TPOAb 712 U/mL。前方去仙茅，加生山楂 10g，山药 15g。左甲状腺素钠改为 12.5μg，口服，每日 1 次。

四诊：患者服药半年后，颈前肿大、腰膝酸软、畏寒怕冷、乏力、胸闷气短、腹胀等症状均明显改善。查体：甲状腺Ⅰ度肿大，舌淡红，舌苔白腻，脉沉细。复查甲状腺功能示：FT3 5.20pmol/L，FT4 15.3pmol/L，TT3 1.31nmol/L，TT4 71.6nmol/L，TSH 4.71μIU/mL，Tg Ab 428U/mL，TPOAb 247 U/mL。原方继服。

五诊：2019 年 1 月 31 日。患者服药 1 年半后，颈前无肿大，无神疲乏力，无胸闷气短，无畏寒怕冷，无腰膝酸软，双下肢无浮肿，无腹胀，纳可寐安，二便正常。查体：心率：76 次 / 分，血压 105/75mmHg，精神可；甲状腺无肿大，两侧叶可触及多枚结节，质地中等偏硬，压痛（-），可随吞咽上下运动；双下肢无水肿，舌淡红，舌苔薄白，脉滑。复查甲状腺功能示：FT3 4.97pmo L/L，FT4 14.6pmo L/L，TT3 1.28nmol/L，TT4 73.5nmol/L，TSH 3.96 μIU/mL，TGAb 102U/mL，TPOAb 167U/mL。彩超：甲状腺回声分布均匀，提示桥本甲状腺炎治愈（图 2-12）。停药后随访半年未复发。

[分析讨论] 患者颈前漫肿，双下肢浮肿，神疲乏力，少言懒语，畏寒怕冷，腰膝酸软，时有腹胀，食少纳呆，结合查体以及实验室检查，可以诊断为桥本甲状腺炎（甲减期）。病久导致脾肾阳虚，脾为后天之本，气血化生之源，脾

阳虚则致气血化生乏源，而肾为先天之本，主一身之阳，肾阳虚不能温阳化气，全身各脏腑功能受损，脾虚不能运化水湿，痰浊壅盛，阳气虚无力运血导致血行不畅，血脉瘀阻，故辨证属脾肾阳虚之证，兼见痰结血瘀。治以温补脾肾，豁痰祛瘀之法。脾阳虚导致神疲乏力、少言懒语、时有腹胀、食少纳呆；肾阳虚导致双下肢浮肿、腰膝酸软、畏寒怕冷；痰结血瘀而心脉痹阻不通导致胸闷气短。选阳和汤合六君子汤加减。首诊方中生黄芪、全须生晒参、炒白术、大枣健脾益气；仙茅、仙灵脾、菟丝子以温补肾阳；熟地滋补阴血，填精益髓，此为"阴中求阳"之法，使阳气生化有充足的物质基础，温阳补血，正如张介宾在《景岳全书》中所说："善补阳者，必于阴中求阳，则阳得阴助而生化无穷。"陈皮、法半夏理气化痰；茯苓皮、薏苡仁健脾利水渗湿；泽兰活血化瘀利水；白芥子化痰除湿，宣通气血，可除皮里膜外之痰；香附疏肝理气，使得补而不滞；炙甘草调和诸药。全方共奏温补脾肾，化痰祛瘀，软坚散结之功。二诊下肢浮肿、畏寒怕冷等症状有明显改善，但仍有腰膝酸软、乏力，所以前方去茯苓皮、生姜皮，加杜仲、续断以补肾强筋骨，茯苓健脾渗湿。三诊颈前肿大、胸闷气短、腰膝酸软、乏力等症状明显改善，仍时有腹胀、食少纳呆，所以前方去仙茅以防温补太过，加山药、生山楂以益气健脾、行气消食。根据患者甲状腺功能情况，左甲状腺素钠减量口服。四诊患者症状均有明显缓解，复查甲状腺功能 FT3、FT4、TT3、TT4、TSH 均正常。嘱咐患者 1 个月后根据甲状腺功能情况再调整左甲状腺素钠用药方案。经治疗 1 年半后，患者症状完全缓解，随访半年无复发。

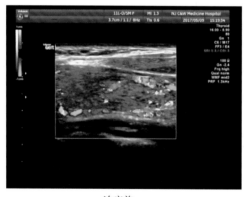
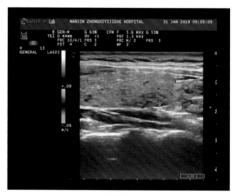

治疗前　　　　　　　　　　　　　　　治疗后

2017-05-09 检查：甲状腺回声增粗、分布　　2019-01-31 检查：甲状腺回声分布均匀，
不均匀、呈"网格"样改变，超声提示桥本　　超声提示桥本氏甲状腺炎治愈
氏甲状腺炎

图 2-12　李某治疗前后彩超图像对比

（许费昀　高金辉　钮晓红）

第五节　甲状腺癌（石瘿）

甲状腺癌，是指发生于甲状腺的恶性肿瘤，也是最常见的内分泌肿瘤。近年来，甲状腺癌在全球发病率有明显上升的趋势，增长幅度位列恶性肿瘤首位。甲状腺癌分四种类型：乳头状癌、滤泡癌、未分化癌、髓样癌。本病的发病与电离辐射、家族遗传、内分泌紊乱、自身免疫等多种因素相关。西医对于本病多采用手术治疗，术后予以内分泌治疗、^{131}I 放疗等。

本病属于中医学"石瘿"范畴，唐·孙思邈《备急千金要方·瘿瘤第七》最先记载石瘿病名和治疗方药："治石瘿、气瘿、劳瘿、土瘿、忧瘿等方：海藻、海蛤、龙胆、通草、昆布、磐石（一作矾石）、松萝、麦曲、半夏。上九味，治下筛，酒服方寸匕，日三。"宋·陈无择在《三因极一病证方论·瘿瘤证治》中分为五瘿：石瘿、肉瘿、筋瘿、血瘿、气瘿，并做了详细论述："瘿多着于肩项，瘤则随气凝结，此等皆年数深远。浸大浸长，坚硬不可移者，名曰石瘿……五瘿皆不可妄决破，决破则脓血崩，多致夭枉。"宋·赵佶诏编《圣济总录·瘿瘤门》曰："忧恚劳气，郁而不散。若或婴之，此瘿所为作也……又此疾，妇人多有之，缘忧恚有甚于男子也。"首次提出了瘿病常以妇女多见。明·陈实功在《外科正宗·瘿瘤论第二十三》称："夫人生瘿瘤之症，非阴阳正气结肿，乃五脏瘀血、浊气痰滞而成。"提出了瘀血、痰浊的病因，相对于补碘治瘿而言，为后世治疗瘿病，尤其是石瘿扩展了思路。他还指出本病"坚硬如石，举动牵强，咳嗽生痰，皮寒食少"为逆证。历代医家多认为本病系七情所伤，不能行血、疏津，久致血瘀痰凝，搏结于颈部而成石瘿，亦有肉瘿日久转化而来。

一、学术思想

1. 情志不遂，气血失和

关于气与"石瘿"病因病机的关系，古代文献亦有记载，如《素问·举痛论》谓："黄帝曰：余知百病生于气也。怒则气上，喜则气缓，悲则气消，恐则气下，寒则气收，炅则气泄，惊则气乱，劳则气耗，思则气结，九气不同，何病之生？"《素问·上古天真论》言："恬惔虚无，真气从之，精神内守，病安从来？"隋·巢元方《诸病源候论·瘿候论》云："瘿者，由忧恚气结所生。"宋·赵佶诏编《圣济总录》曰："瘿病咽喉噎塞者，由忧恚之气，在于胸膈，不能消散，搏于肺脾故也。咽门者，胃气之道路；喉咙者，肺气之往来，今二经为邪气所乘，致经络痞涩，气不宣通，结聚成瘿。"

中医认为"气"是存在于人体内的生命物质，是人体生命活动的物质基础。气机调畅，则人体安康；当气机逆乱，则可能导致疾病的发生。所谓气为血之帅，津血同源，气能行血，气能行津，当气机不畅时，津血内停，郁结成块。《圣济总录》谓瘿瘤："妇人多有之，缘忧郁有甚于男子也。"宋·严用和撰《济生方·瘿瘤证治》："夫瘿瘤者，多因喜怒不节，忧思过度，而成斯疾焉。大抵人之气血，循环一身，常欲无滞留之患，调摄失宜，气凝血滞，为瘿为瘤。"述本病主要与情志不畅有关。明·朱棣《普济方·瘿瘤门》："夫瘿之初结者，由人忧虑，志气常逆，蕴蓄之所成也。又饮沙石流水，毒气不散之所致也。皆是肺脾壅滞，胸膈否涩，不得宣通，邪气搏颈，故令渐渐结聚成瘿。"综上，本病系情志内伤，肝脾气逆气滞，气逆则痰湿内生，气滞则血瘀，瘀血与痰湿凝结，上逆于颈部而成。亦可自其他瘿病转化而来。

现代统计资料也表明，女性甲状腺癌发病率约为男性的 3 倍，皆因女性偏于情感，不耐情伤，在脏腑气血变化的过程中，更易于受情志因素的影响，进而引发癌症。

钮师认为，石瘿系情志不遂，气血失和，痰瘀凝滞而成。

2. 痰瘀互结，三脏功能失调

钮师认为，本病为本虚标实证。其本在脾肾阳虚、肝失疏泄，标为痰凝血瘀。肾为先天之本，脾为后天之本。肝木不畅，失于条达；脾土不运，失于行津；肾阳不化，则气滞痰凝，阻滞经络，血行不畅，痰瘀互结，凝而成核。

《金匮要略》指出，痰气理论的精髓在于"痰随气行，气因痰阻"。痰邪致病具有广泛性和复杂性的特点，使"百病皆由痰作祟""诸病兼痰""痰生奇病"诸论衍生。痰随气行而生百病，气因痰阻而酿诸病，正如清·冯兆张在《冯氏锦囊秘录》中所说的："痰之为物，随气升降，无处不到，或在脏腑，或在经络，所以病之多也。"汪昂有云："痰即有形之火，火即无形之痰……火借气于五脏，痰借液于五脏；气有余则为火，液有余则为痰。"痰阻气滞、气逆，变生"怪病"。痰与本病关系密切。脾为运化水液，肾为主水之脏，脾肾两者主要表现在先后天及水液代谢关系方面。脾主水液功能的正常发挥，须赖肾阳的温煦蒸化，即

钮晓红诊疗五腺疾病

所谓"火能生土";肾主水而司开合,在肾气肾阳的气化作用下,主持全身水液的平衡,又须赖脾气的协助,即所谓"土能制水"。反映在病理上,脾阳虚弱则无力运化,水湿停滞不前,经久不愈,可发展至肾阳虚损。而肾阳虚弱,气化失司,水湿内蕴,也可影响脾的水液运化,致湿滞而为病;湿凝而为痰,痰湿凝结阻滞血行,血行不畅,则瘀血内生。肝脾相互协同,共同维持血液的正常运行。土虚则木乘,肝失疏泄,脾失健运,两脏关系失调,则功能紊乱。肝主疏泄、喜条达而恶抑郁,体阴用阳,在五行属木,为阴中之阳。肝的疏泄功能失司,易导致气机紊乱,也会导致疾病的发生。因此痰凝血瘀与肝脾肾三脏功能失调有密切关系。

二、证治经验

关于甲状腺癌虚实的病性分析,钮师认为,由于甲状腺癌患者几乎很少选择纯中医治疗,所以针对该疾病的病性,不仅要分阶段具体分析,亦须考虑西医治疗对患者的影响。

1. 术前以邪实为主,当调气为先

在术前或某些微小癌不愿意接受手术的患者,可以化痰软坚散结为法进行调理,尽可能阻止病情加重。疾病早期病性以邪实为主,此期肝胆、脾胃气机升降失常导致痰瘀互结,实邪郁结日久终成癌毒。治疗石瘿,钮师秉承中医"辨证论治"的原则,结合对肝郁气滞在"石瘿"病因病机中作用的认识及"百病生于气"的理论,以"虚者补之,结者散之"为原则,使得"疏气令调"。从气论治,辨清虚实,实者疏通,调理气机;虚者益气,鼓动气机。拟定"理气散结,祛邪扶正"的基本治则,将调畅气机之法贯穿石瘿治疗的整个过程。由于术前以痰瘀互结、癌毒互蕴为主,治疗当从理气化痰开郁、活血解毒、软坚散结入手,可用消瘰丸、涤痰汤等。

2. 术后以虚实夹杂多见,当祛邪与扶正兼顾

随着现代医学的进步,本病的术后生存率不断提高,但是肿瘤作为一类全身性疾病,即使在手术切除后,也仍有部分邪气残留机体,成为复发或转移的根源。此外,多数患者手术之后,在 ^{131}I 治疗及内分泌治疗过程中存在不少不良反应,一定程度上影响着生存质量,成为临床不可忽视的问题。事实上,甲状腺癌术后和同位素治疗后耐受不良的患者,以及术后复发风险较高的患者,都是中医药干预的主要对象。中医药对术后患者的康复十分重要,中医药治疗可提高免疫

力，改善术后并发症，减轻口服甲状腺素片的不良反应；降低甲状腺素片的用量，抑制甲状腺球蛋白，防止和延缓甲状腺癌的复发和转移，调节机体内环境平衡，提高患者生存率。

甲状腺癌首选手术治疗，术后多结合内分泌治疗，有淋巴结转移且行全切的患者可行同位素治疗，极少数未分化癌的患者可行化疗，在杀伤癌细胞的同时，或损伤阳气，或放疗火毒内留，耗伤气血津液，则各阶段病性不同。手术作为一种有创性操作的治疗手段，术后患者多数会不同程度地出现气血亏耗的表现，需辨证予以补益。注意充分顾护脾胃，作为气血生化之源不可忽视。术后病情稳定结合内分泌治疗的，多呈虚实夹杂，邪不盛、正气尚足；术后结合放化疗而病情稳定的，多呈正虚为主，余邪尚存；肿瘤晚期复发转移，西医治疗亦无法有效控制时，多呈邪盛正衰、虚实并重，最终毒邪泛滥、阴阳两虚而不救。总而言之，本病早期以邪实为主，然而随病情发展及西医治疗，呈现虚实夹杂。

术后机体抵抗力降低，以肝脾肾虚损、气血阴阳失调为其主要病理改变，当扶正固本、温补脾肾，从而扶正祛邪，预防癌肿的复发和转移；若晚期甲状腺癌或手术结合化疗、放疗的病人，易耗伤阴液，心肾阴虚，当滋肾养阴清热。头颈部的肿瘤放疗，常常会对黏膜造成损伤。放射线的火热之性，能消耗食管的阴液，破坏气机，影响津液的上输，并灼伤口腔、食管黏膜，产生咽痛、口干等气阴两虚的症状。中药对于恶性肿瘤放化疗阶段涎腺功能的保护及增效减毒也有一定作用。而术后使用内分泌治疗的患者，因 TSH 需抑制在一个极低的范围内，患者会不同程度地出现类似甲亢的表现，如心烦、失眠、烦躁易怒、乏力等，多辨证属于气阴两虚，均需予以益气生津为法进行治疗。除此之外，在本病的治疗过程中均需贯穿散结抑瘤的治疗思路，延缓复发。

现代研究表明，清热解毒类抗癌中药可发挥抑癌和清除癌毒的作用，对荷瘤机体亦有广泛的调节作用。治疗头颈部肿瘤，以疏理气机、调节升降，并根据火热伤阴的特点，加入甘寒凉润、养阴生津之品，疗效较佳。

（1）行气散结法：多用于甲状腺微小乳头状癌且无淋巴结转移征象的患者。临床可见颈部不适，口苦咽干，情志抑郁或急躁易怒，胸胁或乳房胀痛，头晕目眩，月经不调，失眠多梦；舌质淡红，苔薄白或微黄，脉弦。辨证属肝郁气滞证，予以疏肝行气、软坚散结，可予柴胡疏肝散合四逆散加减。调气重在肝脏，故治则以疏肝理气为主，同时补益肝血，常选用柴胡、白芍、当归、郁金、枳壳、香附、青皮、陈皮、橘叶、佛手、绿梅花、香橼等疏肝理气。肝体阴而用阳，故取当归与白芍、柴胡同用，补肝体而助肝用，使血和则肝柔。如肝郁气滞日久化火，则在疏肝理气解郁的同时，加重清热解毒之品，如重楼、三叶青、黄芩、野菊花等泻肝解毒。以扶正为主，祛邪为辅，祛邪而不伤正。

（2）活血化痰法：多用于瘤体较大或已出现淋巴结转移及未分化癌远处转移的患者。临床可见颈部憋闷疼痛，可扪及结节，胸闷脘痞，肢体倦怠，口中黏痰或咽中如有物梗塞，咳之不出，咽之不下；舌紫暗或有瘀点、瘀斑，苔厚腻，脉象弦滑或沉涩。辨证属痰瘀互结证，予以理气活血、化痰散结，可予三棱散加减。化痰之要在调气，故取制半夏、陈皮与茯苓相配理气化痰。见肝之病，知肝传脾，当先实脾，故调气也必须重视脾胃功能，所以常在调理肝气的同时佐以党参、茯苓、白术、甘草补气健脾，顾护正气，扶正祛邪。如颈前肿物坚硬如石、固定不移、闷胀不适、舌质紫暗或有瘀斑、舌苔薄白、脉弦涩，则加穿山甲、莪术、三棱、姜黄、川芎等活血化瘀、行气散结药。同时选取夏枯草、天南星、天葵子、皂角刺、黄药子、土贝母、浙贝母、瓜蒌等化痰散结；蛇六谷、白花蛇舌草、蛇莓、龙葵、半枝莲等抗癌解毒。

（3）益气养阴法：多用于内分泌治疗耐受不佳或放疗后的患者。临床可见神疲乏力，少气懒言，声音嘶哑，口燥咽干，急躁易怒，胸闷气短，怕热汗多，形体消瘦；舌淡尖红，少苔，脉细无力。辨证属气阴两虚证，予以益气养阴、祛邪扶正，可予生脉散加减。如患者多汗，常加黄芪、防风、瘪桃干、浮小麦、稽豆衣、糯稻根等以固表益气敛汗；症见津伤舌燥口干者，加太子参、麦冬、五味子、生地黄、玄参、沙参等以益气养阴生津；症见口干口苦，烦躁易怒属气郁化火者，多加牡丹皮、栀子、地骨皮、白薇、青蒿等以清热凉血除烦；伴心悸失眠多梦、情志欠佳，则加酸枣仁、柏子仁养心益肝，灵芝补气养心安神，夜交藤、合欢皮安神解郁，远志安神化痰，龙骨、牡蛎安神定悸。

（4）温补脾肾法：多用于本有脾肾不足的中老年人，或术后内分泌治疗TSH不达标的患者。临床可见面色㿠白，形寒肢冷，精神不振，腰膝酸软，腹胀便溏，皮肤干燥脱屑或毛发枯脆易落，夜尿频数；舌淡、有齿痕，苔薄白，脉沉、细弱。辨证属脾肾阳虚证，予以温阳益气、抗瘤抑癌，可予肾气丸加减。如肾气不足，症见乏力、嗜睡者，多加黄芪、白术、生晒参、甘草补脾益气；如出现畏寒肢冷者，多加淡附子、菟丝子、潼蒺藜等以益气温阳。

此外，对于甲状腺癌的一些常见伴随症状，钮师也有自己的独到经验。若手术后导致声音嘶哑者，多加西青果、胖大海、木蝴蝶、牛蒡子、罗汉果等以利咽开音；对放化疗后呃逆频发者，多加用旋覆花、代赭石、柿蒂等以降气化痰止呕；伴咳嗽、咳痰者，加紫菀、款冬花、紫苏子、白芥子、白前等以降气化痰；

伴脘腹胀满、纳差者，加制半夏、厚朴、枳实等以燥湿消痰、下气除满；伴精神恍惚，常悲伤欲哭不能自主、睡眠不实、言行失常者，则取甘麦大枣汤以养心安神，和中缓急，补脾益气。若术后因精神压力大而导致夜寐不安，伴情绪急躁等兼有肝阳上亢证者，加用石决明、珍珠母。手术瘢痕疼痛不适者，用延胡索、川楝子、白芍；术后仍有残留甲状腺组织肿大者，用夏枯草、猫爪草、浙贝母、青皮化痰散结消肿。

三、验案分析

肝郁气滞案 1

王某，男，51岁，2017年9月12日就诊。

［主诉］颈前偏左侧肿块 1 年

［现病史］患者 1 年前体检做彩超检查发现左叶甲状腺结节，无心慌多汗，无神疲乏力，无声音嘶哑，无颈前憋闷，未引起重视，后于东南大学附属南京同仁医院就诊，复查彩超：甲状腺多发结节，较大者右侧中极 0.3cm×0.2cm，左侧中极 1.0cm×0.7cm，考虑 TI-RADS3 级；甲状腺左叶下极结节，约 0.4cm×0.6cm，内见砂砾样点状强回声，边缘毛刺，向后方被膜突出，考虑 TI-RADS4B 级；左侧颈部淋巴结反应性增生，大者 1.9cm×0.6cm。为进一步诊治，于我院住院治疗，完善彩超：双侧颈部Ⅲ区探及多枚长椭圆形低回声结节，6mm×3mm（右）、12mm×4mm（左）；甲状腺多发结节，其中峡部偏右侧 2 枚结节（8.3mm×6.7mm、2.8mm×2.8mm）及左侧叶下极结节（9.3mm×5.0mm）拟 TI-RADS5 级，余者 3 级。左侧甲状腺肿块彩超引导下穿刺：滤泡上皮不典型增生（乳头状癌不除外）。2017 年 9 月 15 日，全麻下行甲状腺癌根治术加两侧喉返神经探查术。术后常规病理：右侧及峡部：甲状腺乳头状癌（滤泡型），最大径 0.8cm。左侧甲状腺乳头状癌，两灶 0.2cm 及 0.6cm。双侧气管食管沟未见癌转移（图 2-13）。患者术后恢复可，出院后继续服用优甲乐每次 100μg，每日 1 次，到外院行放疗治疗。患者自述常有颈前作胀感，口渴，入睡困难，善太息，偶有心慌烦躁，易疲劳，自汗盗汗，胃脘嘈杂，偶有大便不成形，小便清长，无胸闷，无头晕头痛，一般情况可。

患者既往有完全性右束支阻滞、高度房室传导阻滞病史，去年植入永久性心脏起搏器，术后服用倍他乐克、万爽力、阿司匹林、立普妥。有冠状动脉粥样硬化性心脏病、幽门螺杆菌感染病史；否认高血压、糖尿病、肺炎等慢性病史。否认家族遗传性疾病史，否认放射性等有毒有害物质接触史。生活规律，无不良嗜好。否认乙肝、结核等传染病接触史。否认药物、食物过敏史。否认其他手术史。

［专科查体］ 颈前见长约6cm手术疤痕，愈合良好，颈两侧未触及异常肿大淋巴结，舌暗红，苔少，脉沉细。

［辅助检查］ 彩超：甲状腺切除术后，颈双侧淋巴结可见；肝肾功能、CEA、TG正常范围；TSH0.013μIU/mL，FT4 2.7ng/dL，FT3 3.97pg/mL。

［西医诊断］ ①（双侧）甲状腺乳头状癌（$T_{1a}N_0M_0$ I期）；②冠状动脉粥样硬化性心脏病；③心脏起搏器安装术后状态；④幽门螺旋杆菌感染

［中医诊断］ 石瘿（肝郁气滞证）

［治疗方案］

治则：疏肝理气、化痰安神

处方：

酒黄芩 10g	夏枯草 12g	枳 壳 10g	茯 苓 15g
橘 核 10g	生 地 15g	丹 皮 6g	郁 金 10g
赤 芍 10g	葛 根 15g	香 附 10g	莪 术 10g
半枝莲 15g	夜交藤 10g	麦 冬 10g	炒薏仁米 20g
白芥子 10g	浮小麦 10g		

14剂，每日1剂，水煎，分2次服用。

二诊：自述睡眠较前转佳，颈前胀满感减轻，大便成形，仍诉易疲劳，手足怕冷，舌淡红，苔白，脉沉。原方去葛根、丹皮，加用党参15g，炙黄芪15g，当归15g，桂枝10g，仙茅10g。14剂，继续服用。

1个月后电话回访，患者诉无特殊不适。

［分析讨论］《灵枢·经脉》："肝足厥阴之脉，起于大指丛毛之际，上循足跗上廉，去内踝一寸，上踝八寸，交出太阴之后，上腘内廉，循股阴，入毛中，环阴器，抵小腹，夹胃，属肝，络胆，上贯膈，布胁肋，循喉咙之后，上入颃颡，连目系，上出额，于督脉会于颠。"足厥阴肝经作为属肝、络胆、循喉咙的一条经脉，沟通肝胆与颈项部经气，当出现肝气郁结不畅时，可出现颈部憋闷胀满不适。本例患者常有善太息，肝气不畅，应当将"行气散结"的观点贯穿始终。因此，方中用香附、郁金疏肝行气，夏枯草、枳壳行气化痰，丹皮、赤芍活血软坚散结。半枝莲、莪术在现代药理研究中都具有抗瘤、抑制癌灶的作用。关于莪术，古代文献对其的记载最早可追溯到《药性论》："能治女子血气心痛，破痃癖冷气，以酒醋磨服，效。"2015版《中国药典》记载莪术归肝、脾经，味辛、苦，性温，其功效行气破血、消积止痛。大量实验研究表明，莪术的主要活性成分为

挥发油、姜黄素及多糖；具有抗肿瘤、消炎、抗氧化和保肝等多种药理作用，而莪术油则是莪术抗肿瘤作用的主要物质基础。半枝莲为唇形科黄芩属植物半枝莲的干燥全草，始载于《药镜拾遗赋》。其性辛、苦，性寒，具有清热解毒、消肿止痛等功效。此外，本例患者曾于手术后放疗，放射性碘作为甲状腺癌的治疗手段，本身属火属热，术后患者易出现津液耗伤的表现，结合舌脉表现，考虑为气阴两虚。本例患者有自汗表现，汗为心之液，长久则心之津液耗伤，心神不养而成失眠之证，故当顾护津液。本例中用生地、麦冬滋阴增液，浮小麦敛汗固表止汗，夜交藤镇静安神。脾胃为后天之本，患者大便不成形，考虑为湿邪困脾之象，故予以茯苓、薏苡仁燥湿醒脾。二诊时，患者自述睡眠较前转佳，颈前胀满感减轻，大便成形，仍诉易疲劳、手足怕冷。原方去葛根、丹皮，加用党参、炙黄芪、仙茅以加重益气健脾补肾之效；当归、桂枝活血通脉，促进筋脉气血运行，气行血行则结散。

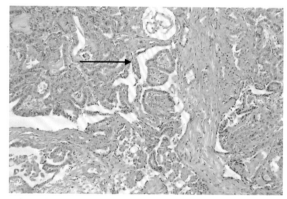

用苏木素 – 伊红（HE）染色，放大 20×10 倍：图示甲状腺乳头状癌癌巢，视野中央箭头所指为小乳头状癌组织。病理诊断：甲状腺乳头状癌

图 2-13　王某组织病理切片

痰瘀互结案 2

郭某，女，49 岁，2018 年 4 月 17 日就诊。

［主诉］颈前、颈左侧肿块 5 年术后 3 个月

［现病史］患者 5 年前无意间发现颈前、颈左侧肿块，无明显疼痛，无发热畏寒，未引起重视，未行系统诊疗。1 年前自觉颈前、颈左侧肿块较前增大增多，遂于当地医院就诊。查 B 超：甲状腺右侧叶结节（TI-RADS 2-3 级）、甲状腺左侧叶结节（TI-RADS 3-4A 级），紧邻左叶下极下方低回声；双侧颈部（Ⅰ、Ⅱ区）淋巴结肿大，左侧颈部低回声；双侧锁骨上未见明显肿大淋巴结。其后至我院门诊就诊，患者及家属要求进一步系统诊治，由门诊拟"甲状腺结节"收住入

院。入院后完善 B 超：甲状腺左侧叶大片状低回声团（癌？），甲状腺右侧叶结节，首先考虑良性病变可能；左侧颈部多发实质不均质团块，首先考虑淋巴结肿大（转移性可能）；甲状腺左侧叶下缘处相当于甲状旁腺区低回声团，考虑：肿大淋巴结（转移性）可能；甲状旁腺来源不除外。2018-4-20 颈部 MRI：左侧甲状腺占位性病变，考虑甲状腺癌可能大；左侧锁骨上窝及左侧颈部肿大淋巴结影，考虑淋巴结转移（图 2-14）。颈左侧肿块穿刺：镜下见大量淋巴细胞、浆细胞，倾向为淋巴组织高度增生，建议进一步检查或活检。于 2018-04-23 在全麻下行颈左侧深部淋巴结活检术，术程顺利，术后病理："颈左侧"淋巴结（2/3）枚转移性癌，倾向为甲状腺髓样癌转移。进一步行颈部 CT：左侧甲状腺占位性病变，考虑癌可能，与相邻气管分界清晰，气管稍右移位；左侧颈部及锁骨上窝肿大淋巴结影，考虑转移性淋巴结（图 2-15）。排除手术禁忌证，于 2018 年 5 月 3 日在全麻下行甲状腺癌根治术，术程顺利，术后病理：左侧甲状腺髓样癌。右侧及峡部甲状腺未见肿瘤组织累及。注：免疫组化标记示：Syn（+），CgA（+），TTF1（+），TG（-），Ki-67 低表达。①左侧Ⅵ区淋巴结（3/6 枚）见癌转移；②左侧Ⅱ、Ⅲ、Ⅳ、Ⅴ区淋巴结（8/12 枚）见癌转移；③"右侧Ⅵ区"淋巴结（0/1 枚）未见癌转移；④"右侧Ⅱ、Ⅲ、Ⅳ、Ⅴ区"淋巴结（0/3 枚）未见癌转移（图 2-16）。术后予以左甲状腺素钠每次 125μg，口服，每日 1 次；碳酸钙 D3 每次 600mg，口服，每日 3 次；骨化三醇每次 0.25μg，口服，每日 3 次。外院放疗预约中，暂未开始。患者自述术后疤痕周围常有憋闷滞涩感，月经量少有血块，时有咽部梗阻不适、双乳作胀，大便稍干，小便调，无胸闷，无头晕头痛，一般情况可。

既往患者 2 年前有"乳腺增生"病史，3 年前曾行"胆囊切除术"，5 年前因"卵巢囊肿"手术治疗；否认高血压、糖尿病、肺炎等慢性病史。否认家族遗传性疾病史，否认放射性等有毒有害物质接触史。生活规律，无不良嗜好。否认乙肝、结核等传染病接触史。否认药物、食物过敏史。否认其他手术史。

［专科查体］颈前见长约 10cm 手术疤痕，局部色素沉着，稍突起于皮肤表面，颈两侧未触及异常肿大淋巴结，舌质紫暗舌下络脉迂曲，舌苔薄白，脉弦涩。

［辅助检查］彩超：甲状腺切除术后，颈双侧淋巴结可见；肝肾功能正常范围；TSH 0.01μIU/mL，FT4 3.7ng/dL，FT3 3.0pg/mL。

［西医诊断］①甲状腺髓样癌（$T_1N_{1b}M_0$ ⅣA 期）；②乳腺增生

［中医诊断］石瘿（痰瘀互结证）

［治疗方案］

治则：化痰祛瘀、活血通络

处方：

桃　仁 9g	红　花 6g	当　归 12g	白　芍 12g
川　芎 9g	熟　地 15g	丹　参 12g	陈　皮 6g
法半夏 9g	浙　贝 9g	玄　参 12g	夏枯草 15g
佛手片 10g	枳　壳 10g	皂角刺 15g	黄药子 9g
半枝莲 10g	甘　草 3g	生　姜 3g	

14 剂，每日 1 剂，水煎，早晚分服。

二诊：自述颈前不适减轻，仍诉咽部偶有梗阻不适、便秘，舌暗红，苔白，脉沉弦。原方加用肉苁蓉 10g，桔梗 10g，14 剂继续服用。

1 个月后电话回访，患者诉无特殊不适。

[分析讨论] 石瘿多因情志抑郁、肝失条达、脾失健运、湿聚成痰、气血壅滞，结而成形。本例患者甲状腺癌病灶较大，且术后病理提示病理类型为髓样癌、颈部淋巴结多发转移，预后不良，又结合患者舌象脉象，考虑为痰瘀互结。痰瘀存留于机体，气机不畅，故患者诉颈前憋闷感、咽喉部不适；痰瘀留存于胞宫，故见月经量少夹有血块。虽为术后，癌灶已去，然机体瘀毒状况仍然存在，故治疗当活血化瘀、软坚散结。方中桃仁、红花并入血分逐瘀行血，丹参逐瘀行血，川芎并入血分以理血中之气，熟地、当归补血活血，白芍敛阴养血，陈皮、佛手、枳壳行气散结，配合半夏、浙贝，共奏活血化痰、消肿散结之效，玄参有解毒散结之效。方中还加入黄药子、半枝莲以抗瘤抑癌。二诊时，患者诉咽部梗阻不适，便秘，予以加用桔梗通利气机，肉苁蓉温阳通便。

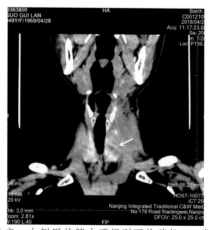

2018-04-20 检查：左侧甲状腺内不规则团状稍长 T1 稍长 T2 信号影，边界不清，其内信号不均；增强后病灶呈不均匀强化

图 2-14　郭某颈部 MRI 平扫＋增强（治疗前）

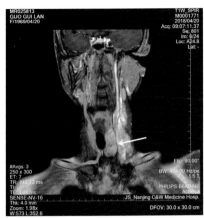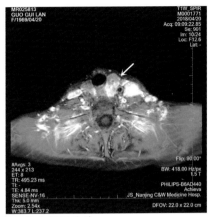

2018-04-28 CT 检查，示左侧甲状腺

多发低密度灶，大小约 2.2cm×1.6cm

图 2-15　郭某颈部 CT 平扫（治疗前）

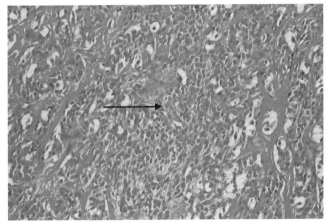

用苏木素 - 伊红（HE）染色，放大 40×10 倍：图示髓样癌组织，

视野中央箭头所指为肿瘤细胞。病理诊断：左侧甲状腺髓样癌

图 2-16　郭某组织病理切片

脾肾阳虚案 3

魏某，女，53 岁，2016 年 12 月 27 日就诊。

［主诉］颈前、颈双侧肿块 1 个月

［现病史］患者 2016 年 11 月患者无意中发现颈前肿块，后至江苏省人民医院查 B 超：右侧甲状腺结节，TI-RADS 5 类；左侧甲状腺结节，TI-RADS 3 类。右侧颈部Ⅲ、Ⅳ、Ⅵ区见淋巴结图像，考虑转移性淋巴结。后至我院门诊就诊，门诊拟"甲状腺恶性肿瘤伴淋巴结转移"收住入院。入院后完善相关检查，彩超：甲状腺右侧叶中上部见范围约 30mm×23mm 极低回声团块，边界不清，边缘不光整，形态不规则，内部回声分布不均匀，并见少许点状强回声散在分

布，后方回声衰减；左侧叶内为大小约 39mm×27mm 椭圆形低回声结节占据，考虑甲状腺右侧叶实质性结节，拟 5 级，（图 2-18）甲状腺左侧叶实质性结节，拟 4B 级；右侧颈部Ⅲ区、Ⅳ区及Ⅵ区（紧贴气管）见多枚大小不等淋巴结，以类圆形、椭圆形为主，部分境界不清、有融合，有包膜，其内为不均质稍高回声，未见明显淋巴门结构，部分内见小片状极低回声散在分布，其中较大者约 15mm×13mm（Ⅵ区），右侧颈部淋巴结肿大（转移性可能）。CT 示：右肺上叶结核，部分机化，提示甲状腺占位性病变，建议活检。江苏省人民医院右颈部淋巴结穿刺，见恶性肿瘤细胞，结合临床，考虑转移性甲状腺乳头状癌，于 2016-12-29 在全麻下行甲状腺癌改良根治术 + 双侧喉返神经探查术。术后病理：①左侧甲状腺腺瘤；②右侧及峡部甲状腺乳头状癌（图 2-17），③"颈右侧"淋巴结（6/29 枚）见癌转移；④"右侧Ⅵ区"淋巴结（6/6 枚）见癌转移；⑤"左侧Ⅵ区"少许甲状旁腺组织；⑥"颈右侧及右侧Ⅵ区"淋巴结并见上皮样肉芽肿，凝固性坏死不明显，不排除结核感染。查 PPD：阳性，加用异烟肼、利福平、双环醇口服抗结核及保肝治疗，3 个月后停药。患者术后于当地医院行碘放射治疗。目前予以优甲乐每次 125μg，口服，每日 1 次；碳酸钙每日 600mg，口服，每日 1 次；骨化三醇胶囊每次 0.25μg，口服，每日 1 次。患者诉乏力、畏寒，入睡困难、睡眠时间 1～2 个小时，偶有腹胀，饮食二便如常。

否认高血压、糖尿病等慢性病史，否认其他手术史，否认药敏史。

［专科查体］ 颈前可见陈旧性疤痕，愈合良好。舌淡胖有齿痕，苔薄白，脉沉。

［辅助检查］ B 超：双侧颈部Ⅵ区及左侧颈部Ⅳ区淋巴结结构异常（TM 灶可能）。

CT：甲状腺术后，右上肺局部支气管扩张伴感染，右上肺小结节，右中肺及右上肺舌段纤维索条灶。血常规正常。甲状腺功能检查：促甲状腺激素：0.013μIU/mL。肝肾功能：钙 2.07mmol/L，磷 1.62mmol/L，葡萄糖 6.14mmol/L。CT：①右肺中叶外段结节影（IM30），建议随访复查 3～6 个月。②右肺上叶前段陈旧性病灶伴支扩；左肺上叶舌部机化灶。结合临床，随访复查：（2018-05-10 本院）左颈Ⅳ区肿块；B 超引导下穿刺，结合液基细胞学检查：肿块质韧不易抽吸，镜下仅见少许淋巴细胞，余未见其他。

［西医诊断］ ①右侧甲状腺乳头状癌伴淋巴结转移；②结核感染

［中医诊断］ 石瘿（脾肾阳虚证）

［治疗方案］

1. 西医

优甲乐 125μg，碳酸钙 600mg，骨化三醇胶囊 0.25μg，均为口服，每日

1 次。

2. 中医

| 桂　枝 15g | 大　枣 6g | 法半夏 15g | 灵　芝 10g |

| 徐长卿 15g | 白术（炒）15g | 茯　苓 15g | 甘　草 3g |

| 白芍（炒）15g | 当　归 15g | 陈　皮 10g | 葛　根 10g |

| 佛手片 15g | 枸杞子 10g |

10 剂，每日 1 剂，水煎，分 2 次服用。

内消瘰疬片每次 2.4g，口服，每天 2 次。二诊：患者诉腹胀较前好转，多梦、入睡困难，舌淡胖有齿痕，苔薄白，脉沉。原方加百合 20g，夜交藤 20g。

连续 2 年在门诊服用中药调理，其后复查甲状腺功能：总 T4 153.7nmol/L；促甲状腺激素：0.034μIU/mL；肝肾功能正常，彩超：甲状腺全切术后，甲状腺区未见明显异常团块（图 2-18）。

［分析讨论］患者甲状腺癌术后，诉失眠、畏寒、腹胀，结合舌淡胖，苔薄白，脉沉，考虑为脾肾阳虚。阳气虚，失于温煦，故见畏寒；阳气失于运化，故见腹胀。脾为后天之本，肾为先天之本，脾主运化，肾主水，二者可相互影响，如脾肾二脏亏虚则水湿内停为痰，日久而痰瘀互结成瘤为患。治当健脾温中、软坚散结，兼以清解散结。予以桂枝、白术、茯苓、甘草温中健脾，葛根淡渗利湿，陈皮、佛手行气助运，当归、白芍调理气血。此外，徐长卿、灵芝有抑制肿瘤生长及控制复发的作用。二诊时，仍保留徐长卿抗瘤抑癌的作用，并加大了安神的力度，于原方中加入了百合、夜交藤。本例患者除中药口服外，还配合中成药内消瘰疬片口服，同样具有软坚散结的效果。

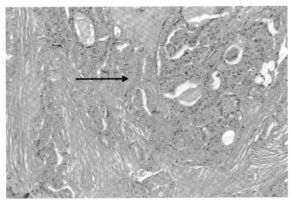

用苏木素 – 伊红（HE）染色，放大 20×10 倍：图示甲状腺乳头状癌的癌巢，
视野中央箭头所指为癌组织。病理诊断：甲状腺乳头状癌

图 2-17　魏某组织病理切片

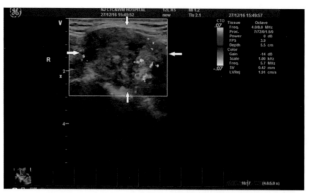

2016-12-27 检查：左侧叶内 39mm×27mm 的椭圆形低回声团块，
CDFI 见内部及周边丰富的血流信号，超声提示甲状腺癌

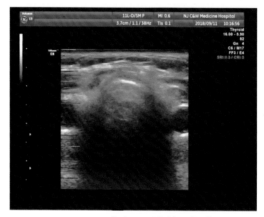

2018-09-11 检查：甲状腺已切除，
原腺体区域范围内未见明确界限的异常团块及淋巴结回声

图 2-18　魏某治疗前后彩超图像对比

（王芷乔　高金辉　傅良杰　钮晓红）

第三章

腮腺疾病

第一节　急性化脓性腮腺炎（发颐）

急性化脓性腮腺炎，多见于严重的全身性疾病，如胃肠道大手术等原因造成大量体液丧失、脓毒血症、长期高热、脱水等。这些原因造成全身及腮腺局部抵抗力极度低下，口腔内致病菌逆行感染至腮腺而发病。常见的病原菌是金黄色葡萄球菌、链球菌。由于生活水平的提高，医疗、护理条件的进步，发生上述情况的机会逐渐减少，即使发生也能得到及时纠正，因此急性化脓性腮腺炎的发病现在比较少见，且目前临床在急性化脓性腮腺炎早期应用抗菌药物治疗，病情得到及时控制，预后均较佳，基本很少见到疾病进展至后期的患者。一般慢性腮腺炎急性发作可发生急性化脓性感染，如儿童复发性腮腺炎、慢性阻塞性腮腺炎、舍格伦综合征继发腮腺感染的急性发作等，腮腺也可发生急性化脓性感染。临床特征多为单侧发病，初期症状主要是疼痛，逐渐引起以耳垂为中心的腮腺区肿痛，张口受限，腮腺导管口可呈现红肿，压迫肿大的腮腺区导管口可流出脓性或见胶冻状分泌物。炎症初期全身反应不明显。病情加重，可引起高烧，有时可高达40℃，白细胞特别是中性粒细胞增高。急性化脓性腮腺炎一旦发病应采用积极措施控制病情发展，主要包括切开引流、抗菌药物治疗、局部理疗等。本病主要是逆行性感染，因此，预防的关键是加强口腔卫生，提高机体抵抗力。

中医称之为"发颐"，是一种热病后余邪热毒结于颐颌之间引起的疮疡病。若寒战、高热，病情严重者可出现邪毒内陷。发颐名首见于晋《刘涓子鬼遗方》，曰"下颐发者为发颐，肥人多有此疾"。明《疮疡经验全书》有云"发颐乃伤寒发汗未透而成"。《时病论》中指出："温热之毒，协少阳相火上攻，耳下硬肿而痛。颐虽属阳明，然耳前耳后皆少阳经脉所过之地。"该病的病因病机是因感受温毒热邪，侵袭少阳胆经，如若热毒蕴结少阳经络，郁结不散，则导致气血壅滞，血行不畅，局部凝聚，故初见腮腺漫肿、按之疼痛。由于热毒为阳邪，最易耗气伤阴津，炼津成痰，火毒熬血而成瘀，瘀血停积，热毒、痰浊、瘀血三者交结，蕴积于少阳而不散，出现腮部红、肿、热、痛之症，若不予清热活血消散，则迅即瘀腐成脓。中医治疗早期以清热解毒、消肿散结为原则，一旦成脓则宜切开排脓。

一、学术思想

1. 整体与局部辨证并重

整体观念是中医学的重要思想，贯彻于辨证、治疗的整个过程。局部疾病是整体出现问题的具体反应，反之亦然。钮师认为，中医整体观念无疑是治疗疾病的重要思想，但在诊治具体疾病，特别是一些热病时，应辨证运用整体观念，正确处理好整体与局部的关系。一味地强调整体统一，忽视局部病变的重要性，忽视局部病变对机体的可能影响，也是违背科学的。发颐可以出现寒战、高热、苔黄、脉数等症状，但同时也可出现耳下腮部红肿热痛、导管口出现红肿，甚至有脓性分泌物流出等局部症状，此时在全身清热解毒、扶正抗邪的同时，必须突出中药外敷、手术引流等局部治疗。钮师提出所谓的辨证整体观，即是强调整体的同时，更注重整体与局部的辩证关系，要根据具体病情辨明此时此刻整体与局部的主次轻重。当局部病变严重，全身病理反应剧烈时，应全身、局部并重同治；当全身生理稳定而局部病变突出时，应以局部治疗为主；当因局部病变导致全身病变或全身、局部病情均重，但以局部病变更为突出时，在二者同治时，仍应重点治疗局部病灶。

2. 局部辨证，强调外治

钮师重视局部辨证应用中医外治法，促进腮腺肿胀消退，缩短患者病程，也是中医学局部辨证思想的重要体现。对于发颐病发作期，局部红肿疼痛，甚至张口咀嚼受限，腮腺区肿块按之应指的患者，可选用加味金芙膏或清热消肿糊外敷；或外用熏蒸方（金银花 15g，蒲公英 30g，紫花地丁 30g，天花粉 12g，乳香、皂角刺、牡丹皮各 9g）局部熏药治疗；对于成脓期患者，可采取顺应导管循行方向按摩理疗方式，促进导管通畅并排除脓液等；对于脓肿成熟而皮薄如纸者，宜早期行切开排脓术，并全程给予外用漱口方（金银花、野菊花、蒲公英、金钱草、薄荷、紫花地丁、甘草）漱口，保持口腔卫生。

3. 扶正祛邪，以"消"为贵

发颐属外邪郁热蕴毒，少阳、阳明经郁结阻塞所致。其多继发于重症伤寒、斑疹伤寒、白喉、猩红热后，预后较差。《外科正宗》中指出："古云不治之症，不速消散，则成脓费事，甚至穿口穿喉而已。"钮师提出，该病发病早期应积极治疗，防止因失治误治而延误病情，其主张早期热盛，且病位在表及表里之间之时，选用柴胡为君药之方药加减以清解肝胆之热邪。如柴胡葛根汤，方药出自《医宗金鉴·外科心法要诀》，共 10 味药。柴胡为少阳经引经代表药，配以黄芩、连翘清解少阳经郁热，使表得以发、热得以清；葛根为阳明经之要药，配以牛蒡子、升麻、天花粉、石膏、甘草直入阳明胃经，既清热，又升胃津，并入桔梗宣肺发散，使病邪从表解，与诸药同行舟楫之功。大柴胡汤方药出自《伤寒论》，方药组成为：柴胡、黄芩、芍药、半夏、生姜、枳实、大枣、大黄。具有和解少阳，内泻结热之功效。柴胡、黄芩和解少阳，蒲公英、银花、连翘、板蓝根清热解毒祛风，半夏开结痰，枳实、大黄泄下里结，诸药共用使风温邪毒通过清胃通腑而得以下泄。钮师主张应辨其发于少阳或阳明，分别加以柴胡、川芎，或葛根、白芷。指出初起宜速消散，不可轻补于未溃之前，早补则必成脓。

发颐早期多为实证，余邪滞于经络中，早期治疗多以清消为主，以清热解毒、活血疏通，且凡用清凉须防冰伏，必佐活血疏通。初起不可单独用寒冷清解，恐冰伏闭郁，毒不得发，必兼疏散为要，以普济消毒饮为主方。

4. 肿则不通，不通则痛

中医学认为，人体经脉气血流畅，则周身相安。若病邪相加，气行不畅，血运不调，气血阻滞不通，则出现疼痛。因以实邪阻滞而痛，故辨证为实痛。不通则痛，热毒之邪侵入人体则伤津，使脉道失润不滑利而致气机阻滞，不通则痛。情志的异常变化，尤其是大怒不节则可直接引起人体气机升降失常而致气血运行障碍而痛。饮食不节，食积内停阻于中焦，影响脾胃气机升降，致气机阻滞而痛。饮食不洁，则湿热毒邪阻滞，则气血不和而痛。金代医家李东垣在《医学发明》中明确提出"痛则不通"的病机学说，故而实痛的基本病机在于各种病因致人体的气血运行障碍，阻滞不通而产生疼痛。钮师认为，发颐肿胀发作，周围腮腺组织肿胀，阻遏气机，气机不畅则生疼痛，故治痛不在于止痛，而根在疏通，驱邪外出，消除腮腺肿胀。

5. 六经辨证，重视脾胃

六经辨证是以六经代言脏腑而定病位，在此前提下进而确定病性。六经病性，具体表现为阴、阳、表、里、寒、热、虚、实为主的八个方面。在六经病中，太阳病、阳明病、少阳病是三阳经病，主六腑，其病与三阴病相比，多为表证、实证、热证；太阴病、少阴病、厥阴病是三阴经病，主五脏，其病与三阳病相比，多为里证、虚证、寒证。发颐病因病机为热毒之邪侵犯足少阳经络，因足少阳胆经的经脉起于目内眦，上抵头角，下至耳后，绕耳而行。而肝胆为脏腑之表里，肝喜条达，肝木太过或脾土虚弱，木乘脾土，出现肝旺脾虚之症。《金匮要略》有云："见肝之病，知肝传脾，比先实脾。"

《脾胃论》曰："历观诸篇而参考之，则元气之充足皆由脾胃之气无所伤，而后能滋养元气。若胃气之本弱，饮食自倍，则脾胃之气既伤，元气亦不能充，而诸病之所由生也。"李东垣云："脾胃虚损，百病由生。"著名医家张景岳指出："人之始生，本乎精血之源，人之既生，由于水谷之养。非精血无以立形体之基，非水谷无以成形体之壮。"脾喜燥恶湿，胃喜湿恶燥，脾胃功能正常为正气之源、后天之本。脾失健运，胃失和降，则"其气必虚"。脾胃运化水谷，化生气血，奉养全身，补充消耗，是人体一身正气的重要来源，脾胃的健旺与否直接关系到人体正气是否充盈，从而影响人体对疾病的抵抗能力。钮师在临床实践中，以脾胃为"辨证论治"的中心，"脏腑辨证"的中轴，施治重脾胃，选方重合参，用药重升降，重视正气，顾护脾胃。

在发颐的治疗过程中，多以清热解毒、消肿散结为主，使用大剂量的清热药和苦寒燥湿药，易损伤脾胃，导致病人泻下过度，造成"伤阴"进一步加重，而犯虚虚之戒。钮师在临证实践中多于苦寒败胃方药中佐入"小建中汤"等补益中焦之品，灵活加减。重视饮食调理，主张"宜先进白稀粥，次进糜粥，宜须少少与之，并不能早吃肉食"。

二、证治经验

1. 中医内治

（1）清热解毒法：发颐早期见颐颌之间结块疼痛，张口不利，继则肿痛渐增。检查口内颊部导管开口处常现红肿，压迫局部有黏稠的分泌物溢出。伴身热恶寒，口渴，小便短赤，大便秘结；舌苔薄腻，脉弦数。治以清热解毒，选方普济消毒饮或柴葛解肌汤加减。方药组成：黄芩、黄连、陈皮、甘草、玄参、柴胡、桔梗、连翘、板蓝根、马勃、牛蒡子、薄荷、僵蚕、升麻。热甚，加栀子、生石膏（打碎）；便秘，加瓜蒌仁（打碎）、生大黄（后下）、枳实。

（2）托毒透脓法：发颐见颐颌间结肿疼痛渐增，甚至肿势延及面颊和颈项，焮红灼热，张口困难；继之酿脓应指，口内颊部导管开口处能挤出脓性分泌物。伴高热口渴，舌苔黄腻，脉弦数。治以清热解毒透脓，选方普济消毒饮加透脓散加减等。方药组成：黄芩、黄连、陈皮、甘草、玄参、柴胡、桔梗、连翘、板蓝根、马勃、牛蒡子、薄荷、僵蚕、升麻。

（3）清营涤痰法：发颐后期见颐颌间肿胀平塌散漫，肿势延及面颊和颈项，焮红灼热，疼痛剧烈，汤水难咽；壮热口渴，痰涌气粗，烦躁不安，甚至神昏谵语；舌质红绛，苔少而干，脉弦数。治以清营解毒，化痰泄热，养阴生津。选方：清营汤合安宫牛黄丸加减。常用中药：水牛角、生地黄、金银花、连翘、玄参、黄连、竹叶心、丹参、麦冬。

（4）清脾化痰法：该期患者多有数月以至数年的反复发作病史，发作时颐颌部肿痛，触之似有条索状物，进食时更为明显。在两次发作的间歇期，患者口内常有臭味；晨起后挤压腮腺部，可见口内颊部导管开口处有黏稠的涎液或脓液溢出；舌苔薄黄或黄腻，脉滑。治以清脾泄热，化瘀散结。选方：二陈汤合五味消毒饮加减，酌加夏枯草、连翘、黄芩、玄参、莪术等。常用中药：陈皮、半夏、茯苓、僵蚕、甘草、金银花、蒲公英、紫花地丁等。

1. 中医外治

（1）中药熏蒸法：以中药理论为指导，利用药物煎煮后产生的蒸汽，通过熏蒸机体达到治疗目的的一种中医外治疗法。中药熏蒸通过热、药的协同作用，将药物的有效成分直接作用于患处，可加速局部血液、淋巴液的循环，促进新陈代谢，加快代谢产物的清除，同时由于热能的作用，促使皮肤、黏膜充血，扩张毛孔，药物通过扩张的毛孔渗透肌肤，起到清热解毒、活血化瘀、消肿止痛等功效。适用于发颐发作期颐颌局部红赤肿胀疼痛，张口咀嚼受限，耳下肿块变软按之应指者。选用发颐熏蒸方：金银花、法半夏、浙贝母、天花粉、白及、乳香、皂角刺、牡丹皮。

（2）局部贴敷法：运用中药敷于患处或穴位，渗透使皮肤吸收，以起到清热解毒、消肿止痛作用。适用于发颐急性化脓期局部红肿疼痛者。选用加味金芙膏或清热消肿糊外敷。

（3）中药漱口法：发颐全程可选用中药辨证漱口方调理，中药含漱液能抗菌消炎，改善口腔内环境，促进导管口炎症的消退，对经导管口逆行感染的腮腺炎效果佳。方药组成：金银花、野菊花、蒲公英、金钱草、薄荷、紫花地丁、甘草。水煎取药液 100mL，待药液温度适宜后频频含漱，每天 1 剂，每次含漱 1～3 分钟，每天 3～10 次。

（4）按摩理疗法：手法按摩配合理疗，可以促进局部血液循环，促进炎性坏死物的代谢，改善腮腺局部的炎症，促进阻塞的唾液排出，对腮腺起到消肿止痛的作用。手法从后向前，顺应导管循行方向，向口内腮腺导管开口处按摩，促进阻塞不通的唾液排出。配合促进唾液分泌的食物和药物、热敷、微波等理疗，效果更佳。

（5）切开引流法：发颐脓肿形成后，由于腮腺包膜致密，脓肿形成后局部胀痛明显。切开引流脓液，使局部减压，配合创面换药。适用于发颐之热盛酿脓证，经保守治疗无效者。

三、验案选析

热毒蕴结案 1

周某，女，37 岁，2019 年 2 月 28 日初诊。

［主诉］右侧耳下肿痛 10 天伴张口受限

［现病史］10 天前右侧耳下肿痛，张口受限，无发热，至当地医院输液抗炎治疗 4 天，症状略好转，今日至我院门诊求诊。为求进一步治疗，由门诊拟"右侧急性腮腺炎"收入住院。入院时：患者右耳下疼痛，伴轻度咽痛，无发热，无咳嗽咳痰，食欲欠佳，睡眠可，大便难解，小便正常。

［专科查体］T36.2℃，右侧耳下触及硬质肿块一枚，约 3cm×2.5cm，压痛（+），边界欠清，活动度欠佳，皮色淡红，皮温偏高；颜面部对称无畸形；右侧腮腺导管口红，挤压未见脓性渗出；颈两侧Ⅱ区及双侧颌下均触及几枚肿大淋巴结，右侧较明显，直径约 2.5cm，质中等，边界清，活动度可，无明显压痛。舌质红，苔黄腻，脉象滑数。

［辅助检查］血常规正常。C 反应蛋白升高。彩超提示：双侧腮腺弥漫性病变伴右侧腮腺肿大、右侧腮腺区淋巴结肿大。颈两侧淋巴结增大，右侧Ⅱ区考虑炎症（图 3-1）。

［西医诊断］右侧急性化脓性腮腺炎

［中医诊断］发颐（热毒蕴结证）

［治疗方案］

1. 西医

给予头孢噻肟钠舒巴坦钠、奥硝唑联合抗感染治疗，浓替硝唑漱口液 2mL，稀释后含漱，每日 3 次。

2. 中医

治则：清热解毒、消肿止痛

（1）内治方药

柴　胡 9g	葛　根 9g	生石膏 9g	天花粉 9g
黄　芩 9g	甘　草 9g	牛蒡子 9g	连　翘 9g
升　麻 9g	桔　梗 9g	蒲公英 15g	紫花地丁 15g

川军（后下）3g

用法：每日 1 剂，水煎，分 2 次服。

（2）局部外治

入院后予外敷加味金芙膏 6～8 小时，每日 1 次；中药熏蒸一号方外熏，每日半小时；超声药物透入，每次 20 分钟，每日 1 次。治疗 3 天，诸症全消而愈。

2019 年 3 月 8 日复查彩超：腮腺大小正常，回声稍低、稍粗，分布欠均匀，血流信号未见异常（图 3-1）。

［分析讨论］柴葛解肌汤来源于明代陶华所著《伤寒六书》，原方用于"治足阳明胃经受邪，目疼，鼻干，不眠，头疼，眼眶疼，脉来微洪"等症，目前临床多用于外感风寒，郁而化热证。本方的配伍特点是温清并用，侧重于辛凉清热；

表里同治，侧重于疏泄透散。方中柴胡、葛根为君药，柴胡味苦平，善于解表退热，疏肝解郁，升举阳气。《神农本草经》记载："柴胡主心腹，去肠胃结气，饮食积聚，寒热邪气，推陈致新。"亦云葛根："主治消渴，身大热，呕吐，诸痹，起阴气，解诸毒。"葛根味甘平，功善解肌退热、透疹、生津止渴、升阳止泻。方中二药合用，具有解肌清热、舒畅气机、外透郁热、解毒止痛之功。方中黄芩、生石膏为臣药。其中黄芩味苦性寒，功善清热燥湿、泻火解毒；石膏味甘辛性寒，生用清热泻火、除烦止渴。二药合用清解郁热，泻阴火而除烦。方中桔梗味苦辛性平，功善宣肺、祛痰、利咽、排脓，既能宣肺解表，又能载诸药直达病所。

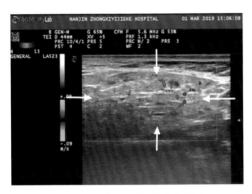 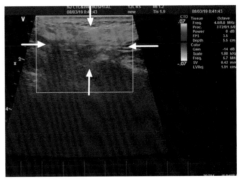

2019-03-01 检查：腮腺体积增大，回声增高、光点增粗，分布不均匀，内见散在小片状低回声，血流信号明显增多

2019-03-08 检查：腮腺大小正常，回声稍低、稍粗，分布欠均匀，血流信号未见异常

图 3-1　周某治疗前后彩超图像对比

热盛酿脓案 2

段某，男，79 岁，2019 年 2 月 28 日初诊。

[主诉] 左耳下肿块 5 天

[现病史] 患者 5 天前无明显诱因下发现左耳下肿块，初起约核桃大小，无明显疼痛，无发热畏寒，至八一医院就诊。查：血常规正常，血淀粉酶正常，予"头孢"口服抗炎治疗 3 天，左耳下肿块渐增大，遂至当地社区医院。复查血常规：WBC 5.9×10^9/L，N 73.9%，予"头孢唑肟、甲硝唑"输液治疗 3 天，症状无改善。入院前 1 天，左耳下肿块皮色变红伴疼痛，次日至我院门诊。患者及家属为求进一步系统治疗，由门诊拟"左耳下脓肿"收住入院。入院时，左耳下肿块疼痛，颈部及腰背部略有不适，无恶寒发热，无耳鸣鼻衄，无头晕头痛，无咳嗽咯痰，无胸闷心慌，无牙痛咽痛，无腹痛腹泻，食欲欠佳，睡眠尚可，大便干结，小便黄。

[专科查体] 左耳下可触及一枚肿块，直径约 6cm，质地中等，界欠清，活

动度差，压痛（＋），皮色微红，未及明显波动感。舌质红，苔薄黄，脉象弦滑。

［辅助检查］彩超：检查：左侧腮腺下缘、颌下腺外侧软组织内见范围 28mm×22mm 的混合回声区，无包膜，界不清，周边软组织肿胀，周边少量血流信号，超声提示混合性包块（2019 年 3 月 1 日本院）（图 3-2）。颈部平扫＋增强示：左侧腮腺下方肿块，考虑感染病变伴脓肿形成可能性大。左侧耳下肿块穿刺，结合液基细胞学检查：考虑为急性化脓性炎症。

［西医诊断］左侧急性化脓性腮腺炎

［中医诊断］发颐（热盛酿脓证）

［治疗方案］

1. 西医

给予拉氧头孢钠联合奥硝唑抗感染治疗，浓替硝唑漱口液 2mL 稀释后漱口，每日 3 次。

2. 中医

治则：泻热解毒

（1）内治方药

柴　胡 12g	黄　芩 9g	枳　实 6g	蒲公英 10g
银　花 10g	连　翘 12g	板蓝根 10g	生大黄 3g（后下）
炙甘草 6g			

（2）局部外治：入院后予清热消肿糊适量外敷患处，每日 6 ～ 8 小时。熏蒸方局部外熏肿胀腮腺，每次半小时，每日 2 次。超声导入仪治疗，每次 20 分钟，每日 1 次。配合含漱液频频漱口。

3 月 18 日左侧耳下肿块明显缩小，活动度较前改善，略有压痛，皮色如常。食欲及睡眠可，二便调，复查 B 超，见左侧颈上部混合型包块（左侧腮腺下缘及左侧颌下腺外侧软组织见范围约 15mm×14mm 类圆形混合回声区，见图 3-2）。去大黄，余方继续服用。

3 月 28 日复查 B 超：左侧腮腺下极见大小约 15mm×11mm 囊实混合回声团块，境界尚清，形态规则，包膜不明显，内似见少许点状强回声，后方回声增强，CDFI 未见明显血流信号（图 3-2）。经治疗，患者痊愈出院（图 3-3）。

［分析讨论］大柴胡汤出自《伤寒论》，为表里双解剂，具有和解少阳、内泻热结之功效。方中重用柴胡为君药，配臣药黄芩和解清热以除少阳之邪；轻用大黄配枳实以内泻阳明热结，行气消痞，亦为臣药。热毒壅盛者，佐以蒲公英、连翘、板蓝根、金银花等清解上焦热毒邪气之品。《灵枢》有曰："夫血脉营卫，周流不休，上应星宿，下应经数。寒邪客于经络之中则血泣，血泣则不通，不通则卫气归之，不得复反，故痈肿。寒气化为热，热胜则腐肉，肉腐则为脓。"

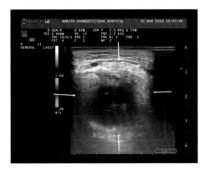

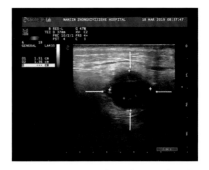

2019-03-01 检查：左侧腮腺下缘、颌下腺外侧软组织内见范围 28mm×22mm 的混合回声区，无包膜，界不清，周边软组织肿胀，周边少量血流信号，超声提示混合性包块

2019-03-18 检查：左侧腮腺下缘、颌下腺外侧软组织内见范围 15mm×14mm 的混合回声区，类圆形，部分界模糊，周边软组织回声尚均匀，周边少许血流信号，超声提示混合性包块

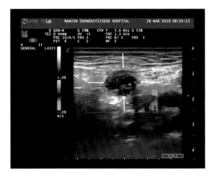

2019-03-28 检查：左侧腮腺下缘见范围 15mm×11mm 的混合回声团块，界清，形态规则，内部似见少许强回声，周边软组织未见明显异常，未见明显血流信号，超声提示混合性包块

图 3-2 段某治疗前后彩超图像对比

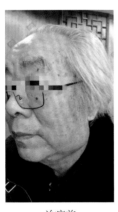
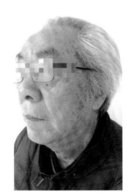

治疗前　　　　　　　治疗后

图 3-3 段某颈部治疗前后对比照

（张莉　许费昀　钮晓红）

第二节　慢性复发性腮腺炎（发颐）

慢性复发性腮腺炎是一种非阻塞性腮腺炎性疾病，多发生于 3～15 岁的儿童，少数可见于成人，其发病率仅次于流行性腮腺炎。发病频率为每 3～4 个月 1 次，每次持续 4～7 天，主要表现为腮腺区的反复及间断性肿胀、疼痛、不适，通常不伴有腮腺导管的阻塞。急性发作期可伴有发热及口内导管口红肿，甚至出现脓性分泌物，多数以单侧发病为主。该病具有自愈性，约 95% 的儿童复发性腮腺炎可在成年后自愈，少数可迁延未愈至成年期，发展为"成人复发性腮腺炎"。慢性复发性腮腺炎的发病原因错综复杂，致病因素非单一化，且该病多发于儿童，多数在青春期后自愈，目前这一现象仍未得到充分解释，多数学者认为与机体免疫力息息相关，且一直认为是局部及全身综合因素所致。其中，局部因素包括腮腺在儿童期发育不全、局部免疫功能低下、腮腺导管直平易于逆行感染等。此外，还有部分为先天发育异常，如末梢导管扩张等。全身因素包括体液免疫及细胞免疫缺陷、抵抗力低下、上呼吸道感染等原因降低全身抵抗力。也有学者认为，该病与患者首发流行性腮腺炎时失治、误治或疗程过短有一定关联。因该病病因学不明确，不能对因治疗，故主要以缓解患者症状为主要治疗目的，以增强抵抗力、防止继发感染、减少复发作为原则。嘱患儿多饮水，每天按摩腺体，帮助排空唾液，用淡盐水漱口，保持口腔卫生。咀嚼无糖口香糖，刺激唾液分泌。若有急性炎症表现，可用抗生素。

该病也属于中医"发颐"范畴。明·陈实功在《外科正宗》中曰："原受风寒，用药发散未尽，日久传化为热不散，以致项之前后结肿疼痛。"认为本病多是由于伤寒或温病汗出不畅，余邪不能外达，结聚于少阳、阳明经络，导致气血凝聚，阻遏气机，致气机升降失司，水湿久蕴，成核为患。

一、学术思想

1. 重视"痰"因

中医学治疗讲究追根溯源，治病求本。钮师认为，该病与"痰"邪密切相关，《症因脉治·痰症论》曰："痰之为病，变化百出。"痰性黏滞，缠绵难愈，致病广泛，易于兼邪致病，故而致病症状复杂，变化多端。《素问·异法方宜论》曰："中央者，其地平以湿，天地所以生万物也众。其民食杂而不劳，故其病多为痿厥寒热，其治宜导引按跷。故导引按跷者，亦从中央出也。"该病病程绵长，反复发作，久治不能痊愈，其疾病特点与"痰"邪致病的特点不谋而合。而对于"痰证"的治疗，历代医家均有自己独到的见解，张仲景提出了"病痰饮者，当以温药和之"的治则，朱丹溪在《丹溪心法》中提出了"治痰法，实脾土，燥脾湿，是治其本"。李梴在《医学入门》中提出"因气动者曰痰气，顺气导痰汤；因火动者曰痰火，清热导痰汤；因湿动者曰湿痰，祛痰导痰汤主之，通用二陈汤，能使大便润而小便长，尤为分导要药"，并批评了"痰无补法"之说，设立痰病虚证的治疗。张景岳在《景岳全书》中提出了"治痰者，必当温脾强肾，治痰之本，使根本渐充，则痰将不治自去"。叶天士在《临证指南医案》中运用温补逐散诸法治疗痰证疗效卓著，并强调了"古人见痰休治痰"之论，诚乃千古明训。钮师认为，该病迁延期以痰证为主，夹带瘀证，故而耳下颐颌肿胀不甚，坚硬难消。

2. 强调整体观

钮师重视人与自然、气候、环境、四时的协调统一关系；重视皮肤与脏腑、经络、气血的内在联系。认为慢性复发性腮腺炎不仅仅是颐颌病症，更是脏腑、经络气血的生理、病理在颐颌处的反应，即"有诸内必形诸外"。临证四诊合参，尤重舌诊。重视望闻问切四诊合参，但也善于抓住重点。在颐颌肿胀表现、舌苔、脉象的综合辨证上出现不同时，钮师更加重视舌苔，常言"舌为心之苗，又为脾之外候，苔是胃之气"，认为观舌可判断外邪之轻重、正邪之消长和病势的进退以及胃气的存复情况。这也是整体观的一个体现。

3. 顾护脾胃，未病先防

所谓"未病"，是指疾病前期，体内虽有病因存在，但尚未致病的人体状态。病未成时进行防护调解，是中医学的主要理念之一。《素问·刺热》说："病虽未发，见赤色者刺之，名曰治未病。"所谓"未发"，实际上是已经有先兆小疾存在，即疾病时期症状较少且又较轻的阶段。唐代大医学家孙思邈重视治未病，提出："上医医未病之病，中医医欲病之病，下医医已病之病。"《黄帝内经》中指出疾病的发生，关系到正气和邪气两方面：若正气充足时，邪气无法侵袭人体，则不发病，即"正气存内，邪不可干"；若正气虚弱，不足以抵御外邪时，邪气乘虚而入而发生疾病，即"邪之所凑，其气必虚"。《伤寒论》曰："病人脏无他病，时发热自汗出而不愈者，此卫气不和也，先其时发汗则愈，宜桂枝汤。"即疾病未发之时，截断其发病趋势，使脾胃健旺，营卫调和，则汗出得愈，以达到预防之目的。

4. 调养脾胃，病瘥防复

在疾病已治后期，病情虽向愈好转，但仍有正气待复与余邪未尽并存的状况。此时若调理不慎，极易引起病情再发或复感新邪，以致前期的治疗功亏一篑。《伤寒论》："病人脉已解，而日暮微烦，以病新差，人强与谷，脾胃气当弱，不能消谷，故令微烦，损谷则愈。"说明病后的调养，应该节制饮食以保养脾胃。"微烦"乃因"病新差""脾胃气尚弱，不能消谷"，食积化热而上扰心神所致。故应适当减少食物的摄取，休养脾胃，以待脾胃功能恢复，着重从脾胃的角度阐述疾病恢复过程中应注意调养，以防病情复发，其预防之意隐然其中。

二、证治经验

1. 中医内治

（1）清热利湿法：发颐见颐颔肿胀且有压痛、导管口有脓性或黏冻样分泌溢出。每逢季节变化易发作，张口受限，胃纳较差，大便干燥，舌苔薄黄腻，脉滑数。治以清热利湿。选方：黄芩滑石汤合平胃散加减。方药组成：鲜或干藿香、佩兰、制半夏、黄芩、六一散、制苍术、泽泻、板蓝根、蒲公英、茵陈、野菊花、赤芍、夏枯草、炙僵蚕。如急性发作时，腮腺区如有肿胀压痛，加荆芥、防风、桑叶、清水豆卷；苔薄腻者，去苍术，加陈皮；大便干燥者，加瓜蒌仁、杏仁。

（2）祛风化痰法：发颐见颐颔肿胀，导管口有米汤样分泌溢出，恶寒发热，咽喉疼痛，咳痰黏稠，舌苔白腻，舌体胖，脉滑数。治以祛风化痰，清热利湿。选方：牛蒡解肌汤合甘露消毒丹加减。方药组成：熟牛蒡、荆芥、连翘、山栀、丹皮、黄芩、白蔻仁、藿香、佩兰、薄荷、夏枯草、玄参、石菖蒲、炙僵蚕、赤猪苓。恶寒发热，加清水豆卷、桑叶；咽痛，加苦桔梗、赤芍；咳痰黏稠，加陈皮、象贝母。

（3）健脾益气法：发颐患者素体亏虚，易感外邪而诱发腮腺肿胀，导管口有稀薄样黏稠分泌物溢出、疼痛。大便溏薄，纳谷不香，面黄，舌质淡胖，苔薄，脉细弱。治以健脾益气，化痰软坚。选方：玉屏风散合四君子汤加减。方药组成：黄芪、炒党参、炒白术、荆芥、防风、蔓荆子、炙僵蚕、夏枯草、板蓝根、赤猪苓、生甘草。腮腺区肿胀，加广郁金、赤芍、丹皮；发热头痛，加桑叶、清水豆卷；咽痛，加薄荷、熟牛蒡；胃纳差，加陈皮、炒谷麦芽。

（4）益气养阴法：发颐见颐颔肿胀、质软，肿势弥散，导管口分泌物尚清，但主诉有咸味，口干而黏，舌质红、少津，苔少，脉细数。治以益气养阴。选方：六味地黄丸合四君子汤加减。方药组成：生地、知母、玄参、石斛、太子参、黄芪、枸杞子、天花粉、黄芩、赤猪苓、生甘草。腮腺区肿胀，加桑叶、炙僵蚕、熟牛蒡；口内有咸味，加煅牡蛎、陈皮；大便溏薄，加炒白术；大便干燥，加瓜蒌仁。

2. 中医外治

（1）中药熏蒸法：适用于发颐发作期颐颌局部红赤肿胀疼痛，张口咀嚼受限，耳下肿块变软按之应指者。可依据辨证选取发颐熏蒸方或者化痰解凝方等外用方药。

（2）穴位贴敷法：该疗法有类似针灸的效应，药物通过穴位渗透皮肤直接进入经络，导入脏腑通达患处，激发全身的精气，起到沟通表里、调和营卫、宣肺化痰、止咳平喘、健脾益肾、调整阴阳的作用。该病多为足厥阴肝经、足阳明胃经两经选穴。

（3）中药漱口法：发颐治疗全程可选用中药辨证漱口方调理。中药含漱液能抗菌消炎，改善口腔内环境，促进导管口炎症的消退，对经导管口逆行感染的腮腺炎效果佳。方药组成：金银花、野菊花、蒲公英、金钱草、薄荷、紫花地丁、甘草。水煎取药液 100mL，待药液温度适宜后频频含漱，每天 1 剂，每次含漱 1～3 分钟，每天 3～10 次。

（4）按摩理疗法：可以促进局部血液循环，促进炎性坏死物的代谢，改善腮腺局部的炎症，促进阻塞的唾液排出，对腮腺起到消肿止痛的作用。手法从后向前，顺应导管循行方向，向口内腮腺导管开口处按摩，促进阻塞不通的唾液排出。配合促进唾液分泌的食物和药物、热敷、微波等理疗，效果更佳。

三、验案选析

湿毒在表案 1

高某，男，3 岁，2018 年 8 月 7 日初诊。

［主诉］右侧耳前耳下肿胀反复发作 2 年

［现病史］2 年来，右侧耳前耳下肿胀反复发作，曾诊断为"慢性复发性腮腺炎"，近 1 年来反复发作 4 次。发作时，表现为右侧耳前耳下肿胀伴有对应腮腺导管口红肿，并有混浊性分泌物自腮腺导管口溢出。近 5 天来再次发作，无发热，纳呆，小便黄，大便干。

［专科查体］面色红，右侧腮腺增大漫肿，压痛，伴腮腺导管口红肿，可见

少许分泌物，舌红，苔黄腻，脉数。

[辅助检查] 血常规：WBC9.5×10⁹/L，N55%，L45%，C-反应蛋白<10mg/L。
彩超：右侧腮腺前径约45mm，后径约21mm，回声增强欠均匀，形态饱满，实质内可见多发、密集的细小低回声结节，超声提示右侧腮腺增大（图3-4）。

[西医诊断] 慢性复发性腮腺炎

[中医诊断] 发颐（湿毒在表）

[治疗方案]

1. 西医

患者血象正常，未选用西药抗感染治疗。

2. 中医

治则：疏风解表、化湿解毒

（1）内治方药

金银花 6g	连 翘 6g	牛蒡子 6g	黄 芩 6g
黄 连 3g	僵 蚕 6g	板蓝根 6g	玄 参 10g
桔 梗 6g	升 麻 6g	柴 胡 6g	赤 芍 6g
六一散 6g			

共3剂，每日1剂，水煎，分2次服用。

（2）局部外治：外敷加味金芙膏配合超声药物透入，发颐熏蒸方局部外熏综合消肿散结。嘱避风寒，忌食生冷，勿食辛辣刺激食物，保持口腔清洁，顺腮腺导管方向按摩腺体，帮助排出唾液。

二诊：患儿右侧腮腺区肿胀较前消散，但右侧腮腺口仍红肿，挤压后无分泌物，唇红，舌红，苔黄腻，脉数。上方加夏枯草6g，芦根6g，蒲公英3g。共7剂，每天1剂，继续外敷加味金芙膏。

三诊：患儿右侧耳前耳下已无肿胀，腮腺导管口略红肿，周围黏膜已呈淡粉色，偶尔有咽干，舌红，苔白，脉平。上方去蒲公英，加天花粉10g。共14剂，每天1剂，水煎服。继续外敷加味金芙膏。

四诊：患儿偶有纳呆，除此无任何不适，腮腺口已无红肿，舌淡红，苔薄白，脉象平。以三诊方药去六一散、板蓝根、芦根，加陈皮3g，茯苓6g，焦神曲6g。共14剂，每天1剂，水煎服。

五诊：患儿已无任何不适，四诊方药继续服用14剂，停药观察。2018年12月7日复查彩超：右侧腮腺前径约15mm，后径约14mm，包膜欠光滑，血流信号分布尚可。超声提示：无明显异常（图3-4）。随访1年未发作。

[分析讨论] 早在明代陈实功所著《外科正宗》中描述"慢性发颐"曰：

"原受风寒，用药发散未尽，日久传化为热不散，以致项之前后结肿疼痛。"此病案中黄芩、黄连清泄上焦热毒；连翘、金银花、牛蒡子、僵蚕疏散上焦头面之风热；玄参、板蓝根凉血泻火解毒；玄参滋阴，以防伤阴；桔梗、赤芍清咽利喉，其中桔梗能载药上行；六一散清利湿热；升麻、柴胡疏散风热，即"火郁发之"，并可引药上行清头面热毒；柴胡归肝胆经，而腮腺正位于足少阳胆经经络循行区域之内，又常与黄芩同用，以清半表半里之热，共收和解少阳之功。服药后患儿症状较前减轻，但腮腺导管口仍有红肿，且舌红，苔黄腻，唇红，脉数。故二诊加夏枯草软坚散结消肿；芦根、蒲公英合用以增强清热解毒之功。三诊患儿右侧面颊已无肿胀，腮腺导管口略红肿，周围黏膜呈淡粉色，偶有咽干、舌红、苔白、脉平，故于二诊方去蒲公英，加天花粉清热泻火、益胃生津止渴。四诊、五诊时，患儿已无明显不适，仅仅有纳呆，故去六一散、板蓝根、芦根以防苦寒之品耗伤脾胃；加陈皮、茯苓健脾渗湿，焦神曲 6g 调理脾胃气机。

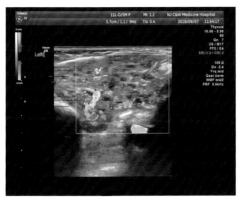 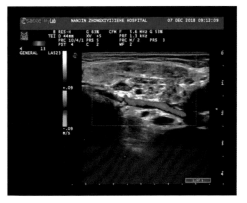

2018-08-07 检查：腮腺肿大、回声增粗、分布不均匀，CDFI 示腺体内部丰富的点条状血流信号，超声提示腮腺炎

2018-12-07 检查：腮腺大小正常，内部回声分布稍增粗，CDFI 未见明显血流信号，超声提示腮腺炎愈后改变

图 3-4　高某治疗前后彩超图像对比

气滞痰凝案 2

贡某，男，48 岁，于 2018 年 9 月 21 日来诊。

[主诉]　左耳下肿块 1 周

[现病史]　患者 1 周前发现左耳下肿块，约白果大小，无明显疼痛，后肿块渐渐增大，至我院门诊诊治，为进一步诊治收住入院。入院时患者左耳下肿块疼痛不适，无咳嗽咳痰，无恶寒发热，无胸闷心慌，无腹泻黑便，纳呆，睡眠尚可，大便溏，小便正常。

[专科查体]　左侧腮腺下极可及一融合性肿块，约 3.0cm×4.0cm，质地中

硬，活动可，伴明显压痛，皮色正常，皮温不高；咽部充血红肿，两侧扁桃体无肿大，余未及明显肿块。舌质淡红，苔白腻，脉象弦滑。

［辅助检查］ MRI 平扫：左侧腮腺区类圆形团块影，大小约为 22mm×17mm×30mm，其内信号欠均，见散在小片短 T1 信号影，压脂为混杂信号（图 3-5）。左耳下肿块穿刺，结合液基细胞学检查：针吸黏液样标本少许，镜下主为红染，无结构物质，少许淋巴细胞和嗜酸性上皮细胞，腮腺 Warthin 瘤不除外，建议手术病检。

［西医诊断］ 慢性复发性腮腺炎

［中医诊断］ 发颐（气滞痰凝证）

［治疗方案］

中医治则：健脾化痰、清解余毒

（1）内治方药

生黄芪 15g	党　参 10	茯　苓 10g	白　术 10g
陈　皮 10g	姜半夏 10g	象贝母 10g	夏枯草 10g
皂角刺 6g	金银花 10g	连　翘 10g	菊　花 10g
牛蒡子 10g	生甘草 6g		

共 5 剂，每日 1 剂，水煎，分 2 次服用。

（2）中医外治：入院后予化痰解凝糊适量局部外敷，每日 6～8 小时。化痰解凝熏蒸方局部外熏，每日 2 次，每次半小时。

治疗后，咽部充血减轻，腮腺肿胀疼痛明显减轻，触之较前变软，左腮腺部位较右侧稍厚。颈部 MRI：左侧腮腺区类圆形团块影，性质待定。两周后病灶局限，予以手术切除肿块。术后病理：左侧腮腺示涎腺组织，涎腺小叶间及导管周围见淋巴细胞浸润，考虑为左侧腮腺慢性炎（图 3-6）。

［分析讨论］ 牛蒡解肌汤，出自《疡科心得集》卷上。主治头面风热，或颈项痰毒，风热牙痛。本方治诸症是由风热火毒循经上攻，蕴结颈项而致。方中牛蒡子疏散风热，解毒散肿，为君药。以金银花、菊花、皂角刺疏风散热解郁；连翘清热解毒，消痈散结，疏散风热；夏枯草清泻肝火，消散瘀结。诸药协同，具有疏风解肌、清热解毒、散结消肿之功。因患者病程较长，反复发作，而正气亏虚，毒邪留恋，发而为颐。《医学正传》之六君子汤具有益气健脾、燥湿化痰之效，实则为四君子汤加入二陈之品。痰是人体内的一种病理性产物，亦是一种致病物质，诸多疑难杂症每责之于痰，故有"怪病责之于痰""百病皆由痰作祟"之说。《类证治裁》云："饮唯停蓄肠胃，痰则随气升降，遍身皆到，在肺则咳，在胃则呕，在心则悸，在头则眩……变幻百端，昔人所谓怪病多属痰，暴病多

属火也。"此处较详细地指出了痰饮随气升降引起的诸多病症。《丹溪心法》云："善治痰者，不治痰而治气。气顺则一身之津液亦随气而顺矣。"

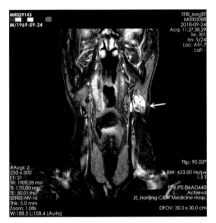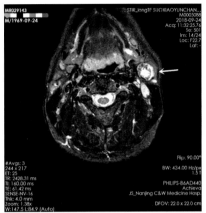

2018-09-24检查：左侧腮腺区类圆形团块影，大小约为22mm×17mm×30mm，其内信号欠均，见散在小片短 T1 信号影，压脂为混杂信号

图 3-5　贡某颈部 MRI 平扫（治疗前）

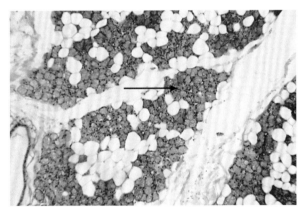

用苏木素-伊红 HE 染色，放大 20×10 倍：图示涎腺组织伴淋巴细胞浸润，视野中央箭头所指为淋巴细胞。病理诊断：慢性腮腺炎

图 3-6　贡某组织病理切片

（张莉　傅良杰　钮晓红）

第三节 流行性腮腺炎（痄腮）

流行性腮腺炎是由腮腺炎病毒引起的急性传染病。儿童和青少年期较常见，可因病毒侵袭各种腺体和神经系统引起多种并发症，如脑膜脑炎、卵巢炎、睾丸炎、甲状腺炎、血小板减少、关节炎等。若不及时治疗会造成神经、生殖、消化等系统损害，严重者可危及生命。发病率高，每7～8年有周期性流行倾向，任何年龄均有易感性，尤其易在儿童中广泛流行。我国人口密度大、人群集聚，为该病的传染更是提供了方便，若措施不当，就可能导致大面积的流行。

中医称之为"痄腮"是因感受风温邪毒，壅阻少阳经脉而引起的一种时疫性疾病，临床以发热、恶寒、头痛、咽痛、食欲不振、恶心呕吐、一侧或两侧耳下腮部漫肿无边为特征。在气候变化，冷暖失常，时疫流行期间容易发生本病。当小儿正气不足、卫外不固时，风温邪毒乘虚侵袭机体，发为痄腮。病证名见《幼科金针》，还有"肿腮""腮肿""遮腮""含腮""搭腮肿""耳腮痒肿""蛤蟆瘟"之称。

本病的病变部位主要在足少阳胆经，病情严重者亦可累及足厥阴肝经。病机为邪毒壅阻足少阳经脉，与气血相搏，凝聚于耳下腮部。临床因小儿体质、感邪轻重、病情深浅的不同，有邪犯少阳、热毒蕴结之区别。若邪毒炽盛，正不胜邪，则可见邪毒内陷心肝、内窜睾腹之变证。以清热解毒，疏风散结为基本治则。常证属邪犯少阳者，治以疏风清热，散结消肿；属热毒蕴结者，治以清热解毒，化痰散结。变证属邪陷心肝者，治以清热解毒，熄风开窍；属毒窜睾腹者，治以清肝泻火，活血止痛。宜采用内外治法相结合，以提高疗效。

一、学术思想

钮师在诊治痄腮的理论和实践方面逐渐走上了中西医结合的道路，使痄腮的诊断有了客观依据，治疗方法更加丰富。尤其善于运用各种辅助疗法和中西制剂的单独或联合应用，取得了非常满意的疗效。

1. 审因分类，预警演变

钮师认为，痄腮的病因主要有外感温毒病邪、内伤情志、饮食起居失宜和体质因素四类。基本病机是温毒时邪从口鼻而入，或感受风寒，郁久化热；或素有肝胃积热，情志不畅，与外邪互结，壅阻少阳经脉，郁结不散，与气血相搏，凝滞耳下腮颊，致使腮腺肿胀、疼痛而发为此病。具体分为温毒在表、热毒蕴结、邪陷心肝、引睾窜腹四类。

2. 分期论治，既病防变

外感风温时毒是引发痄腮的主要因素，因而本病的治疗，始终以清热解毒为总则，但在疾病的不同阶段，应根据病邪侵入的深浅轻重不同而灵活运用，如早期疏风清表，中期清热解毒，后期截毒散坚。

二、证治经验

1. 内治四法

（1）疏风清热法：通过疏散表浅的风热之邪，使邪毒从表而出，该法是钮师早期疏风清表在临床上的具体应用。临床主要运用于痄腮初起，邪气侵袭于表，里邪不盛，或表里俱实。钮师认为，"凡病在头目，内火未盛者""时毒风热上聚头面"应疏散风热；而"时毒表里俱热""毒在阳明，表里俱热""时毒三阳热极"，当解表与清里相结合。《济阳纲目·治大头瘟方》亦载有用葛根牛蒡子汤、五香麻黄汤、防风通圣散等解表剂治疗痄腮。钮师善用葛根牛蒡子汤加减治疗痄腮初起见表证者。如果患者伴有头部胀痛明显时，则配合行气止痛之法，收效更佳。

（2）清热解毒法：由于痄腮多为疫毒侵袭，毒热内停，钮师认为是"时气盛行，宜清火解毒"。故治疗上采用清热解毒、清解疫毒法，该法是钮师中期清热解毒在临床上的具体应用。对痄腮分经论治，如普济消毒饮治阳明痄腮、荆防败毒散治太阳痄腮等。特别需要注意的是，清热解毒之品大多寒凉，痄腮患者多为幼儿，临证应注意顾护脾胃，以防苦寒败胃。

（3）清营凉血法：对于痄腮中期，局部肿痛加剧，伴有全身高热、呕吐等辨证为热入营血的患者，钮师善用清热解毒、清营凉血之法。部分重症患者症见高热惊厥或者抽搐时，加用息风解痉、息风开窍之品。该法是钮师中期清热解毒在临床上治疗兼症的化裁应用。

（4）活血散坚法：痄腮后期，热退而肿不消，局部肿块坚硬，钮师考虑"病久入络"。根据辨证采取活血散坚法，选用活血之品以化瘀，则瘀可去，肿可消，坚可散。该法是钮师后期截毒散坚在临床上的具体应用。

2. 外治四法

（1）中药外敷法：即把药物研成细末，用水、醋、酒、蛋清、蜂蜜、植物油、清凉油、药液等调成糊状，或用呈凝固状的油脂（如凡士林等）、黄蜡等制成软膏、丸剂或饼剂，或将中药汤剂熬成膏，或将药末散于膏药上，再直接贴敷患处。早在《黄帝内经》就有记载，《灵枢·经筋》谓："足阳明之筋……颊筋有寒，则急引颊移口，有热则筋弛纵缓，不胜收故僻。治之以马膏，膏其急者，以白酒和桂，以涂其缓者……"被后世誉为膏药之治，开创了膏药之先河。《圣济总录》中指出："膏取其膏润，以祛邪毒，凡皮肤蕴蓄之气，膏能消之，又能摩之也。"初步探讨了膏能消除"皮肤蕴蓄之气"的中药贴敷治病的机理。通过药物贴敷，直接接触体表给药，可达到化痰散结、消肿定痛的效果。

（2）中药熏蒸法：将药物煎汤趁热在皮肤或患处进行熏蒸、淋洗。一般先用药汤蒸气熏，待药液温时再洗。熏蒸疗法历史久远，早在马王堆汉墓出土的《五十二病方》中已载有熏蒸方8首。北宋《太平圣惠方》谓："发背……当用药煮汤淋漯疮上，散其热毒……能荡涤壅滞，宣畅血脉。"明代《外科启玄》指出，本法有"开通腠理，血脉调和，使无凝滞"之效。熏蒸法，即借助药力和热力，通过皮肤、黏膜作用于肌体，促使腠理疏通、脉络调和、气血流畅，同时活血止痛、消肿散结，达到治疗疾病的目的。

（3）超声中药导入法：又称药物声透疗法、药物超声促渗疗法、药物超声导入疗法，是指利用超声波促进事先准备好的中药药液经皮肤或黏膜吸收的一种新型药物促渗技术。20世纪60年代，这项技术开始应用于运动医学，经过近年的研究和应用，药物超声透入技术日趋成熟，并成为传统经皮给药的一种极具潜力的辅助手段。本法可促进药物有效地透过皮肤，直达病所，达到更好的疏通经脉、化瘀散结的功效。

（4）针刺疗法：清·程国彭认为"头肿之极，须用针砭"，而俞根初对疖腮"外治以细针遍刺肿处，先放紫血，继放黄涎，泄出血毒以消肿"，然后外敷药物。

（5）中药漱口法：钮师认为，腮腺开口于口内，用本院中药漱口液（金银花、野菊花、薄荷等）先含再咽，使药液停留病所，能更好地达到治疗效果。每日数次，细细冲漱。

3. 预防护理

（1）预防：①体育锻炼；②管理传染源早期隔离患者直至腮肿完全消退为止，接触者一般不一定检疫，但在集体儿童机构、部队等应留验3周，对可疑者应立即暂时隔离；③被动免疫和自动免疫；④药物预防，中药板蓝根、金银花、贯众、大青叶、蒲公英、食醋等均具有预防痄腮发生的作用。

（2）护理：①适当卧床休息，不论病情轻重，均应卧床休息5～9天，可使病情得到顺利恢复，减少其他脏器的损害及睾丸炎的发生。②在急性期，应吃流质、半流质、富含维生素的饮食，少吃酸辣刺激性食物及不易消化的多脂类食物；避免过饱，以防止胰腺炎的发生。若怀疑胰腺炎时，可进食乳品及蔬菜、水果等。若已确诊为胰腺炎时，则应禁食，按胰腺炎处理。③注意口腔卫生，每次饭后应坚持漱口，早、晚可用盐水、朵贝尔液、2%苏打水等清洁口腔，以保持口腔卫生，防止口腔腮腺管口继发细菌性感染。④对症处理，如降温、止痛，防止并发症。

4. 饮食疗法

宜吃食物：绿豆、赤小豆、丝瓜、冬瓜、马兰头、枸杞头、菊花脑、菠菜、海藻、裙带菜、甜菜、荸荠、萝卜、黄瓜、苦瓜、香蕉、金银花、胖大海、黄芽菜、茼蒿、荠菜、水芹菜、菜瓜、番茄、慈菇、甘蔗汁、西瓜、地耳、薄荷、菊花等。

忌吃食物：辣椒、胡椒、生姜、大葱、韭菜、茴香、丁香、桂皮、香椿头、芫荽、芥菜、樱桃、桃子、大枣、荔枝、桂圆、杏子、李子、山楂、梅子、酸醋、石榴、葡萄、栗子、核桃、炒花生、肥肉、猪油、鸡肉、鹅肉、猪头肉、羊肉、牛肉、狗肉、虾、螃蟹、带鱼、黄鱼、人参、黄芪等。

三、验案选析

热毒蕴结案 1

患儿侯某，男，18岁，2018年3月28日初诊。

[主诉] 双侧耳下肿痛1天伴发热

[现病史] 1天前患者左耳下出现肿胀疼痛，张口加重，伴有发热，开始38.5摄氏度，在家自行采用"仙人掌外敷"，疼痛进一步加剧，右耳下亦出现肿胀，并向耳垂前后漫延。张口、咀嚼时，疼痛加重。今日体温39℃，来院门诊。刻下：发热面容，全身乏力，精神差。10天前同学曾有类似病史。

[专科查体] 双侧腮腺区漫肿，明显触痛，腮腺导管口未见脓性分泌物，舌质红，苔薄黄，脉弦数。

[辅助检查] 血常规：正常；血淀粉酶：592U/L；尿淀粉酶：670U/L；生化：正常；彩超：双侧腮腺弥漫性增大，回声增粗，边界欠清。提示腮腺炎（图3-7）。

［西医诊断］ 流行性腮腺炎

［中医诊断］ 痄腮（热毒蕴结证）

［治疗方案］

1. 西医

补液抗病毒对症治疗。

2. 中医

治则：清热解毒、消肿散结

（1）中医内治

生　地 20g	荆　芥 12g	防　风 10g	当　归 10g
苏　叶 12g	川　芎 12g	当　归 12g	黄　芩 10g
枳　壳 10g	石　膏 15g	甘　草 6g	陈　皮 6g

用法：每日 1 剂，水煎，分 2 次服用。

（2）局部外治

①中药外敷：将两侧腮腺区洗净，热毛巾热敷后，将加味金芙膏微微加热后以蜂蜜调匀，均匀地摊涂在纱布上，外贴于腮腺区，胶布固定。第一次注意观察敷药区域有无皮疹及瘙痒。敷药时间为 4 ～ 6 小时。

②中药外熏：将中药熏蒸 1 号方（本院协定方：金银花 10g，知母 6g，浙贝母 6g，天花粉 10g，白及 6g，法半夏 12g，皂角刺 6g，丹皮 6g，制乳香 6g）水煎过滤取清液，至中药熏药机内，对准两耳下腮腺区，喷雾外熏，调节好温度和距离，外耳道外塞棉球。每侧外熏半小时，每日 1 次。

③中药漱口：将中药漱口液（本院协定方：金银花 15g，野菊花 20g，大青叶 10g，薄荷 6g，甘草 6g）温凉后，频频漱口。

治疗 1 天后，患者精神好转，高热消退，食欲明显增强。继续服用 3 天后，患者乏力症状明显减轻，精神恢复，双侧腮腺区肿胀消退，张口自如，舌质红，苔薄白，脉细弦。停用中药汤剂，改为中药消腮茶（南京市中西医结合医院院内制剂）开水泡服，每次 1 包，每日 2 次。

门诊随访未复发，患者精神好，体温正常，食欲正常，无睾丸肿胀疼痛。

［分析讨论］ 钮师对痄腮的内外治法积累了丰富的经验，在临床取得较好疗效。在具体运用时，仍应强调从中医整体观念出发进行辨证施治，根据患者正气强弱，致病因素和疾病的轻重、缓急阶段的不同，辨别阴阳及经络部位，确定疾病的性质，然后确立治法，做到有的放矢，从而取得较好疗效。内外结合治疗可以缩短病程，提高疗效；外用贴剂，为患者易接受，药物直接敷于患处，直达病所，减少了对胃肠道刺激，且无毒副作用。临床观察，显示有消肿快、病程缩短

等特点，是传统中药优势和现代透皮技术相结合的产物，具有起效快、效果好、副作用小等优点，正在临床上占有越来越重要的地位。

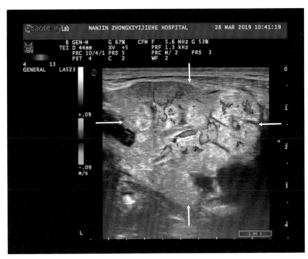

2019-03-28检查：超声提示腮腺炎

图3-7 侯某治疗前彩超图像

（傅良杰 钮晓红）

第四节 干燥综合征（燥证）

干燥综合征（sjogren's syndrome，SS）是一个主要累及外分泌腺体的慢性炎症性自身免疫病。由于其免疫性炎症反应主要表现在外分泌腺体的上皮细胞，故又名"自身免疫性外分泌腺体上皮细胞炎"或"自身免疫性外分泌病"。临床除有唾液腺和泪腺受损功能下降而出现口干、眼干外，尚有腺体外其他器官的受累而出现多系统损害的症状。其血清则有多种自身抗体和高免疫球蛋白血症。

干燥综合征属于全球性疾病，我国发病率为 0.3%～0.7%，在老年人群中患病率为 3%～4%。本病女性多见，男女比为 1∶920。发病年龄多在 40～50 岁。本病起病多隐匿，大多数病人很难说出明确的起病时间。临床表现多样，病情轻重差异较大。

目前尚无根治方法，采取措施改善症状，控制和延缓因免疫反应而引起的组织器官损害的进展，以及继发性感染。中医药或中西医结合治疗有独特优势。

中医学并没有"干燥综合征"病名记载，根据其临床表现，属于"燥证""顽痹""脏腑痹"或"虚劳"等范畴。路志正教授根据"痹者，闭也，闭塞不通，不通则痛"的观点，结合其发病特点，命名为"燥痹"。《素问·五常政大论》中述"燥盛不已，酝酿成毒，煎灼津液，阴损益燥"。燥痹即燥邪损伤气血津液而导致孔穴干燥，肌肤枯涩，四肢失养，甚则脏腑损害。患者常有口眼干燥、干咳少痰、皮肤干燥皲裂、舌干无苔、反复口腔溃疡、关节肿痛、腮腺或颌下腺反复肿大或肿痛等临床表现。

一、学术思想

钮师认为，燥证发病的燥邪多为内生燥邪，影响气血津液的生成、输布，造成各脏腑津液耗伤。从脏腑、气血津液、三焦及痰瘀毒邪方面辨证治疗。《素问·经脉别论》载："饮入于胃，游溢精气，上输于脾，脾气散精，上归于肺，通调水道，下输膀胱，水精四布，五经并行。"本病的发生以脏腑亏虚为本，当补虚，着重调理脾、肺、肝、肾功能，促使津液化源充足，输布四肢百骸，濡润全身。同时痰瘀为气血津液代谢障碍的病理产物，又可损伤气血津液的生成输布，阻滞经络，使疾病加重。

1. 重在健脾益气

脾主运化，为气血生化之源、后天之本，其华在唇，在液为涎。脾为全身气血津液运化输布的枢纽，升清降浊，对调节全身津液代谢起重要作用。《素问》述"脾为孤脏，中央土以灌四旁"。同时脾位于中焦，中焦如沤，《灵枢》述"中焦出气如露，上注溪谷，而渗孙脉，津液和调，变化而赤为血"。脾主运化包括两大部分，运化水谷精微和运化输布津液。故脾胃健运，气血生化充足，津液输布周身，全身得以充养。而涎为唾液中较为清稀的部分，由脾化生，起到滋润口腔，辅助进食消化的作用。燥证患者多有口干、不能进食干燥食物，且多饮的症状，通过调节脾脏功能，可使症状有所缓解。

脾为阴脏而喜阳，喜干恶湿，易受损，脾虚津液运化失常，化生痰湿，郁久生燥。《医原》："湿郁则不能布津而又化燥。"痰湿为水液代谢障碍的产物，痰湿阻滞气血经络，津液输布失常，则机体出现干燥症状。津液失运日久则导致疾病迁延不愈，气血阴阳失衡、脏腑功能失调是本病发生的病理基础。脾虚生燥的病机有脾运化失职，脾气散精功能失常，津液不能上输，而出现口干舌燥的表现；脾胃虚弱，脾失健运，水谷不得转化为精微，气血津液化源不足，口唇、四肢及其他脏腑失养；脾有统血的功能，脾虚不能统血，有离经止血，产生瘀血。《血证论》曰："有瘀血，则气为血阻，不得上升，水津亦不得随气上升。"说明因脾虚产生的瘀血又可阻滞经络，影响津液输布，出现肌肤甲错、皮肤枯槁等表现。

钮师认为，脾失健运为发病的关键，临床治疗应以健脾益气、养阴生津，辅助活血通络，以旺盛化源，恢复脾胃功能，使津自生而形自复。

2. 通气润肺

肺主气，司呼吸，朝百脉，主行水，主治节。肺为娇脏，位于上焦，为水之上源，在体合皮，其华在毛，在液为涕。肺主一身之气，《内经知要》述"肺主气，气调则脏腑诸官听其节制，无所不治"，肺主气是其他功能的基础。上焦如雾，《灵枢》述"上焦开发，宣五谷味，熏肤，充身，泽毛，若雾露之溉，是谓气"，是对肺主气及宣发肃降功能的描述。肺的宣发肃降功能在津液代谢中起重要作用，故可通调水道，如《内经》述："饮入于胃，游溢精气，上输于脾，脾气散精，上归于肺，通调水道，下输膀胱，水精四布，五经并行。"脾胃化生的水谷精微、津液通过肺脏宣发于头目官窍，外达于皮毛肌腠；通过朝百脉，水谷精微、津液入心奉赤化血，濡养周身；水谷精微、津液通过肺的肃降向下散布于下焦，并将浊液向下输布至肾。

肺为娇脏，燥邪最易伤肺，肺气、肺津受损则影响宣发肃降、通调水道，造成津液失布，出现燥证。燥证的病机有气机不畅，郁久化热，耗伤气津；肺气虚，治节失权，不能通调水道，津液不布；气虚血瘀，经脉受阻，津液失布，脏腑官窍失于濡养等。钮师认为，肺病多虚而成燥痹，应补气润肺养阴，燥易润之，切忌过于滋腻。在干燥综合征后期会出现干咳不适，多无痰或少痰。病理上肺间质病变，类似于中医的肺痿，在润肺止咳、补益气阴的基础上清肺止咳，促进肺宣发肃降功能的恢复。

3. 以肾为本

肾主藏精，主水，主纳气，在体合骨，其华在发，在液为唾。肾脏的主要作用是封藏先天之精，而先天之精是人体生命的本源，故肾为先天之本。肾为水脏，寓真阴而涵真阳，肾阴与肾阳能资助、促进、协调全身脏腑之阴阳，故肾又称为"五脏阴阳之本"。肾阴充足，乙癸同源，则肝阴充足；金水相生，则肺阴充足；心肾相交，水火济济，而周身脏腑官窍得以濡润。肾阳的蒸腾气化作用在津液代谢中起重要作用，水谷精微、津液通过脾气散精，肺的宣发肃降及肾的气化输布全身，营养脏腑、肢体，并将浊液化为尿液排出体外。因先天禀赋不足、后天失养、情志不畅、过劳等因素耗伤肾精，脏腑失养，正气亏虚，化生内燥或外邪入侵，发为燥证。肾精亏虚则肝血不足，出现肝肾阴虚，上灼肺金，导致肺燥津枯，宣降失司；相火上炎，心火亢盛而心阴受损。《会心录》述："内伤之燥，本于肾水之亏，精血之弱，真阴之涸。"肾之真阴不足，致其他脏腑亏虚，水液代谢输布障碍，五脏受累，津枯血燥，导致燥证的发生。

钮师认为，肾阴亏虚而导致燥证的发生，可继而影响其他脏腑和津液代谢，故治疗应滋养肾阴，益精填髓。燥证的基本病机为阴虚津亏，阴阳失衡，表现为一派水亏失润、火旺受灼之象，而肾主一身之阴阳，调节肾脏阴阳平衡，使阴平阳秘，精神乃治。燥证多发于中老年女性，与先天不足、素体阴虚、耗伤过度相关，临床常见口干、眼干、腰膝酸软、夜寐难安等症状。

4. 疏肝柔肝

肝主疏泄，主藏血。在体合筋，其华在爪，在窍为目，在志为怒，在液为泪。《临证指南医案·肝风》中有肝"体阴而用阳"之说。肝的生理特性是主升主动，喜条达而恶抑郁，故称之为"刚脏"。肝可疏泄全身气机，并藏血、固血，在气血津液关系中，"气为血之帅""血为气之母"。在《难经》中有"气主煦之，血主濡之"的说法。气能生血，气能行血，气行则血行；同时气能摄血，气能行津，气行则津行。故气机调畅，可调节津液、血液的生成、输布和代谢，使气血调和，津血营养滋润周身。若肝脏功能失常，贮藏血液减少，可出现肝血虚亏，气滞血瘀，目失濡润，则双目干涩、视物模糊。若肝血不能濡养筋脉，则筋脉拘急、肢体麻木、屈伸不利。肝脏主疏泄，还可调节情志，肝气不疏则多抑郁。燥证患者多为中老年女性，肝肾功能衰退，气血失和，容易出现肝气郁结，肝阳上亢。患者情绪多为焦虑、忧郁、失眠，口眼干涩，咽干，胸胁胀痛。治疗中应疏肝、柔肝治疗。

钮师认为，肝可调节全身气机，与气血津液关系密切，气机不畅可产生痰瘀等病理产物，阻滞经络，直接影响其他脏腑功能。中老年患者多肝肾阴虚，肝血不足，在调补肝肾的同时，应养血柔肝、疏肝健脾、行气活血。肝阳上亢者，也不宜过度清肝、伐肝。

5. 活血通络，祛瘀解毒

钮师认为，"瘀血"为燥证的重要致病因素。随着疾病的进展，正气耗伤，燥邪内煎，气血津液的生成运化输布障碍进一步加重，气血经络阻滞，瘀血内生；瘀血可导致气机阻滞，津液输布更加困难，形成恶性循环。患者出现两眼干涩红肿，目不能闭，或口鼻干燥破溃，毛发焦枯，肌肤甲错，皲裂脱屑或形体消瘦、情绪烦躁等表现。在这些症状中，可发现瘀血致病。外感燥邪或内生燥邪影响气血运行，经络阻滞，气滞血瘀，为燥可致瘀。因津血同源，同时瘀可致燥，两者相互影响。燥证为慢性病，迁延难愈，病久入络，因此在治疗中应重视活血化瘀、祛瘀解毒，避免疾病进一步发展。

二、证治经验

1. 养阴生津

燥证以脏腑亏虚为本，阴津受损，故滋阴补液为干燥综合征的主要治则。本病多有眼睛干涩，视物昏蒙，形体消瘦，面容憔悴，肌肤干燥，午后低热或五心烦热，舌红绛、舌面干或舌裂，为"阴虚水涸"。本病阴虚的脏腑主要为肺胃、脾胃、肝肾。肝肾阴虚者，治宜滋养肝肾、清热润燥，药用杞菊地黄汤合一贯煎加减；伴有肝火旺盛，阳亢火盛者，应峻补肝阴，平肝潜阳。偏肺胃阴虚者，治宜滋养肺胃、清热润燥，药用百合固金汤、玉女煎或益胃汤加减；偏脾胃阴虚者，治宜养阴健脾、清泄胃火，药用玉女煎合益胃汤加减。钮师认为，沙参、生地、熟地、玉竹、石斛、麦冬、五味子、知母等可滋补阴津，肾、肺、胃都可使用。

2. 活血通络化瘀

津血同源，燥可致瘀，瘀血阻滞，气血受阻，又可导致水津输布，是瘀血致燥的病机所在。同时久病入络，迁延难愈。故治疗时，在滋补阴津的基础上，活血化瘀、通经活络也很重要。脏燥重者，可见两眼干涩红肿，目不能闭，或口鼻干燥破溃，毛发焦枯，肌肤甲错，皲裂脱屑或形体消瘦，关节疼痛，屈伸不利等瘀证表现。活血化瘀可使气血调和，气机调畅，瘀去血生，津液输布。当用桃红四物汤合血府逐瘀汤加减，常用药有当归、桃仁、丹参、红花、赤芍、丹皮、大黄、蒲黄等。钮师认为，活血化瘀可用于脏燥各型。患者关节肿胀疼痛，屈伸不利，可佐以少量虫类药物，走窜入络，搜剔逐邪，使气血经络通畅，如地龙、僵蚕、全蝎等，用量宜轻，避免耗伤气阴。

3. 气血双补

阴津、阴血亏虚是内燥的根本，阴虚津亏的根本是精血不足。津血同源，津液不足可出现精血亏虚，"气为血之帅，血为气之母"，气能生血，气能行血，气行则血行，同时气能摄血，血能载气。治疗当益气生津、补阴养血。患者可有目涩而干，口干咽燥，神疲乏力，少气懒言，形体瘦弱，面容憔悴；或有低热，反复外感，肌肤干燥，肢端易紫，舌红少苔，或舌质淡胖边有齿痕，脉细无力或数或涩。药用人参养荣汤合沙参麦门冬汤加减。常用药有黄芪、白术、党参、茯苓、生地、当归、白芍、麦冬、玉竹、沙参、山药、女贞子、甘草等。

4. 清热解毒，滋阴润燥

燥证的病因多为内生燥邪，郁久成毒，燥与毒相互搏结，生为燥毒，煎灼津液，耗气伤阴，导致口眼及鼻腔干涩、腮肿、颌下疼痛、皮肤干燥、皮毛焦枯、常有低热、大便干结、小便黄溺、舌干红或有裂纹、苔黄燥、脉滑数；燥毒阻滞经络关节，则关节肿胀疼痛；燥毒亦可内伤五脏，阴虚血燥，血行瘀滞，虚实夹杂，病势缠绵。但治疗燥毒不可与火毒同日而语，避免太过苦寒，当用甘凉、甘寒之法。钮教授多以化斑汤加减，药用石膏、知母、蒲公英、白花蛇舌草、黄芩、水牛角、赤芍、麦冬等。常用甘寒凉润之解毒药物，如金银花、蒲公英、白花蛇舌草、玄参、土茯苓、紫草、败酱草、鱼腥草、绿豆、生甘草等。

三、验案选析

气阴两虚，血络瘀阻 案1

刘某，女，56岁。

［主诉］右侧颌下反复肿胀疼痛伴口眼干涩1年

［现病史］患者诉近1年无明显诱因出现口眼干涩，右侧颌下反复肿胀疼痛，初起于社区医院抗感染治疗，自觉右侧颌下肿痛可缓解，症状易反复。随后右侧腮腺出现肿胀疼痛，自觉牵扯周围组织肿胀，疼痛难忍，口干、眼干较前加

重，有时吞咽饼干、馒头等食物需用温水送服。双眼泪少，有异物感，时有视物模糊，双手近端指间关节无疼痛、无红肿、无发热。经检查，确诊干燥综合征。风湿免疫科予羟氯喹、白芍总苷口服，玻璃酸钠滴眼液滴眼治疗近半年，疗效欠佳。刻下症见：患者神志清，精神可，右侧颌下腺、腮腺肿大疼痛明显，自觉牵扯周围肿痛不适，口干、口苦，目干涩明显，眼泪减少，烦躁失眠，易倦怠乏力，无畏寒发热，饮食可，小便频多色黄，便溏泄泻。

〔专科查体〕双侧颌下腺及腮腺肿大，右侧压痛明显，舌黯红，苔薄少津，舌下络脉瘀紫，脉沉弦。

〔辅助检查〕ANA1：1680，抗 SSA 抗体（＋），抗 SSB 抗体（＋），抗 CCP 抗体（－），RF（－），唇腺病检提示涎腺慢性炎。

〔西医诊断〕干燥综合征

〔中医诊断〕燥证（气阴两虚，血络瘀阻证）

〔治疗方案〕

治则：滋阴益气、活血通络

方药：一贯煎加减

北沙参10g	麦　冬10g	当归身10g	石　斛20g
生　地30g	熟　地30g	枸杞子18g	川楝子6g
延胡索10g	丹　参15g	百　合15g	陈　皮10g
白　术15g	茯　苓15g	川　芎10g	甘　草6g

14 剂，每日 1 剂，水煎，早晚 2 次分服。同时嘱患者可柠檬片泡水，注意口腔清洁。

二诊：服药 2 周后，诉右侧颌下及周围组织肿胀疼痛仍会反复发作，疼痛较前减轻，口干、眼干略有缓解，大便次数较前减少，烦躁失眠较前加重，舌黯红，苔薄少津，脉细弦。上方去当归、枸杞子，加香附10g，酸枣仁30g，小麦15g，知母10g，继续服用 14 剂。

三诊：口眼干涩明显好转，饮食及睡眠可，大便成形，双侧颌下腺及腮腺肿胀缓解，但右侧仍时有疼痛，舌红，苔薄黄，脉弦。上方去白术、茯苓、小麦，加牛蒡子10g，连翘10g，僵蚕6g，乳香6g，没药6g。继续服用 14 剂后，患者右侧颌下腺及腮腺肿痛明显减轻，情志调，口眼干涩轻，病情好转停药。

〔分析讨论〕患者中老年女性，天癸已绝，肾精亏虚，燥毒内生，日久经络阻滞，气机不畅，血行受阻，瘀血自生，燥毒瘀血相互搏结，阻滞经络气血，内伤脏腑，津液生化输布不断加重，燥象丛生，故出现口眼干涩、涎腺受损疼痛、烦躁失眠等。气血经络阻滞不通，不通则痛，故治疗应养阴润燥、活血通络，同时疏肝解郁、养血除烦安神。沙参、麦冬、石斛、生熟地、枸杞子、当归可滋阴润燥、调补肝肾；川楝子、延胡索、百合、陈皮、川芎可疏肝活血、通络止痛；白术、茯苓、陈皮健脾化湿；酸枣仁安神除烦。临床效果佳，随症加减，口眼干涩明显缓解，涎腺增生肥大疼痛得到缓解。

阴虚燥盛，痰瘀阻络 案2

达某，女，30岁，2018年11月15日就诊。

[主诉] 右侧腮腺肿大伴口干涩不适1年

[现病史] 患者1年前口干涩不适，右侧腮腺肿大明显，周围可及多枚肿块，约花生米大小，按压疼痛，无发热汗出。外院查腮腺造影：腮腺分支导管增粗，排空相上见导管内部分造影剂残留。实验室检查：抗SSA（＋），抗SSB（－），血沉35mm/h。诊断为原发性干燥综合征。予羟氯喹治疗半年，效果不佳。现患者口眼干涩，泪少，口燥咽干，时欲饮水，食纳可，夜寐欠安，二便调。

[专科体检] 右侧腮腺肿大，腮腺区可及多枚肿大淋巴结，有压痛。舌红，苔少，脉细涩。

[辅助检查] 眼泪分泌试验：左3mm/5min，右2mm/5min；角膜荧光染色试验：左（＋），右（＋）；血沉：30mm/h。腮腺区淋巴结穿刺，提示淋巴组织增生。彩超：双侧腮腺回声分布不均匀，可见小片状低回声区。超声提示腮腺炎性改变，符合干燥综合征继发改变（图3-8）。

[西医诊断] 干燥综合征

[中医诊断] 燥证（阴虚燥盛，痰瘀阻络证）

[治疗方案]

治则：养阴润燥、化痰祛瘀

方药：

生　地30g	南沙参15g	北沙参15g	石　斛10g
天　冬15g	麦　冬15g	茵　陈10g	枳　壳10g
僵　蚕10g	白芥子10g	黄　芩6g	桃　仁10g
甘　草6g			

每天1剂，水煎，早晚2次分服。

二诊：服用20天后，口眼干涩好转，右侧腮腺肿胀减轻，但周围淋巴结仍较大。原方去黄芩、白芥子、茵陈，加玄参10g，牡蛎20g，贝母20g化痰散结。每天1剂，水煎，早晚2次分服。

三诊：服用20天后复诊，右侧腮腺区淋巴结明显缩小，继续服用2个月后停药，病情无反复。

[分析讨论] 患者为中青年女性，除口眼干涩外，以腮腺及周围肿块为主要不适症状。在阴虚内燥的基础上见到痰瘀阻滞，痰核为患，燥毒贯穿于整个病程，与疾病发展密切相关、在病程中津液失布，化为痰湿，痰瘀互结，阻滞经络。在滋养润燥的同时，要宣降气机、化痰散结。患者首诊重在滋养润燥，调补肺胃阴津，清除内燥，同时加茵陈、黄芩除湿清热，僵蚕、白芥子化痰散结。复诊后燥症明显缓解，淋巴结肿大明显，加消瘰丸，其中牡蛎、贝母、玄参化痰软坚散结，效果良好。

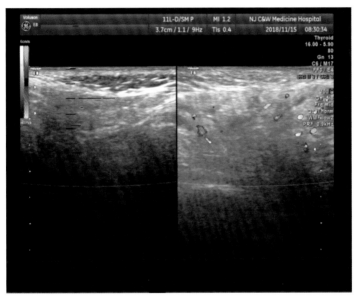

2018-11-15检查：双侧腮腺回声分布不均匀，可见小片状低回声区，
超声提示腮腺炎性改变，符合干燥综合征继发改变

图3-8 达某治疗前彩超图像

（李辉斌 傅良杰 钮晓红）

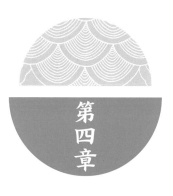

第四章

颌下腺疾病

第一节 慢性颌下腺炎

颌下腺是位于下颌下的唾液腺，属于三大唾液腺中的一种，颌下左右各一个。颌下腺的主要功能是分泌唾液，其位于下颌骨的下方，接近下颌骨弯曲角附近，由舌下舌系带两侧处伸出颌下腺导管，主要分泌黏液和浆液状性质的唾液，为平时唾液分泌的主要来源。慢性颌下腺炎多由颌下腺导管结石引起，临床上常见单侧发病，少见双侧同时发病。颌下区可有长期疼痛，局部肿块时大时小，进食时有肿胀疼痛感。触诊挤压颌下腺，在同侧口腔内导管开口处可见脓性分泌物溢出。血常规检查白细胞及中性粒细胞可无明显增高，急性发作时可见白细胞及中性粒细胞增高。颌下腺肿大并变硬，与真性肿瘤多难以区分，常需行彩超或者影像学检查鉴别。20 世纪 90 年代，慢性颌下腺炎被联合国世界卫生组织归纳为肿瘤样病变。慢性颌下腺炎预后良好，若反复发作，会影响患者进食，降低患者生活质量；或有导管内结石形成，则需行手术根治，手术切除行组织病理学检查：可见颌下腺的纤维变性，临床上称其为慢性硬化性颌下腺炎，伴或不伴结石形成。西医学多采用抗炎治疗，若疗效不佳且病情反复发作时，则采用手术治疗，多采取完整切除腺体的方法。虽然能达到治疗目的，但是单侧腺体功能缺失，且颌下腺腺体相临面神经、舌下神经及舌神经等重要神经，会有神经功能损伤等手术存在风险；若为年轻患者，则在颈部留有手术疤痕，可能会影响患者将来的交际生活、工作发展。

中医学将本病归于"痰瘤""痰块""痰包"等范畴，多由情志内伤或饮食不节导致津液停滞不畅，聚为痰湿，随气流于口腔；甚或素为痰湿之体，热毒内积，热极化火，痰火蕴结，加之湿热上蒸，蕴结煎熬，水液壅塞不行，气机不利，湿聚痰生，气火失降，气血痰涎凝滞，日久聚结不散，肿块逐渐增大。中医古籍中对该病也多有记载，如《丹溪心法》云"凡人身上下有块者，多是痰"，又名"痰核"证。"痰包"之成，《医宗金鉴》云："气血痰涎凝滞，日久聚结不散，肿块逐渐增大。"阐明"痰包"之成，气血失调是因，痰聚为包是果，缘于人体脏腑失却正常生化输布功能，再加上寒热、气火等原因，影响了津液的正常敷布与运行，则湿聚不化，变而为痰，如《诸病源候论》云："痰者，涎液结聚。"而涎液结聚成痰，则由于"劳伤之人，脾胃虚弱，不能克消水浆，故为痰饮也"。痰随气行，外而肤肌筋骨，内而脏腑，上下左右无所不至，均可发生痰病。《景岳全书》云："饮惟停积肠胃，而痰则无处不到。水谷不化，而停为饮者，其病全由脾胃；无处不到而化为痰者，凡五脏之伤，皆能致之。"

一、学术思想

1. 辨病辨证，坚者消之

钮师历来讲求辨病和辨证相结合。先辨病，后辨证，辨病与辨证相结合。因每一疾病都有各自的病名，有一定的临床特点，因此临床应先辨病，明确诊断，从整体水平把握疾病发生、发展、转归、预后的全过程的基本演变规律，以及不同于其他疾病的特殊性。因同一疾病在发病不同阶段，或由于患者的个体差异，其临床症状迥异，治法也不相同，故在辨病基础上尚需辨证。

辨证是在中医学理论指导下，把握疾病发展某个阶段的主要矛盾，着眼于疾病现阶段变化的特殊规律，疾病病位、病邪性质及邪正盛衰的状况进行论治。运用正确的思维方法和四诊来收集与疾病有关的临床资料，然后依据八纲辨证、藏象学说、病邪学说、经络学说等进行综合分析和归纳，进而对其病变的病因病位、病变机理、功能状态及演变趋势等做出综合性的评定，从而得出一个证的概念。辨病辨证有机结合，高屋建瓴式地把握疾病总体趋势。

凡是机体内外上下之包块、结核诸症，根据中医学理论均责之于痰。对痰瘤之治法，观古今之医案，多遵《内经》"结者散之""坚者削之"之宗旨，投以消法治之。钮师亦认为：对痰瘤之治法，总体宜遵循行气软坚散结治法，可运用不同的治疗方法和方药，使痰瘤得以消散，可以行气为主，在行气的同时进行化痰软坚散结。如兼有表邪者解表，里实者通里，热毒蕴结者清热解毒，湿阻者理湿，血瘀者和营化瘀等。

2. 内外同治，重视整体

钮师认为：中医外科诸病，虽然都发于外表，但病的根源实则在于内里。痰瘤虽发于体表皮肉局部，看似外在表现比较明显，但与患者内在脏腑功能失调有密切的关联。因患者脏腑内在因素引起功能失调，导致体表气血壅滞而发生病变，局部病变往往是脏腑内在病变在局部的反应。所以，对于痰瘤之病，内外同治须为基础。

临证不可孤立地以局部症状为依据，需从整体出发，将重点放在局部病变引起的整体变化上，并把局部变化与整体反应统一起来。从整体观念出发，全面了解、分析、判断，深入细致地分析各个症状之间的关系。一般来说，人体某一局部的变化，往往与全身的脏腑、气血、阴阳的盛衰有关。由于脏腑、组织和器官在生理、病理上的相互联系和相互影响，因而就决定了在诊治疾病时，可以通过面色、形体、舌象、脉象等外在的变化，来了解和判断其内在的病变，才能抓住病证本质，做出正确的诊断，针对性地处方用药，方能收到良好的治疗效果。

3. 外泌唾液，内泌免疫

钮师在深研古典医籍的同时，不忘借鉴西医学的研究成果。所谓古为今用，洋为中用。吸收古今中外关于颌下腺的典籍和研究成果，并在临床运用中体会、凝练和升华。颌下腺为分泌唾液的腺体，唾液中有多种消化酶和免疫因子，所以颌下腺分泌唾液的功能直接影响着机体疾病的消长和转归，所以治疗时以"恢复颌下腺分泌唾液的功能为要"。从古流传至今的养生方法中，"打坐"就是利用"舌抵上腭"来刺激"金精玉液"的产生，从而达到强身健体的效果。此外，颌下腺还具有内分泌的功能，通过分泌多种免疫因子，对机体的免疫进行调节。所以临床中尽可能保存病患颌下腺的完整性，避免西医"一切了之"所带来的不良后果。

4. 调护脾胃，纳食调节

《素问·灵兰秘典论》说："脾胃者，仓廪之官。"金元时代著名医家李东垣在其《脾胃论》中指出："内伤脾胃，百病由生。"脾胃为后天之本、气血生化之源，人出生后，所有的生命活动都有赖于后天脾胃摄入的营养物质。脾胃功能失调与外科疾病的发生、发展、变化有密切的关联。脾胃失调，失于健运、脾气不升、元气不足、中气下陷、脾不生血、脾不统血等使痰湿内生，停聚某一部位，产生外科病证。《外科正宗》有观点："外科尤以调理脾胃为要。"钮师认为，在对外科疾病的论治中，需要十分重视脾胃，内治需顾及脾胃，遣方用药慎用寒凉、攻伐之药。

古代医家云：得谷者昌。脾胃不分家，养好脾的同时也要护好胃。患者在患病期间不宜食用燥热大发及辛辣刺激性的食物，宜食用山药、薏米、芡实、百合、莲子等食物以保全脾胃，从而使脾胃强健，运化得当，气血生化有源。

二、证治经验

中医外科的治疗方法，分内治法和外治法。内治法指全身治疗，外治法指局部治疗。内、外治法可互相配合而提高疗效。

（一）内治法

凡中医外科大家，既精于外治，也善于内治。钮师工作 30 余年，对痰瘤的内治颇有心得。归纳如下：

1. 疏肝理气法

运用疏肝理气的药物，使气机流畅，营卫调和，从而达解郁散结、消肿散核的目的。适用于凡因气分郁滞所致疾病者。气血凝滞是痰瘤病理变化中的重要环节，痰瘤肿胀、结块、疼痛都与气机不畅、痰湿瘀阻有关。常用药物有柴胡、香附、木香、丹参、当归、白芍等。

2. 祛湿化痰法

痰瘤之病可见痰浊凝结，因此，祛痰之法是治标之法。在应用时，可配合针对病原的治法共同使用，从而达到化痰、消肿、攻坚的目的。常用药物有柴胡、郁金、香附、当归、贝母、杏仁、牛蒡子等。

3. 清热解毒法

痰瘤之病，感受风热外邪，常急性发作，可见局部肿胀疼痛较甚，《内经》有云：热者寒之。清热解毒法是运用寒凉的药物，使内蕴之热毒得以清解。适用于症见局部肿痛明显、舌红、苔黄、脉数等。常用药物有金银花、蒲公英、连翘、野菊花、黄连、黄芩等。

4. 软坚散结法

痰瘤日久，质地偏硬，郁结不散。《内经》曰：坚者削之、结者散之。软坚散结法是使人体的肿物、癥块消散或软化的方法，属八法中的消法。凡气郁血积的肿物、瘿瘤、痰块、瘰疬等，都可结合软坚散结法治疗。常用的软坚散结药物有鳖甲、藤梨根、石见穿、莪术、八月札、海藻、瓜蒌、地龙、牡蛎、土鳖、昆布等。

（二）外治法

《医学源流论》载："外科之法，最重外治。"痰核亦是外科之症，治疗须外治。痰核初期乃是痰浊郁结在肌肉腠理之间，可以用外治法取捷效。

1. 贴敷法

痰瘤日久，肿块质地中等或偏硬，皮色皮温正常，压痛不明显，可予化痰解凝糊外敷；感受风热外邪，急性发作，则可予以加味金芙膏、清热消肿糊外敷，敷药应超过肿势范围，起到箍围作用，从而使肿块消散，促使疮毒结聚，也能使疮形缩小，趋于局限。贴敷法早在《黄帝内经》中就有记载，《灵枢·经筋》谓：

"足阳明之筋……颊筋有寒，则急引颊移口，有热则筋弛纵缓，不胜收故僻，治之以马膏，膏其急者，以白酒和桂，以涂其缓者……"《圣济总录》中指出："膏取其膏润，以祛邪毒。凡皮肤蕴蓄之气，膏能消之，又能摩之也。"初步探讨了膏能消除皮肤蕴蓄之气的中药贴敷治病的机理。通过药物贴敷直接接触体表给药，达到软坚散结、消肿定痛的效果。

2. 熏蒸法

痰瘤之病，可见痰浊凝结，行中药化痰解凝方局部熏蒸。熏蒸疗法历史久远，早在马王堆汉墓出土的《五十二病方》已载有熏蒸方8首。北宋《太平圣惠方》谓："发背……当用药煮汤淋渫疮上，散其热毒……能荡涤壅滞，宣畅血脉。"明代《外科启玄》指出，本法有"开通腠理，血脉调和，使无凝滞"之效。即借助药力和热力，通过皮肤、黏膜作用于肌体，促使腠理疏通、脉络调和、气血流畅，同时活血止痛、软坚散结，达到治疗疾病的目的。

3. 透入法

钮师选用化痰解凝糊，将药物置于探头内的电极片中，并固定于治疗部位。运用超声波治疗仪，通过机械效应、温热效应和理化效应，加强血液循环和淋巴循环，改善组织营养，将药物透达患处深部。本法可促进药物有效地透过皮肤，直达病所，达到更好地疏通经脉、化瘀散结的功效。

三、验案选析

气滞痰凝案 1

梁某，女，65岁，2018年2月23日初诊。

[主诉] 左侧颌下包块3个月

[现病史] 3个月前因家庭琐事"生气"后自觉左侧颌下不适，自己触及左侧颌下包块。在家附近的门诊抗炎治疗半个月，疗效欠佳。后到外院口腔科就诊，接诊医生考虑患者颌下腺较硬，建议手术切除。患者抗拒手术治疗，求治于钮师。既往曾患左侧急性颌下腺炎，无反复发作史。

[专科查体] 张口度正常，颜面部无明显口角偏斜；左侧颌下腺肿大，大小5cm×4cm×3cm左右，有胀痛，质地偏硬，活动度尚可，皮温皮色未见改变；双合诊似颌下腺导管内可及质地偏硬结节。舌质淡红，苔薄白，脉弦滑。

[辅助检查] 入院时查血常规、尿常规、粪便常规、肝肾功能、凝血功能，以及乙肝、梅毒、艾滋病等的相关实验室检查均正常。心电图检查正常。多排螺旋CT胸部平扫见两肺纹理增粗，未见占位病变。颌下腺区CT增强扫描见左侧

颌下腺实质不均匀增强，腺体内无明显占位病变，见导管内结石。入院彩超检查提示：左侧颌下腺形态饱满，体积增大，内部回声增粗，分布不均匀；CDFI 示腺体内部血流信号较右侧增多，左侧颌下腺导管起始段见一长约 8mm 的弧形强回声伴声影。提示左侧颌下腺导管结石伴慢性颌下腺炎（图 4-1）。

［西医诊断］ 左侧慢性颌下腺炎（伴导管结石）

［中医诊断］ 痰瘤（气滞痰凝证）

［治疗方案］ 患者入院查血常规无明显异常，以中医治疗为主。

治则：疏肝解郁、化痰散结

钮师予以化痰散结汤：

柴　胡 30g	枳　实 20g	赤　芍 20g	当　归 15g
香　附 10g	生　地 20g	丹　皮 10g	川　芎 15g
甘　草 5g			

每日 1 剂，水煎，早晚 2 次分服。

外敷化痰解凝糊。

二诊：10 剂后，颌下腺肿胀明显消散，继续同上治疗。

治疗第 5 天，患者口中排出结石，14 剂后诸症消失。

患者出院后，嘱其注意口腔清洁卫生，注意休息，避免劳累，忌食酸辣、刺激、大发食物。

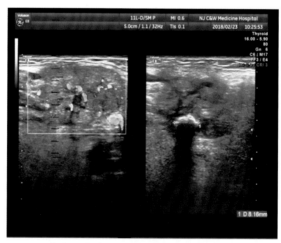

2018-02-23 检查：超声显示左侧颌下腺形态饱满，体积增大，
内部回声增粗，分布不均匀；CDFI 示腺体内部血流信号较右侧增多，
左侧颌下腺导管起始段见一长约 8mm 的弧形强回声

图 4-1　梁某治疗前彩超图像

肝气郁结案 2

柳某，男，45 岁，2018 年 9 月 11 日初诊。

[主诉] 左侧颌下反复疼痛 3 年

[现病史] 患者 3 年前曾有左侧颌下反复疼痛，未经系统诊治，自服消炎药后疼痛缓解，2 个月前因家中琐事，心情不好，再次出现左侧颌下轻度疼痛，自己触及左侧颌下质地偏硬包块。近来自觉不适感加重，遂到我院求治于钮师。入院前彩超检查提示：双侧颌下腺光点增粗，左侧颌下腺腺体边界清，不均质结节样改变，腺体内部血流信号丰富，血管走行正常，并见左侧近段导管增宽。

[专科查体] 张口度正常，颜面部无明显口角偏斜；左侧颌下腺肿大，大小 6cm×5cm×3cm 左右，按压有疼痛，质地偏硬，活动度一般，皮温皮色无明显改变；双合诊似颌下腺导管内可及质地偏硬结节。舌淡红，苔薄黄，脉弦。

[辅助检查] 入院时查血尿常规、粪便常规、肝肾功能、凝血功能，以及乙肝、梅毒、艾滋病等的相关实验室检查均正常。心电图检查提示窦性心律不齐。多排螺旋 CT 胸部平扫见两肺纹理增粗，无占位病变。颌下腺区 CT 增强扫描见左侧颌下腺实质增强，腺体内未见明显占位病变，导管内有结石。

[西医诊断] 左侧慢性颌下腺炎（伴导管结石）

[中医诊断] 痰瘤（肝气郁结证）

[治疗方案]

治则：疏肝解郁、软坚散结

钮师予以疏肝散结汤：

柴　胡 20g	白　芍 15g	青　皮 10g	陈　皮 10g
半　夏 10g	茯　苓 10g	白芥子 10g	香　附 10g
牡　蛎 15g	瓜　蒌 15g		

每日 1 剂，水煎，早晚 2 次分服。

外敷化痰解凝糊。

二诊：7 剂后颌下腺肿胀明显消散，继续同上治疗。

治疗第 10 天，患者口中排出结石，15 剂后诸症消失。

患者出院时，嘱其注意口腔卫生，注意劳逸结合，调畅情志，忌食酸辣、刺激、大发食物。

痰湿蕴结案 3

许某，女，39 岁，2018 年 7 月 13 日初诊。

[主诉] 左侧颌下肿块疼痛半年

[现病史] 患者半年余前曾有左侧颌下肿块疼痛，曾到我院就诊后缓解，常

反复发作，进食时明显。近来自觉不适感再次加重，不发热，未治疗。遂到我院求治于钮师。入院前彩超检查提示：左侧颌下腺肿大（炎性病变可能），伴左侧颌下腺导管轻度扩张。

［专科查体］ 张口度正常，颜面部无明显口角偏斜；左侧颌下腺肿块质地中等偏硬，大小 5cm×5cm×3cm 左右，触痛明显，质地偏硬，活动度一般，皮温皮色无明显改变。舌淡红，苔薄黄，脉弦滑。

［辅助检查］ 入院时查血尿常规、粪便常规、肝肾功能、肝肾功能、凝血功能，以及乙肝、梅毒、艾滋病等的相关实验室检查均正常。心电图检查正常。多排螺旋 CT 胸部平扫见两肺纹理增粗，无占位病变。

［西医诊断］ 左侧慢性颌下腺炎

［中医诊断］ 痰瘤（痰湿蕴结证）

［治疗方案］

患者入院查血常规正常，当以中医治疗为主。

治则：理气化痰利湿

钮师予以化痰利湿汤口服。

| 杏 仁 20g | 滑 石 15g | 白蔻仁 20g | 薏苡仁 15g |
| 半 夏 10g | 黄 芩 10g | 栀 子 10g | |

每日 1 剂，水煎，早晚 2 次分服。

外敷化痰解凝糊。

二诊：5 剂后，颌下腺肿胀明显消散，继续同上治疗。

10 剂后诸症消失。

患者出院时，嘱其注意口腔卫生，注意劳逸结合，调畅情志，忌食酸辣、刺激、大发食物。

［分析讨论］ 慢性颌下腺炎是较常见的涎腺炎症之一，多由于颌下腺导管外伤或阻塞，唾液流出不畅而引起腺体慢性感染。因此，颌下腺炎一般大多数都为慢性炎症。表现为颌下部反复肿痛，进食酸性食物时受累的颌下腺腺体肿大。检查时，可触及肿大的颌下腺，质稍硬，急性发作时压痛明显，并伴有发热等全身症状。舌下腺导管口狭窄或阻塞，有时有分泌物流出。行彩超及 CT 检查可见导管内结石。西药治疗本病往往难以收到明显效果。

钮师深入研究本病 30 余年，认为治疗当采用中医内治八法中的消法，自拟化痰散结汤、疏肝散结汤及化痰利湿汤口服。方中柴胡、枳实疏风化痰；当归、香附、生地行气通络；赤芍、丹皮凉血祛瘀；甘草调和诸药。诸药合用，共奏化痰通络消肿之功。疏肝散结汤中柴胡、白芍疏肝解郁；青皮、陈皮、半夏、茯苓、白芥子、香附理气止痛化痰；牡蛎、瓜蒌软坚散结。诸药合用，共奏疏肝解郁、软坚散结之功效。化痰利湿汤中杏仁、滑石、白蔻仁、薏苡仁、半夏利湿化痰；黄芩、栀子清热利湿。诸药合用，共奏理气化痰利湿之功。

钮师拟定化痰解凝糊外用，临床疗效显著。方中僵蚕化痰散结，《本草纲目》云其能"散风痰结核"；白芷散结消肿；大黄凉血解毒，逐瘀通经共为主药。辅以木香行气，血竭活血化瘀；玄参、赤芍解毒清火；丹参活血化瘀、凉血消痈。全方共奏化痰理气、解毒消肿之功。外敷患处，由皮肤直接渗透吸收，可解其痰凝，逐其瘀滞，有效改善患者局部症状。

内服及外用同时治疗，缓解患者症状，有效缩短病程，提高疗效，共奏疏肝解郁、化痰散结之功。

（吴澎　傅良杰）

第二节 急性颌下腺炎

急性颌下腺炎的病因可由全身因素，如免疫防御机制及抵抗力减弱引起；局部因素，如涎腺分泌异常及导管系统的异常；加之未注意口腔卫生，易于发生感染。该病常由细菌或病毒感染所致，患者起病急骤，多突然发病。症状可见发热、呼吸急促、脉搏增快；颌下、口底区明显水肿，舌下皱襞红肿。实验室检查，可见白细胞及中性粒细胞明显增高。颌下腺彩超检查，可见腺体内血流异常丰富，颌外动脉流速增快。患者可反复急性发病，也可转为慢性；可见颌下腺疼痛、压痛，导管口发红，有脓性分泌物排出，尤其在进酸性饮食后更明显，食后逐渐缓解，伴或不伴结石形成。西医学对本病治疗，多采用抗炎抗病毒的方法，但大多疗效欠佳。若结石形成，则行手术切除颌下腺腺体，但有口角偏斜等诸多手术风险，且因为手术切口在上颈部，对于患者的外貌美观也颇有影响。

中医学认为，急性颌下腺炎当属"痰核"范畴，多由感受风热湿毒，内夹痰湿互相蕴结于皮里膜外，凝聚于经络，气血被毒邪壅塞于皮肉之间，继而炼液成痰，痰毒互阻，结块而肿所致的急性疾病。病因为外感六淫邪毒，侵入肌肤，邪毒流注于经脉，与内蕴之痰湿交结，致使营卫不和，邪郁化热，气血凝滞，经脉阻遏而成痰核；也有因乳蛾、龋齿、头面部疖肿感染毒邪而诱发。病属实证，痰浊瘀毒凝滞所致，治宜活血化瘀、清热解毒。中医学对此病的治疗，大多采用内服汤药和外敷膏药相结合，取得了较好的临床疗效，具有一定的优势，避免了手术带来的一些风险隐患，保护了患者的外貌美观。

一、学术思想

1. 辨治当辨阴阳

阴阳辨证是八纲辨证的具体内容之一。八纲辨证的特点在于把握疾病发生发展过程的整体性、确定性与相关性。由于阴、阳分别代表事物相互对立的两个方面，故疾病的性质、临床的证候，一般都可归属于阴或阳的范畴，因而阴阳辨证是基本的辨证大法，是区分疾病类别、归纳证候的总纲。局部的气血凝滞，营气不从，经络阻塞，以致脏腑功能失和，是中医外科总的发病机制。概而言之，脏腑、经络、气血均寓于阴阳之中，阴阳平衡失调是外科疾病发生、发展的根本原因。因此，诊治颌下腺疾病，首先必须辨清它的阴阳属性，才能抓住疾病本质，在治疗和预后的判断上就不会发生或少发生原则性的错误。临证贵在详审，以局部证候为主，结合全身证候，并从疾病发展的整个过程着手，立足于整体来分析局部征象，抓住疾病本质及反映本质的主证，精准辨证，既分清阴阳之所常，又辨别阴阳之所变，在临床取得良效。具体到痰核病，患者局部病灶多有红肿热痛的征象，当归属于阳证。

2. 重视整体，外病内治

钮师认为，人体是一个有机的整体，构成人体的各个组成部分之间在结构上不可分割，在功能上相互协调、互为补充，在病理上则相互影响。在认识和分析疾病的病理状况时，中医学也是首先从整体出发，将重点放在局部病变引起的整体病理变化上，并把局部病理变化与整体病理反应统一起来。一般来说，人体某一局部的病理变化，往往与全身的脏腑、气血、阴阳的盛衰有关。人体是一个有机的整体，在治疗局部病变时，也必须从整体出发，采取适当的措施。

具体到痰核之病，钮师认为患者感受风热外邪，正邪交争，搏结于颌下为病，然"正气存内，邪不可干"，故在祛邪同时可适度考虑扶正。《外科理例》提出了"治外必本诸内"的思想，中医外科疾病虽多发生在人体肌肤表面，但都有其内在的发病原因和机理，治疗中要针对其病因病机对症下药，方能药到病除，收到良好的治疗效果，这一点对于中医外科疾病尤为重要。在治疗中，除了要根据患者局部病变辨证治疗外，还要根据患者的全身情况对症治疗。

3. 未病先防，既病防变，愈后防复

（1）未病先防：包括祛除影响健康的因素和主动养生、锻炼身体。影响健康的因素，包括外因和内因两类。外因包括环境因素、工作压力、人际关系、家庭或社会负担等，内因包括自身抗病能力、健康意识、不良生活方式、感情挫折等。增强健康意识，积极行动，采取各种措施，做好预防工作，可以提高机体抗病能力，防止病邪侵袭。

（2）既病防变：患者痰核之病急性发作，当及时予以辨证施治，以防成痈，或成内陷、走黄之势。《黄帝八十一难经》载："见肝之病，则知肝当传脾，故先实其脾，无令得受肝之邪，故曰治未病焉。"未病早防为上策，已病早治为中策，以败为戒为下策。因此，东汉史学家荀悦在《申鉴杂言》中说："先其未然谓之防，发而止之谓之救，行而责之谓之戒。防为上，救次之，戒为下。"

（3）愈后防复：作为痰核病的愈后阶段，人体正气尚虚，邪气留恋机体，机体处于不稳定状态，功能还没有全恢复。此状态与正常健康状态尚有差别，与原先疾病状态更有不同。因此，要加强生活调摄，巩固治疗，防止疾病复发。

二、证治经验

（一）内治法

1. 清热解毒法

《内经》有云：寒者热之，热者寒之。清热解毒法是中医清法之一，运用具有寒凉解毒作用的药物为主组方。痰核急性发作时，常见舌质红，苔黄，脉数，局部红肿热痛明显。本治法使内蕴之热毒得以清解，常用黄连、黄芩、黄柏、金银花、连翘、板蓝根、升麻、玄参、蒲公英、野菊花、半边莲等药物组成方剂。

2. 理气化痰法

适用于凡因气分郁滞所致疾病者。气血凝滞是痰核病理变化中的重要环节，痰核肿胀、结块、疼痛都与气机不畅、痰湿瘀阻有关。理气与化痰共同使用，从而达到化痰、消肿、攻坚的目的。常用药物有柴胡、香附、木香、丹参、当归、白芍、郁金、贝母、杏仁、牛蒡子等。

3. 活血化瘀法

痰核疼痛日久，经治疗虽有所缓解，但是仍有隐痛，应考虑瘀阻于颈部所致肿块、灼热、疼痛。常用川芎、桃仁、红花、赤芍、丹参、蒲黄、乳香、没药等药物组成方剂，代表方剂有桃仁承气汤、血府逐瘀汤、复元活血汤、温经汤等。

（二）外治法

1. 贴敷法

痰核初起，皮温偏高，皮色可见变红，触痛明显、拒按，质地中等或偏硬，可予清热消肿糊、加味金芙膏外敷。敷药须超过肿势范围，起到箍围局限病灶作用，从而促使初起之肿块消散，即使毒已结聚，也能促使疮形缩小。本治法早在1300年前的甲骨文中就有大量关于中医外治经验体会的描述。在《周礼·天官》中就记载了治疗疮疡常用的外敷药物法、药物腐蚀法等，如"疡医掌肿疡、溃疡、金疡、折疡之祝药、劀杀之齐，凡疗疡以五毒攻之"，其中"祝药"即敷药。在我国现存最早的临床医学文献《五十二病方》中，疮口外敷的有"傅""涂""封安"之法。春秋战国时期，在《黄帝内经》中还有"桂心渍酒，以熨寒痹"，用白酒和桂心涂治风中血脉等记载，被后世誉为膏药之始。晋朝葛洪在《肘后备急方》中首次记载了用生地黄或栝楼根捣烂外敷治伤。李时珍《本草纲目》中就记载了不少穴位敷药疗法，并为人所熟知和广泛采用。

2.熏蒸法

钮师对于痰核初起，红肿热痛明显者，予中药清热解毒方局部熏蒸。中药熏蒸可使中药有效成分以离子形式存在，并渗入皮肤，进入体内，达到治疗疾病的目的；人体在熏蒸过程中，皮肤温度升高，皮肤的毛细血管会扩张，血液循环加快，促进了皮肤和机体的新陈代谢，有较好的疗效。

3.透入法

选用加味金芙膏或清热消肿糊加入接触剂中，利用超声波对媒质的弥散作用和改变细胞膜的通透性，把药物经过皮肤或黏膜透入机体。声透疗法是将整个药物分子透入体内，所用药源较广，不限于电离和水溶物质，本法可促进药物有效地透过皮肤，直达病所，达到更好的疏通经脉、化瘀散结的功效。

三、验案选析

热毒蕴结案 1

彭某，女，58 岁，2018 年 9 月 3 日初诊。

[主诉] 左下颌疼痛 20 天加重 3 天

[现病史] 患者 20 天前吃过中饭后出现左下颌疼痛，无明显发热，自服药物后缓解，未经系统诊治。近 3 天胀痛逐渐加重，遂到我院就诊，求治于钮师。查体见左侧下颌区肿胀，疼痛明显，局部皮温增高，皮色尚可。门诊查血常规，白细胞及中性粒细胞均增高。超声显示左侧颌下腺体积增大，形态饱满，内部回声减低，分布不均，提示急性颌下腺炎（图 4-2）。为系统治疗，由门诊拟左侧急性颌下腺炎的门诊诊断收住入院。患者入院时无头晕头痛，无咳嗽心慌，无腹胀腹痛，面色如常，纳食差，二便调。否认药物过敏史。

[专科查体] 张口度正常，颜面部未见明显口角偏斜；左侧颌下腺明显肿胀，大小 4cm×3cm×2cm 左右，触痛明显，质地可，活动度一般，皮温偏高，皮色未见改变；双合诊未触及明显结石。舌质红，苔薄黄，脉弦数。

[辅助检查] 入院时查血常规：白细胞及中性粒细胞增高；余尿常规、粪便常规、肝肾功能、血凝、乙肝、梅毒、艾滋等实验室检查均正常。心电图检查正常。多排螺旋 CT 胸部平扫见两肺纹理增粗，未见占位性病变。颌下腺区 CT 增强扫描，见左侧颌下腺体积增大，腺体内无明显占位病变。

[西医诊断] 左侧急性颌下腺炎

[中医诊断] 痰核（热毒蕴结证）

［治疗方案］

1. 西医抗炎治疗

生理盐水 100mL+头孢替安 1g，静滴，每日 2 次。

2. 中医治则、治法和方药

治则：清热解毒、化痰散结

钮师予清热散结汤：

柴　胡 15g	黄　芩 9g	香　附 5g	郁　金 10g
连　翘 10g	牡丹皮 10g	赤　芍 10g	法半夏 10g
茯　苓 10g	陈　皮 10g	青　皮 10g	当　归 12g
丹　参 20g	生甘草 3g		

外敷清热化痰糊。

5 剂后，颌下腺肿胀明显消散，继续同上治疗。7 剂后诸症消失。

患者出院时，嘱其注意口腔清洁卫生，注意休息，避免劳累，忌食酸辣、刺激、大发食物。随访半年，未见复发。

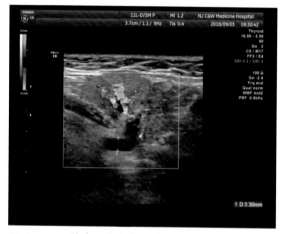

2018-09-03 检查：左侧颌下腺体积增大，形态饱满，

内部回声减低、分布不均匀，并可见导管增宽达 3mm，超声提示急性颌下腺炎

图 4-2　彭某治疗前彩超图像

热盛酿脓案 2

李某，男，38 岁，2017 年 6 月 21 日初诊。

［主诉］右下颌疼痛 2 天

［现病史］患者 2 天前饮酒后出现右下颌疼痛，无明显发热，可扪及肿块，未经系统诊治，疼痛加重，遂到我院就诊，求治于钮师。查体见右侧下颌区肿胀

疼痛明显，局部皮温增高，波动感不明显，皮色尚可。门诊查血常规 WBC 均增高。超声显示右侧颌下腺形态饱满，回声减低、分布不均匀。CDFI 示内部血流信号较左侧丰富，提示急性颌下腺炎（图 4-3）。为系统治疗，由门诊拟右侧急性颌下腺炎的门诊诊断收住入院。患者入院时：无头晕头痛，无咳嗽心慌，无腹胀腹痛，面色如常，纳食差，二便调。否认药物、食物及其他过敏史。

［专科查体］ 张口度正常，颜面部未见明显口角偏斜；右侧颌下区明显肿胀，大小 5cm×4cm×2cm 左右，触痛明显，拒按，质地可，活动度一般，皮温偏高，皮色未见改变；双合诊未及明显结石。舌质红，苔薄黄，脉弦数。

［辅助检查］ 入院时查血常规：白细胞增高；余尿常规、粪便常规、肝肾功能、血凝、乙肝、梅毒、艾滋等实验室检查均正常。心电图检查无特殊。多排螺旋 CT 胸部平扫见两肺纹理增粗，未见占位性病变。

［西医诊断］ 右侧急性颌下腺炎

［中医诊断］ 痰核（热盛酿脓证）

［治疗方案］

1. 西医抗炎治疗

生理盐水 100mL+ 五水头孢唑林钠 1g，静滴，每日 2 次。

2. 中医治则、治法和方药

治则：清热解毒、消痈散结

钮师予消痈汤：

| 金银花 20g | 陈　皮 10g | 白　芷 10g | 黄　连 10g |
| 黄　芩 10g | 黄　柏 10g | 栀　子 10g | |

每日 1 剂，水煎，分 2 次服。

外敷清热化痰糊。

7 剂后，颌下腺肿胀明显消散，同上治疗。再服 7 剂后诸症消失。

患者出院时，嘱其注意口腔卫生，注意避免劳累，忌食酸辣、刺激、大发食物。随访 1 年，未复发。

［分析讨论］ 颌下腺炎多因导管阻塞或狭窄，导致颌下腺逆行感染发病。颌下腺导管长而弯曲，涎腺流速缓慢，易于瘀滞，加之导管口粗大，异物易于进入，常诱发颌下腺炎症。

钮师自拟清热散结汤口服。方中重用丹参凉血消痈止痛；黄芩、连翘清热解毒，消肿散结；香附、郁金、当归行气解郁，活血止痛；牡丹皮、赤芍清热活血，散结化瘀；茯苓、法半夏、陈皮利水渗湿，散结化瘀；柴胡、青皮透表泄热，破气消滞。消痈汤中金银花、白芷清热解毒止痛；黄连、黄芩、黄柏清解火热毒邪；陈皮、栀子理气化痰，消散结节。诸药合用，共奏清热解毒、消痈散结之功。

钮师拟定清热化痰糊外用，临床疗效显著。重用金银花取其清热解毒之功；辅以知母、浙贝母、天花粉以清热泻火，消肿散结；牡丹皮、法半夏散结化瘀；皂角刺、乳香消痈止痛。

中药汤剂口服同外用敷药配合治疗，共奏清热解毒、消痈散结、止痛之功。

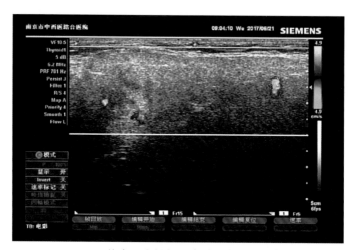

2017-06-21 检查：右侧颌下腺形态饱满，回声减低，

分布不均匀，CDFI 示内部血流信号较左侧丰富，超声提示急性颌下腺炎

图 4-3 李某治疗前彩超图像

（吴澎　傅良杰）

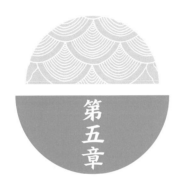

第五章

乳腺疾病

第一节　急性乳腺炎（乳痈）

急性乳腺炎是指发生在乳房部的急性化脓性疾病，其临床表现为乳房的局部结块、红肿热痛，伴有发热恶寒等全身症状。常见于哺乳期妇女，以初产妇多见，常发生于产后 3～4 周。多因产后乳汁淤积，或乳头破损，细菌沿淋巴管、乳管侵入乳房，继发感染而成。其致病菌多为金黄色葡萄球菌。早期：急性乳腺炎在开始时，患者乳房胀满、疼痛，哺乳时更甚，乳汁分泌不畅，乳房肿块或有或无，皮肤微红或不红；或伴有全身不适，食欲欠佳，胸闷烦躁等。化脓期：局部乳房变硬，肿块逐渐增大，此时可伴高烧、寒战、全身无力、大便干燥、脉搏加快、同侧淋巴结肿大、白细胞增高；常可在 4～5 日形成脓肿，可出现乳房跳痛、局部皮肤红肿透亮、肿块中央变软、按之有波动感。若为乳房深部脓肿，可出现全乳房肿胀、疼痛、高热，但局部皮肤红肿及波动不明显，有时一个乳房内可同时或先后存在数个脓腔。溃后期：浅表的脓肿常可穿破皮肤，形成溃烂或乳汁自创口处溢出而形成乳漏。较深部的脓肿，可穿向乳房和胸大肌间的脂肪，形成乳房后位脓肿，严重者可发生脓毒败血症。西医治疗首选抗菌药治疗，强调消除感染，排空乳汁，需暂停哺乳，效果有时并不理想。如脓肿形成，则及时做脓肿切开引流。

"乳痈"之名首见于晋《针灸甲乙经》，古代文献中有称"妒乳""吹乳""乳毒"等。根据发病时期不同而有多种名称，在哺乳期发生的称"外吹乳痈"，在怀孕期发生的称"内吹乳痈"，在非哺乳期和非怀孕期发生的称"不乳儿乳痈"。临床上以外吹乳痈为最多，约占 95%，内吹乳痈较少，不乳儿乳痈更少。历代医家关于乳痈的描述，主要集中在乳汁郁积、肝郁胃热、感受外邪三个方面。初产妇未能及时哺乳，或哺乳方法不当，或乳汁多而少饮，均可导致乳汁不能及时外泄，排乳不畅，引起乳汁淤积，阻塞乳络，郁久化热，热盛肉腐，酿成乳痈。情志不畅，忧思郁怒，肝气郁结，厥阴之气失于疏泄，乳窍不通；产后饮食不节，喜食膏粱厚味，脾胃运化失司，阳明胃热壅滞，均可使乳络阻塞不畅；肝胃损伤，邪气聚于乳间，壅结发热，气血不通，乳汁蕴结，郁而化热，热盛成脓，形成乳痈。产妇体虚汗出受风，或露胸哺乳而外感风邪；或乳儿含乳而睡，口中热毒之气侵入乳孔，均可使乳络郁滞不通，化热成痈。

一、学术思想

1. 治病求因，审因论治，未病先防

（1）乳汁郁积是乳痈发生的最主要病因。《妇人良方大全·产后乳方论第十四》曰："夫妒（妒）乳者，由新产后儿未能饮之，及乳不泄，或乳胀，捏其汁不尽，皆令乳汁蓄结，与血气相抟，即壮热大渴引饮，牢强掣痛，手不得近是也。初觉便以手助捏去汁，令旁人助吮引之，不尔或作疮有脓，其热势盛，必成痈也。"《太平圣惠方》曰："妇人乳汁不出，内结肿，名乳毒。"导致乳汁淤积的原因很多：①乳头皮肤破损或皲裂或乳头部湿疹。哺乳期一旦发生乳头局部皮肤破损或皲裂或湿疹时，产妇因疼痛而拒绝哺乳，导致乳汁淤积；另外细菌可沿皲裂处侵入乳腺导管，上行感染而发生乳痈，此时应暂停哺乳，保持乳头清洁并适量外涂麻油、蛋黄油等生肌润肤药物，以尽快修复创面并及时排出积乳。嘱孕妇孕后期开始每日清洁擦拭乳头，增加乳头皮肤的耐磨损能力，预防乳头皮肤破损或皲裂。乳头部湿疹，常用白芷、苦参、黄芩、黄连、蒲公英、生甘草各 10g，水煎外洗。苦参、黄芩、黄连、蒲公英、生甘草清热解毒燥湿；白芷消肿排脓止痛。全方清热燥湿，解毒消肿，治疗乳头湿疹效果极佳。②乳管堵塞。早期乳汁淤积引起的乳房红肿疼痛，此时并不一定意味有外邪侵入，局部肿胀疼痛反应很可能是由乳管堵塞引起的。因此，尽早排除积存的乳汁才是解决问题的关键。可以通过尽早吸吮、热敷、手法按摩、药物内服等多种方法疏通乳络，乳络通则乳汁畅，肿痛消。③先天性乳头凹陷。对于此类患者，应重在预防。嘱其孕中后期开始，每日清洁、牵拉乳头，纠正乳头凹陷；如重度乳头凹陷无法纠正时，婴儿不能正常吸吮，则采取手法排乳或者借助吸奶器等其他方法排出积乳。④母乳分泌过多。产妇乳汁分泌过多而婴儿少饮，则乳汁易淤积，应于每次哺乳后排空乳汁，以防外邪从乳孔侵入，与积乳搏结成痈。

（2）肝郁胃热是乳痈发生的另一重要病因。《外科冯氏锦囊秘录精义》曰："乳子之母，不知调养，怒忿所逆，郁闷所遏，厚味炙煿所酿，以致厥阴之气不行，故窍不得通而汁不得出，阳明之血热沸腾，故热胜而化脓。亦有所乳之子，膈有滞痰，口气焮热，含乳而睡，热气所吹，遂生结核。于初起时，便须忍痛，揉吮令通，自可消散，失此不治，必成痈疖。"《外科正宗》中所载"乳房阳明经所司，乳头厥阴肝经所属。乳子之母，不能调养，以致胃汁浊而壅滞为脓。又有忧郁伤肝，肝气滞而结肿……厚味饮食，暴怒肝火妄动结肿。"《古今图书集成医部全录·妇科》曰："乳头属足厥阴肝经，乳房属足阳明胃经。若乳房忽壅肿痛，结核色赤，数日之外，焮痛胀溃，稠脓涌出，脓尽而愈。此属胆胃热毒，气血壅滞。"《丹溪心法》曰："乳房阳明所经，乳头厥阴所属，乳子之母，不知调养，怒忿所逆，郁闷所遏，厚味所酿，以致厥阴之气不行，故窍不得通而汁不得出，阳明之沸腾，故热胜而化脓。"女子乳头属肝，乳房属胃，乳痈的发生与肝胃二经有密切关系。产妇产后心情不舒，情志不畅，忧思郁怒，肝气郁结，失于疏泄；或饮食不节，进食膏粱厚味，阳明积热，肝郁胃热互结而发生乳痈。此类患者应嘱其保持心情舒畅，避免膏粱厚味累进，养成良好的生活习惯。

（3）感受外邪也是导致乳痈的常见原因之一。如《校注妇人良方》曰："产后吹乳，因儿饮乳口气所吹，令乳汁不通，壅结肿痛，不急治多成痈。"《疡科心得集》曰："夫乳痈之生也，有因乳儿之时，偶尔贪睡，儿以口气吹之，使乳内之气闭塞不通，以致作痛，因循失治而成者；有因所乳之子，膈有滞痰，口气热，贪乳而睡，热气吹入乳房，凝滞不散，乳汁不通，以致结核化脓而成者……"此类患者应嘱其保持婴儿口腔清洁，不要含乳而睡，养成良好的哺乳习惯。钮师注重"治未病"的理念，强调临床诊治乳痈患者一定要未病先防，即病防变，要详询病史，悉心指导，预防疾病的发生、发展。平时也要积极利用各种机会进行相关的科普宣传和健康宣教，引起患者重视，预防疾病的发生。

2. 辨证分期，分期论治，内外结合

乳痈的发生、发展是一个动态的过程，其病机也在不断发生变化。明·陈实功《外科正宗·乳痈论第二十六》曰："初起发热恶寒，头眩体倦，六脉浮数，邪在表，宜散之。发热无寒，恶心呕吐，口干作渴，胸膈不利者，宜清之。忧郁伤肝，思虑伤脾，结肿坚硬微痛者，宜疏肝行气。已成焮肿发热，疼痛有时，已欲作脓者，宜托里消毒。脓已成而胀痛者，宜急开之；又脾胃虚弱，更兼补托。溃而不敛，脓水清稀，肿痛不消，疼痛不止，大补气血。"根据乳痈不同时期的病理变化，将乳痈分期治疗。郁滞期，证属肝气郁结，乳汁淤积，气血凝滞。化热期，证属肝郁日久化火，胃热壅滞。脓始成期，证属热盛肉腐成脓。脓成熟期，证属热毒炽盛，肉腐成脓。溃后期正虚余毒未尽型，证属气血两虚，余毒已尽。硬块期，证属乳络阻塞，气血凝滞。外科疾病，以消为贵。外治法在乳痈的治疗中也占有重要的地位，正如清代先贤吴师机在《理瀹骈文》中指出："外治之理即内治之理，外治之药亦即内治之药，所异者法耳。"在中医理论指导下，内外结合，辨证施治，效果更佳。

二、证治经验

1.外治七法

（1）通乳手法：适用于乳痈初期，乳汁郁积，局部胀痛为主者。使用中医"通乳手法"能改变乳晕区至乳头部乳管系统的压力和增强泌乳反射，可以使堵塞的乳管重新开放，增加乳汁分泌。运用中医"未病先防，既病防变"思想理论，在发病24小时内行"通乳手法"治疗，预防乳痈的进一步发生和发展，并且可以继续哺乳。此手法操作简单易行，不受场地、环境及器械限制。其通乳手法操作：①用热毛巾清洁双乳及周围皮肤，操作者双手消毒，在乳房上涂适量消毒石蜡油。②操作者双手置于胸骨中点两乳中间，顺着乳房向外滑行至腋下，大拇指和其余四指分开，紧贴乳房，顺乳腺管向乳头方向轻推，反复2～3次。根据具体条件及乳房情况调整手法的力度，消除患者恐惧心理，待患者适应后，继续此操作4～5次。③环单侧乳房，从乳根开始环绕一周顺着乳腺管向乳头方向，双手交替轻推，反复6～8次，另一侧用同法环推6～8次。④双手轻捏乳晕3～4次（如患者能耐受，反复6～8次为宜）。用温水清洗一块毛巾，用左手持毛巾托住患者乳房下部（切忌用力抓捏乳房），右手食指和中指中节从乳晕向乳头方向持续推、挤、提、拉3～4次，如患者无异常不适则继续此动作。同时，右手拇指指腹顺时针按摩乳头，动作一定要轻柔，避免损伤乳头皮肤。如有细小颗粒样物排出，必须重新清洗和消毒乳头及乳晕区皮肤。⑤每次操作时间在5～10分钟，操作完毕后以洁净毛巾清洗乳房及周围皮肤。

（2）贴敷疗法：适用于乳痈初期、化热期、脓始成期、硬块期的皮肤未破损者。运用中药敷于患处或穴位，可达到清热解毒、消肿止痛、通乳活络的作用。现代研究表明，本法一方面能增加血管紧张性，明显降低血管通透性，有效减轻炎性渗出、水肿，有利于乳汁通畅排出；另一方面能够有效抑制白细胞浸润、吞噬，显著减少各种炎性因子释放，迅速改善乳腺红肿热痛症状。

（3）熏蒸疗法：适用于乳痈初期、化热期、脓始成期、硬块期。中药熏蒸是一种借助热力和药力的双重作用，实现了"皮肤吃药"的物理疗法。用热的药液蒸汽熏蒸肌肤，使皮肤角质层吸收水分变得疏松，从而药物成分更易透过皮肤屏障，加速皮肤对药物的吸收；皮肤温度的升高，增加汗腺分泌，使炎性致病介质和代谢产物通过汗液排出；毛细血管扩张，血流加快，以及促凝与抗凝，纤溶与抗纤溶的双向作用，降低血黏度，降低红细胞聚集性，改善血液循环，促进新陈代谢，提高组织的再生能力。通过以上综合作用，达到活血化瘀、消肿止痛、疏通乳络的作用。常用熏蒸方：金银花 10g，法半夏 12g，知母、浙贝母、天花粉、白及、皂角刺、乳香、丹皮各 6g（钮师验方，科室协定方）。其操作方法：产妇取半卧位或坐位，暴露患乳，注意保暖。水煎取上方药液 200mL，与 600mL 热水共置入中药熏蒸仪，调整蒸汽喷口与皮肤之间的距离为 25 ～ 30cm，温度保持在 55℃左右，每次 1 剂，持续 30 分钟，每天 1 ～ 2 次。

（4）超声药物透入疗法：适用于乳痈初期、化热期、脓始成期、硬块期，皮肤未破损者。运用超声药物透入治疗患处或穴位，可达到清热解毒、活血祛瘀、通乳活络、消肿止痛的作用。按照现代经皮治疗理论，应用医疗仪器技术和药物的混合型器械装置，可使一定剂型的化学药物和中草药制剂直接迅速透过皮肤进入病变组织，实现药物组织浸润治疗作用，从而大幅度地提高了中草药疗效，被称为"第三代给药方法"。通过电致孔技术、超声空化技术和离子导入技术三种物理方法的结合，作用相互协同与叠加，达到局部经皮给药、直达病所的目的。①电致孔通过施加控制的电脉冲，使皮肤和组织的膜结构的脂质颗粒形成有序排列，产生潜在的可逆性生物孔道，使药物得以透过。②超声空化技术通过超声波的空化作用、声波微流对流转运作用和辐射压作用，可使皮肤和组织的膜结构形成和 / 或扩大已形成的孔道，使其通透性增加。同时使药物粒子获得定向运动的动能，使药物分子和粒子沿着声波传播方向运动。③离子导入技术：在皮肤和组织之间施加直流或交流电流，使带正 / 或负电荷的药物离子或分子，分别向电场中的负 / 或正极（反向）泳动，沿皮肤和组织间的自然孔道透过皮肤和皮下组织，局部治疗时可发挥独特作用。

（5）脓肿切开引流：适用于乳痈成脓期，皮肤红、肿、热、痛，波动感明显者；或经 B 超及穿刺等证实脓肿形成者。及时有效地切开引流，可使脓液迅速排出，避免向周边扩散，加重病情，全身症状得以控制。乳房部脓肿切开时，行放射状切口；乳晕、乳晕旁、乳房下缘、乳房后或深部脓肿切开时，行弧形切口。切口大小要适宜，以达到引流通畅为尺度。既要选择适度的皮肤切口大小，更要注意脓肿壁切口的大小。术者只注意了皮肤切口大小，而忽视脓肿壁的切口，往往因脓肿壁切口过小，而致术后脓液引流不畅，而致长期袋脓，迁延疮口难愈合，甚至脓壁切口闭合再度肿痛发热，而不得不再次扩创手术。为达到引流通畅的目的，术后可置皮片或生肌玉红油纱条引流。皮片或生肌玉红油纱条需插入脓腔底部，引流才会更加通畅。对乳痈脓肿切开深浅的掌握，必须视脓肿部位的深浅而定，可术前根据乳腺 B 超定位。乳痈脓肿部位的深浅差别很大，浅表者只需表皮皮下稍稍切开就可脓泄如注。但有的乳痈脓肿部位很深，切开时刀锋不宜直插脓壁，否则容易产生大出血。正确的手术操作：皮肤、皮下切开后，用血管钳插入，钝性顶破脓肿壁；然后再用血管钳撑开脓腔，使脓液引流畅通；待脓液基本排尽，放置皮片或生肌玉红油纱条于脓腔底部引流。

（6）生肌收口法：适用于溃后形成乳漏，脓水已尽者。生肌收口药具有解毒、收敛、促进新肉生长的作用，掺敷疮面能使疮口加速愈合。疮疡溃后，当脓水将尽或腐脱新生时，若仅靠机体的修复能力来长肉收口则较为缓慢。因此，生肌收口也是处理溃疡的一种基本方法，可促进伤口愈合。

（7）垫棉法：适用于溃后形成乳漏和袋脓患者。即用几层纱布棉垫覆盖于疮口，或直接垫压于疮口下方袋脓处，用胸带绷缚扎紧，借助加压的作用，使破损的乳络自然粘合，使乳汁或脓液不致下坠而潴留，使溃疡空腔皮肤与新肉得以黏合而达到愈合的目的。

2. 分期辨证论治，内外结合

（1）乳痈初期内治以消为贵，以通为顺，外治最重手法

①郁滞期：以肝气郁结，乳汁淤积为主。临床多表现为乳房肿胀疼痛，乳汁淤积结块，皮色不变，舌质红，苔薄白，脉弦。此期以消为贵，以通为顺，贵在治之于早，消散于无形，不宜过用寒凉。内治宜疏肝解郁，通乳和营，解毒消肿。临床常运用瓜蒌牛蒡汤加减治疗。瓜蒌牛蒡汤出自《医宗金鉴》，由瓜蒌仁、炒牛蒡子、天花粉、黄芩、生栀子、连翘、皂角刺、金银花、生甘草、陈皮、柴胡组成。方中金银花、连翘、牛蒡子、生栀子、天花粉清热解毒，散结消肿；瓜蒌仁、柴胡、青皮宽胸疏肝理气，疏通乳络郁滞；皂角刺通乳散结；黄芩清胃和中；生甘草调和诸药。全方疏肝清胃，通乳散结。患者乳汁淤积严重时，可加王不留行、漏芦、丝瓜络、路路通；患者肿块明显时，可加山甲珠；回乳，可选用生山楂、炒麦芽。外治则主张手法排空乳汁，疏通乳络。

②化热期：以肝郁化火，胃热壅滞为主。临床多表现为乳房结块，皮色微红，肿胀疼痛；伴有恶寒发热，周身酸楚，口渴，便秘；舌质红，苔薄黄，脉数。此期以消为贵，以通为主，内治宜清热解毒、通乳消肿。常用方：金银花30g，蒲公英30g，大青叶10g，黄芩12g，连翘12g，生山栀10g，苦参10g，漏芦9g，瓜蒌15g，柴胡12g，青皮9g，赤芍9g，生甘草6g。本方中较郁滞期增加了清热解毒药物。外治则主张手法排乳，与中药贴敷相结合。首先通过局部热敷加手法按摩以排除积乳，再局部外敷药物如加味金芙膏或清热消肿糊，使药效直达病所，以达到消肿止痛、通乳消块的目的。

上法内外结合，以消为贵，使乳房结块在早期即得以消散。症状较重者，可配合中药熏蒸和超声药物透入疗法。

（2）脓成偏外治，中西并重

①脓始成期：以热盛肉腐成脓为主。临床多表现为乳房结块增大，皮色嫩红灼热，疼痛加重，有鸡啄样疼痛；伴有壮热不退，口渴喜饮，便秘；舌红，苔黄腻，脉洪数。内治宜清热解毒，托脓消散。此期虽然脓已成，但脓液稀少，仍有消散之希望。常与清托药如白芷、桔梗、天花粉、大贝母合用，促进脓液吸收。《疡科纲要·论肿疡内已成脓之剂》曰："盖以中虽成脓，而四周之肿犹在，故仍以消肿为急，置其脓成于不问，庶几余肿即消，即成溃亦不必巨，万不能早用透达之药，令其迅速蒸脓。"常用方：金银花30g，蒲公英30g，败酱草15g，黄芩12g，天花粉12g，白芷9g，桔梗9g，大贝母12g，瓜蒌12g，柴胡12g，赤芍9g，生甘草6g。方中除清热解毒，疏肝行气药物以外，配以天花粉、白芷、桔梗、大贝母以清托消肿，促进脓液吸收。外治常中药贴敷、熏蒸和超声药物透入三者并用，可酌情应用一、二代头孢类抗生素。

②脓成熟期：以热毒炽盛，肉腐成脓为主。临床多表现为乳房肿痛加重，结块增大，按之中软应指，或溃后脓出不畅，红肿热痛不消，身热不退，有"传囊"现象；舌红，苔黄腻，脉洪数。此期急需透脓外出，以防毒邪内陷，或传囊之变。内治宜清热解毒，托毒透脓。常用方：金银花30g，蒲公英30g，连翘12g，败酱草15g，黄芩12g，天花粉12g，山甲珠6g，皂刺9g，瓜蒌12g，柴胡12g，陈皮9g，赤芍9g，生甘草6g。方中配以山甲珠、皂刺托毒透脓。外治宜行乳腺脓肿切开引流术，但掌握切开时机、适合的切口大小及适度的深浅是十分重要的。《外科正宗》曰："若脓生而用针，气血反泄，脓反难成。若脓深而针浅，内脓不出，气血反泄；脓浅而针深，内脓虽出，良肉受伤。"钮师主张乳痈切开宜熟不宜生，脓未熟切开不但改善肿痛不多，甚者尚可造成传囊乳痈。此期应当参考西医辅助检查，如彩超探测脓肿范围深浅；抽血化验，根据脓或血培养结果，及早应用敏感抗生素，以防病情进一步恶化。

（3）溃后慎用补法

溃后期：以气血两虚，余毒已尽为主。临床多表现为溃脓后乳房肿痛减轻，但疮口脓水不断，脓汁清稀，愈合缓慢或形成乳漏；伴全身乏力，面色少华，或低热不退，饮食减少；舌淡，苔薄，脉细。此期正虚余毒未尽型，脓液外出未尽，毒邪外泄未清，正气已虚。但乳痈属阳明实证，溃后虽见虚象，但仍以余毒未尽为主。内治宜益气和营，清热托毒。常用方：生黄芪30g，金银花20g，蒲公英20g，连翘12g，黄芩12g，天花粉12g，白芷9g，当归12g，赤芍9g，生甘草6g。方中生黄芪补气、托毒、生肌；当归、赤芍调和营血；金银花、蒲公英、连翘、黄芩清热解毒；天花粉、白芷生津排脓。本病溃后期以虚实兼证多见，而单纯虚证者少，故治疗溃后期切忌过早或单纯使用补法，只有气血两虚而无热象者方可应用补法。外治以生肌收口法换药为主，常用生肌玉红油纱条局部换药。

（4）乳络僵块宜活血化瘀、温阳通络、软坚散结，内外兼治

硬块期：以乳络阻塞，气血凝滞为主。临床多表现为乳房结块质硬，微痛不热，皮色不变或黯红，日久不消；舌质正常或瘀黯，苔薄白，脉弦涩。内治宜疏肝行气，活血化瘀，温阳散结。常用方：柴胡 12g，夏枯草 12g，瓜蒌 15g，郁金 9g，当归 9g，赤芍 9g，丹参 12g，三棱 9g，莪术 9g，浙贝母 12g，山甲珠 6g，鹿角霜 12g，生甘草 6g。方中柴胡、郁金疏肝行气；当归、赤芍、丹参、三棱、莪术活血化瘀；夏枯草、浙贝母、山甲珠散结消肿；鹿角霜温阳散结；瓜蒌、生甘草解毒疗痈。此期患者多因在急性期过多地用了性味寒凉清热的中药，或是使用过大量抗生素演变而来，也有是在郁积性乳腺炎基础上发展而来，形成质中偏硬，既不消散又不化脓的慢性迁延性炎性硬块，俗称"僵块"。这类乳房慢性迁延性炎性硬块，可以持续很久，患者因局部结块而胀痛不适，大的僵块尚会影响乳汁分泌和哺乳，部分患者因肿块不消而担忧病变，甚至要求手术治疗。所以在乳痈治疗时，不仅要清热解毒，还要注意行气活血。气行血行则瘀滞方可消散。在乳痈急性期的治疗时，均配以郁金、青皮、赤芍，可防止形成慢性迁延性炎性硬块。外治常中药贴敷、熏蒸和超声药物透入三者并用，尤以中药熏蒸疗法效果最佳。

三、验案选析

肝气郁结、乳汁淤积案 1

韩某，女，35 岁，2018 年 11 月 12 日收住入院。

［主诉］右乳肿块疼痛 12 天

［现病史］患者 12 天前于产后第二天发现右乳疼痛，可触及结节，无发热，予手法通乳治疗后稍有缓解，4 天前肿块再次疼痛，于南京市妇幼保健医院查 B 超：右乳囊性包块，建议乳汁疏通。后至我院门诊就诊，拟"右侧急性乳腺炎"收住入院。

［专科查体］哺乳期乳房，双乳对称，质厚韧，于右乳外侧扪及约 7cm×8cm 大小肿块，形状不规则，边缘欠清，质中软，肤色红，皮温高，波动

感（+），压痛（+），双腋下（−），右乳头挤压有黄白色乳汁分泌。

［辅助检查］　入院后查彩超：哺乳期乳腺改变，双侧乳腺低回声，考虑乳汁瘀积，不排除感染可能。右侧乳头下见范围约78mm×22mm×68mm不均质低回声区，形态不规则，边界不清，内见不规则暗区。超声提示乳腺炎伴积乳（图5-1）。

［西医诊断］　急性乳腺炎

［中医诊断］　乳痈（郁滞期，肝气郁结、乳汁淤积证）

［治疗方案］

中医治则、治法及方药

治则：疏肝解郁、通乳和营、解毒消肿

（1）内治

金银花 15g	瓜蒌仁 12g	牛蒡子 10g	天花粉 12g
生栀子 9g	黄　芩 12g	连　翘 12g	青　皮 9g
陈　皮 9g	皂角刺 9g	郁　金 12g	柴　胡 12g
赤　芍 9g	王不留行 9g	漏　芦 9g	丝瓜络 9g
生甘草 6g			

共14剂，水煎服，每日1剂。另煎炒麦芽120g，生山楂60g代茶饮，减少乳汁分泌。

（2）外治：入院后予手法通乳，每日5次，排空乳汁，清热消肿糊局部外敷。治疗18天，2018年11月30日复查彩超：右乳头外侧及下方腺体内见范围约32mm×17mm、31mm×12mm的杂乱回声区，形态不规则，界限不清，内部见少许无回声，未见血流信号，超声提示乳腺炎（图5-1）。

再治疗14天痊愈，出院后3个月复查B超：双侧乳腺增生，必要时复查，右乳局部腺体弹性评分3分（图5-1）。

［分析讨论］　本例患者处于乳痈之郁滞期，证属肝气郁结、乳汁淤积。内治宜疏肝解郁，通乳和营，解毒消肿。乳痈的治疗关键在于早期发现，早期治疗及防变，以通为主，以消为贵，不宜过用寒凉，积极争取早期消散及吸收。乳汁郁积是乳痈发生的重要原因之一，治疗时需通乳消肿，常用药为丝瓜络、漏芦、王不留行等。肝气郁结是形成乳痈的重要原因之二，临证以疏肝理气、通乳和营为法。常用药为柴胡、香附、青皮、陈皮、郁金、瓜蒌、赤芍、山甲珠等。患者乳汁分泌多，排出不畅，可选用生山楂、炒麦芽适当回乳。外治则主张手法排空乳汁，疏通乳络。

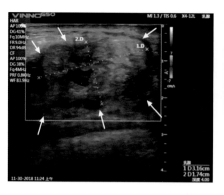 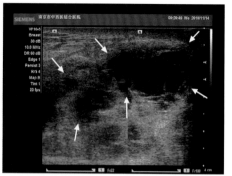

2018-11-14 检查：右乳头外侧及下方腺体内见范围约 78mm×22mm 的杂乱回声区，形态不规则，界限不清，内部见大片状无回声，见丰富血流信号，超声提示乳腺炎伴积乳

2018-11-30 检查：右乳头外侧及下方腺体内见范围约 32mm×17mm、31mm×12mm 的杂乱回声区，形态不规则，界限不清，内部见少许无回声，未见血流信号，超声提示乳腺炎

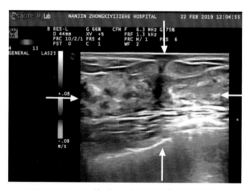

2019-02-22 检查：右侧乳腺疤痕下方组织回声欠整齐，未见明显异常团块及积液回声，超声提示乳腺炎治愈后改变

图 5-1　韩某治疗前后彩超图像对比

肝郁化火，胃热壅滞案 2

吴某，女，26 岁，2016 年 3 月 4 日就诊。

［主诉］右乳肿块胀痛伴发热 1 天

［现病史］患者为哺乳期第 17 天，1 天前发热至 39℃，口服布洛芬后体温恢复正常。现自觉右乳肿块伴胀痛，排乳欠畅，量足，纳眠可，大便干，小便调，舌红苔黄，脉数。

［专科查体］哺乳期乳房，双乳对称，质厚韧，于右乳内侧扪及约 5cm×3cm 大小肿块，形状规则，边缘欠清，质韧，肤色红，皮温高，波动感（-），压痛（+），双腋下（-），双乳头（-）。

［辅助检查］ 2016 年 3 月 4 日彩超示：右侧乳腺内 50mm×20mm 的不规则片状低回声区，超声提示乳腺炎（图 5-2）。

［西医诊断］ 急性乳腺炎

［中医诊断］ 乳痈（化热期，肝郁化火、胃热壅滞证）

［治疗方案］

中医治则、治法及方药

治则：清热解毒、通乳消肿、疏肝清胃

（1）内治

金银花 30g	蒲公英 30g	浙贝母 10g	黄 芩 10g
黄 连 10g	连 翘 10g	生山栀 9g	天花粉 12g
漏 芦 9g	瓜 蒌 15g	柴 胡 12g	赤 芍 9g
王不留行 9g	生甘草 6g		

7 剂，水煎服，每日 1 剂。

（2）外治：局部外敷清热消肿糊治疗。

2016 年 3 月 7 日乳腺彩超示右侧乳腺内 27mm×19mm 的不规则片状低回声区，超声提示乳腺炎治疗后改变（图 5-2）。治疗 7 天痊愈。

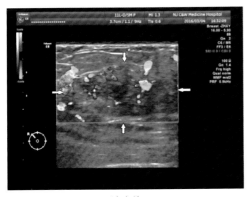 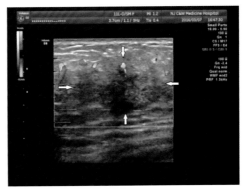

治疗前

2016-03-04 检查：右侧乳腺内

50mm×20mm 的不规则片状低

回声区，超声提示乳腺炎

治疗后

2016-03-07 检查：右侧乳腺内

27mm×19mm 的不规则片状低

回声区，超声提示乳腺炎治疗后改变

图 5-2 吴某治疗前后彩超图像对比

［分析讨论］ 本例患者处于乳痈之化热期，证属肝郁化火、胃热壅滞。此期以消为贵，以通为主，内治宜清热解毒、通乳消肿。胃热壅滞是乳痈发生的重要原因之一，治疗应以清热通下为主，清阳明经热，泄阳明腑实，腑通热清，釜底

抽薪，可免除阳明气血壅滞，化腐成脓之弊。常用药为金银花、蒲公英、黄连、山栀等，较郁滞期增加了清热解毒药物。外用清热消肿糊局部外敷，使药效直达病所，以达到消肿止痛、通乳消块的目的。上法内外结合，以消为贵，使乳房结块在早期即得以消散。

热毒炽盛，肉腐成脓案 3

邵某，女，26 岁，2019 年 2 月 12 日收住入院。

［主诉］ 左乳肿痛 5 天

［现病史］ 患者产后 80 天哺乳至今。5 天前出现左乳肿痛不适，可及肿块，症状持续存在并加重，局部红肿热痛明显，无发热汗出。至南京市妇幼保健院就诊，查彩超：左乳腺炎并脓肿形成（BI-RADS 3 级）。今日红肿范围进一步扩大，疼痛难忍，至我院就诊，为进行系统治疗，由门诊拟"左侧急性乳腺炎"收住入院。

［专科查体］ 哺乳期乳房，双乳对称，左乳乳头凹陷，按压无溢乳；左乳 1 ～ 10 点区域大范围红肿，约 10cm×8cm 大小，边界欠清，质中软，皮温高，可及明显波动感，压痛（＋）（图 5-4），双腋下（－），右乳头挤压有乳汁分泌。

［辅助检查］ 入院后查血常规：白细胞计数 $13.48×10^9$/L；中性粒细胞 81.60%。

［西医诊断］ 左侧急性乳腺炎

［中医诊断］ 乳痈（脓成熟期，热毒炽盛、肉腐成脓证）

［治疗方案］

1. 西医抗炎治疗

哌拉西林钠他巴唑坦钠抗炎治疗（后经药敏实验证实敏感）。

2. 中医治则、治法及方药

治则：术前清热解毒，透脓外出；术后益气活血，和营托毒

（1）内治

术前方药：

金银花 30g	蒲公英 30g	山甲珠 6g	黄　芩 12g
天花粉 12g	白　芷 9g	皂　刺 9g	浙贝母 12g
瓜　蒌 12g	当　归 12g	陈　皮 9g	

共 2 剂，水煎服，每日 1 剂。

术后方药：

金银花 30g	蒲公英 30g	连 翘 15g	黄 芩 15g
天花粉 15g	生黄芪 30g	山甲珠 3g	皂角刺 9g
瓜 蒌 15g	柴 胡 12g	陈 皮 9g	郁 金 9g
赤 芍 9g	丹 皮 9g	生甘草 3g	

共 10 剂，水煎服，每日 1 剂。

另煎炒麦芽 120g，生山楂 60g 代茶饮，以减少乳汁分泌。

（2）外治：入院予清热消肿糊局部外敷。

于 2019 年 2 月 14 日在局麻下行右侧乳腺脓肿切开术。碘伏棉球消毒后，根据乳腺 B 超定位及触诊，在脓肿波动最明显的部位取弧形切口，引出黄白色脓液约 150mL；脓液送药敏，血管钳探查脓腔深度和范围，约 10cm×8cm 大小，予灭菌凡士林油纱引流，每日伤口换药。术后第四天，疮面见鲜红肉芽组织，少量坏死组织，渗出明显减少，予生肌玉红油纱条继续引流。术后第六天病理回示：左乳镜检示炎性坏死组织伴脓肿形成，结合临床，符合化脓性乳腺炎（图 5-3）。探查脓腔约 8cm×6cm 大小，疮面见鲜红肉芽组织，无明显坏死组织，无明显渗出，予生肌收口药掺敷疮面，生肌玉红油纱条引流换药。术后第十天，探查脓腔约 5cm×3.5cm 大小，疮面见鲜红肉芽组织，无坏死组织，无渗出，予垫棉法加压包扎固定。术后佐以内治，共历经 10 天，之后办理出院。出院后，每隔两日予生肌收口药掺敷疮面，垫棉法加压包扎，换药 4 次痊愈（图 5-4）。

[分析讨论] 本例患者初诊时的彩超显示乳腺脓肿已形成，处于乳痈之脓成熟期。证属热毒炽盛，肉腐成脓。此期急需透脓外出，以防毒邪内陷，或传囊之变。外治宜行乳腺脓肿切开引流术，需在脓肿波动最明显的部位取弧形切口，必要时可借助彩超定位，切口大小要适宜，引流要通畅。内治宜清热解毒，托毒透脓。方中配以山甲珠、皂刺托毒透脓。切排后应消、托并用，故加用郁金、赤芍、丹皮活血消肿，黄芪、皂角刺托毒排脓。全方益气活血，和营托毒。外用生肌玉红油纱条引流。待脓液干净后，予垫绵法胸带加压包扎。溃后慎用补法，只有气血两虚而无热象者方可应用。

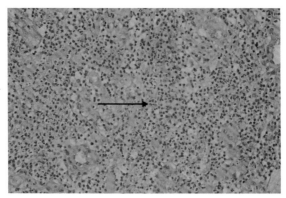

用苏木素 – 伊红 HE 染色，放大 20×10 倍：

图示乳腺组织伴大量组织细胞和脓细胞浸润，视野
中央箭头所指为脓细胞。病理诊断：急性化脓性乳腺炎

图 5-3　邵某组织病理切片

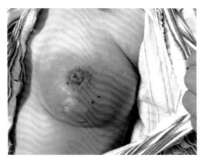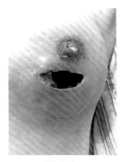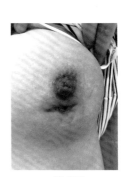

治疗前　　　　　　　　　治疗中　　　　　　　　　治疗后

图 5-4　邵某治疗前后对比照

（杨春睿　李辉斌　钮晓红）

第二节　浆细胞性乳腺炎（粉刺性乳痈）

浆细胞性乳腺炎是一种以乳腺导管扩张、浆细胞浸润为病变基础的慢性非细菌性感染的乳腺化脓性疾病。其特点是多在非哺乳期或非妊娠期发病，常有乳头凹陷或溢液，初起肿块多位于乳晕部，化脓溃破后脓中夹有脂质样物质，易反复发作，形成瘘管，经久难愈，全身炎症反应较轻。据国内外报道，其发病率约占乳腺良性疾病的 1.41%～5.36%。西医多认为本病是由于乳头凹陷或乳腺导管开口堵塞，乳腺导管上皮细胞脱落及大量类脂分泌物积聚于导管内而致其扩张，积聚物分解产生化学性物质刺激导管壁而引起管壁炎性细胞浸润和纤维组织增生，此种病变逐渐扩展累及部分乳腺而形成肿块，有时炎症呈急性发作则成脓肿，脓液中常夹有粉渣样物排出，脓肿破溃后可形成通往输乳孔的瘘管。可见于青春期后任何年龄女性，多单侧乳房发病，亦有双侧乳房先后发病，病情表现多样，病程长达数月或数年。患者常以乳房肿块为首发症状，往往起病突然，发病迅速。患者乳房局部疼痛不适，呈刺痛或钝痛，并发现肿块。肿块多位于乳晕区，或向某一象限伸展。肿块大小不等，直径大多小于 3cm，个别可达 10cm 以上。肿块形状不规则，质地硬韧，边界欠清，无包膜，常与皮肤粘连，但无胸壁固定，可推移。继则肿块局部出现红肿热痛，红肿范围可迅速扩大。若炎症得不到控制，则形成脓肿，可出现乳房皮肤水肿；或伴有患侧腋下淋巴结肿大、压痛。一般无全身发热。脓肿自溃或切开后脓液中夹有粉渣样物，并形成与乳头相通的漏管，经久不愈，反复发作。部分患者有间歇性、自发性乳头溢液，溢液性状多为浆液性，也可为乳汁样、脓血性或血性。输乳孔多有粉刺样物或油脂样物分泌，并带有臭味。根据其病程进展又可分为：①初期 1～2 周，主要表现为乳头内陷，有粉刺样分泌物，或伴有乳晕部肿块，疼痛不明显。②急性期约 2 周，类似急性乳腺炎表现，常位于乳晕下，也可波及大部或整个乳房，出现红肿热痛，但全身炎症反应轻微，病情反复发作，并且有些患者的临床症状并不十分明显，很容易被忽视。③亚急性期约 3 周，乳房肿块因发生细菌感染之后而形成脓肿。当脓肿破溃之后，患者的炎症反应加重，形成瘘管并且经久不愈。④慢性期以持续存在的乳房肿块或瘘管为主要表现。患者的临床症状通常不明显，有些患者的乳房皮肤会出现"橘皮样"变，但不与胸壁粘连。炎症初期可有同侧腋窝淋巴结肿大、质地柔软，伴触痛但随病程进展可缩小或消退。西医缺乏特效药物，多采用糖皮质激素治疗，但易复发。临床多主张外科手术为主，可行乳腺区段切除术或加乳头矫形术；少数年龄较大，乳房肿块较大或与皮肤粘连严重或形成多个窦道者，可行乳房单纯切除术。

中医学对浆细胞性乳腺炎未有明确的记载。1985年，顾伯华教授主编的《实用中医外科学》中首次提出"粉刺性乳痈"的病名，并沿用至今。中医多认为，本病病因病机为患者素有乳头凹陷畸形，加之情志抑郁不畅，肝郁气滞，营气不从，经络阻滞，气血瘀滞，聚结成块，蒸酿肉腐而成脓肿，溃后成瘘；若气郁化火，迫血妄行，可致乳头溢血。根据其不同临床表现的差异，可将其分为：①乳头溢液期：此期患者均存在乳头溢液的情况，溢出的液体可呈现为棕黄色、淡黄色或是奶油色、血性，以及脓性浆液等。病变部位常可累及数个乳腺导管，并可伴有乳房胀痛或轻微触痛症状。患者乳头多有内陷情况，短者1周，长者可持续数年之久。②肿块期：乳房肿块可位于各区段，但以乳晕深部多见，其肿块直径多为2cm左右，质韧偏硬，边界不清，与皮肤粘连，部分病人有乳头内陷症状或可用手触及增粗的大导管，患者通常会伴有轻度疼痛症状或是压痛等不适情况。③脓肿期：脓肿期浆细胞性乳腺炎多发生在病变后期，在原有乳房肿块的基础上，由于发生急性感染而使炎性加重，从而出现脓肿。④瘘管期：此期浆细胞性乳腺炎通常出现于脓肿破溃之后，患者乳头会有粉渣样分泌物流出，并且病程较长，经久不愈。中医在治疗有一定优势，特别是在初期和亚急性期的正确辨病与辨证相结合，临床效果显著，损伤范围小，痛苦少，可减少手术切除乳房的机会，最大限度地保留正常的乳房外形，减少或避免使用糖皮质激素所带来的副作用。

一、学术思想

1. 辨病为先，避免误诊

"欲治病者，必先识病之名。"中医对该病的诊断仍局限于临床症状，主要是参考《中华人民共和国中医药行业标准》中"粉刺性乳痈"的诊断依据。需要综合四诊，运用正确的思维方式，根据临床的特点，通过与相关疾病的鉴别，做出诊断。本病虽属于乳房良性疾病，但其本身病因未能完全明确，病情复杂，易于复发，经久难愈，且临床上极易与乳腺癌、乳腺结核等疾病相混淆，耽误治疗，必须对其提高警惕，需借助现代医学细胞分子学研究等辅助检查才能明确诊断。其有价值的鉴别检查方法，有乳腺导管镜、细针细胞学检查及乳头溢液涂片检查等。粉刺性乳痈的临床表现多样，症情轻重差异较大，需根据症状、体征、实验室检查结果与炎性乳腺癌、急性乳腺炎、乳腺结核、乳晕部痈疖等相鉴别。现代先进精密医疗器材在临床诊断中的广泛应用及对浆细胞性乳腺炎的认识逐渐深入，使误诊率明显下降。

2. 辨证分型，厘清归属

女子乳头属肝，乳房属胃。钮师根据多年临床经验认为，本病患者素有乳头凹陷畸形，复因肝气郁滞，营气不从，气滞血瘀，聚而成块，郁久化热，热盛肉腐成脓，脓肿溃破而成瘘。临床内治常分以下两个证型进行治疗：①肝经蕴热证：乳头溢液或乳头凹陷有粉刺样物溢出，乳晕或乳房部结块红肿疼痛；伴发热、头痛，大便干结，尿黄；舌质红，舌苔黄腻，脉弦数或滑数。治宜疏肝清热，活血消肿。②余毒未清证：脓肿自溃或切开后脓水淋漓，久不收口，形成乳漏，或时发时敛，局部有僵硬肿块或红肿化脓；舌质淡红或红，舌苔薄黄，脉弦。治宜益气和营，清化托毒。

3. 分期论治，内外结合

粉刺性乳痈的临床表现复杂多样，其治疗当根据疾病分期，采用不同的治疗方法。初期因肝气郁滞，气滞血瘀，凝聚形成肿块，多表现为乳头溢液或乳房肿块、局部红肿疼痛；治疗多以中药内服为主，外治为辅。后期痰瘀郁久化热，蒸酿腐肉而成脓肿，破溃后流出的脓液中常夹杂粉刺样或脂质样物质，溃后成肿块逐渐变软，疮口久不收敛，常形成通向输乳管的瘘管；治疗当以外治为主，内服为辅，即所谓"未溃偏重内治，已溃偏重外治"。

4. 注重调护，预防复发

本病的发生，可能与乳头先天凹陷、油脂摄入过量、外伤、精神紧张、内分泌紊乱、吸烟等因素有关。患者应注意保持乳头清洁，饮食宜清淡，戒烟，畅调情志，避免服用可能引起体内激素水平紊乱的药物及食物。养成良好的生活习惯，对于控制疾病的发生均有一定帮助。

二、证治经验

1. 未溃偏重内治，已溃偏重外治

钮师临证常将本病分为溢液期、肿块期、成脓期和瘘管期。溢液期和肿块期一般以内治为主，中药外敷为辅；若到成脓期或瘘管期则当予手术，以外治为主。中药治疗当贯穿始终，应辨病辨期与辨证相结合，全身辨证和局部辨证相结合，分期论治，内外结合，方可取得较好疗效。

（1）溢液期：此期多表现为乳头粉刺样物质渗出，而无疼痛或肿块。治疗可用生理盐水或医用酒精擦拭乳头，并配合内服浆乳协定方。药物组成如下：柴胡12g，夏枯草15g，蒲公英30g，虎杖15g，当归12g，赤芍12g，丹参12g，桃仁12g，丝瓜络15g，山楂15g。方中柴胡、夏枯草疏肝理气又能散结；蒲公英、虎杖清热寓于活血之中，即能活血又能消块，对伴有乳晕部结块更为适宜；当归、赤芍、丹参、桃仁活血消肿，丝瓜络疏通乳络，山楂祛脂化瘀。溢液为血性者，加用茜草炭、仙鹤草、地榆；溢液呈水样者，加生薏苡仁、茯苓。外治常配以中药外敷法。

（2）肿块期：本期可根据肿块的部位、范围及患者对乳房外观的要求，分别采用不同的治疗方法。对于肿块范围较小，红肿疼痛不明显者，仅可采用内服浆乳协定方缓解疼痛、消除肿块，并可配伍生牡蛎、浙贝母、山慈菇等以加强化痰软坚散结之力。对于肿块范围较大，红肿疼痛剧烈者，可采用清热消肿糊或金黄散外敷和中药熏蒸的治疗方法以促使肿块消散，同时配合内服中药；伴有发热者，可加用生石膏、知母等养阴清热；对于顽固性肿块反复发作不宜消散者，则主张手术治疗。

（3）成脓期、瘘管期：此期多以外治法为主，辅以内治。外治常用脓肿切开引流法。形成瘘管、空腔者，应用垫绵法；脓肿范围局限或形成瘘管经久不愈者，可采用手术切除；伴先天乳头凹陷者，可行乳头整形手术。内治法：服用浆乳协定方，对于病变红肿明显且已形成脓肿、瘘管者，可加用托毒透脓药，如白芷、皂角刺等；对于术后脓腐已清者，加用黄芪、党参、白术等益气健脾，促进创面愈合，防止复发。在痊愈后宜巩固疗效，建议继续服药1～3个月，以减少复发。

2. 外治七法

（1）中药外敷法：用于肿块急性炎症期。常用外敷药物为金黄散、清热消肿糊等，外敷范围大于病变范围。具有箍集围聚、收束疮毒的作用，可促进肿块消散，可使疮形缩小，趋于局限。

（2）熏蒸疗法：适用于溢液期和肿块期。中药熏蒸是一种借助热力和药力的双向作用，实现了"皮肤吃药"的物理疗法。用热的药液蒸汽熏蒸肌肤，使皮肤角质层吸收水分变得疏松，从而药物成分更易透过皮肤屏障，加速皮肤对药物的吸收；皮肤温度的升高，增加汗腺分泌，使炎性致病介质和代谢产物通过汗液排出；毛细血管扩张，血流加快，以及促凝与抗凝、纤溶与抗纤溶的双向作用，降低血黏度、降低红细胞聚集性、改善血液循环，促进新陈代谢，提高组织的再生能力。通过以上综合作用，达到活血化瘀、消肿止痛、疏通乳络的作用。

（3）切开排脓法：适用于成脓期。把脓肿切开，可使脓液排出，从而达到毒随脓泄、肿消痛止、缓解病情、减轻痛苦的目的。切开应选择适当的时机，一般选择酿脓成熟时局部应指感明显，尽量选择低位，疮口大小以引流通畅为度。当僵块反复难消时，可切除部分炎性病变组织，缩短病程。

（4）引流法：用于脓肿切开后配合使用。常用生肌玉红油纱条或凡士林油纱条引流，可蘸取提脓祛腐药物塞入溃疡疮孔中，助脓毒外排。引流使脓毒畅出，防止毒邪内蓄扩散，促进脱腐生新敛疮。

（5）垫棉法：适用于瘘管、空腔，腔内肉芽鲜嫩，脓液已净时采用。即用几层纱布棉垫覆盖于瘘管、空腔处，用胸带绷缚扎紧，借助加压的作用，使溃疡空腔皮肤与新肉得以黏合而达到愈合的目的。

（6）手术切除法：适用于肿块期、成脓期及瘘管期。适宜时机：①未溃期：炎性包块经中药内服治疗，皮肤红肿基本消退，肿块范围缩小至最小。②瘘管形成：炎症基本消退或炎症得到控制，预计病灶范围最小、瘘管外口最少时手术。手术关键：以瘘管为中心梭形切口至乳头根部，切开皮肤、皮下组织，以扩张导管为中心楔形切除乳腺组织，将扩张导管一直切开到开口处，切缘达正常组织，不应有晦暗的病变组织残留，否则易复发，同时尽可能多地保留乳腺腺体组织，避免乳房外形损伤过多。

（7）乳头整形法：适用于先天乳头凹陷者。术中以探针自瘘管处向乳头方向探入，以探针为中心梭形切开皮肤、皮下组织、连同扩张导管及部分正常腺体组织楔形切除，提起乳头，松解及切断引起凹陷的肌纤维，切除多余的皮肤，冲洗后放置引流条，间断缝合腺体及皮肤，使乳头突出。

三、验案选析

肝经郁热、痰浊凝滞案 1

廖某，女，23 岁，2016 年 5 月 30 日收住入院。

［主诉］双侧乳房肿块伴疼痛 2 个月

［现病史］患者 2 个月前无诱因下发现两乳有肿块，伴疼痛，患者未予重视未经系统治疗。5 月 27 日至南京军区南京总医院就诊，查 B 超：双侧乳腺小叶增生，双侧乳腺低无混合回声团块，BI-RADS 超声分级 4A 级。建议进一步检查。后至我院门诊，患者及家属为求进一步系统治疗，由门诊拟"两侧浆细胞性乳腺炎"收入住院。

［专科体检］双乳外观对称，乳头无凹陷，右乳约 2 点钟方向可触及约

4cm×3cm 肿块，左乳 2 点至 4 点方向可触及约 5cm×3cm 肿块，质地中等，压痛（＋），边界欠清，活动度欠佳，皮色如常，未及明显波动感。两乳触诊呈增生样改变。双侧腋下均未及明显肿大淋巴结。舌质红，苔黄腻，脉象弦滑。

［辅助检查］ 入院后行右乳肿块穿刺：考虑为化脓性炎性症，倾向为浆细胞性乳腺炎。左乳肿块穿刺：考虑为化脓性炎性症，倾向为浆细胞性乳腺炎。乳腺 MRI：双侧乳腺多发不规则异常信号影，感染性病变？（图 5-6）

［西医诊断］ 两侧浆细胞性乳腺炎

［中医诊断］ 粉刺性乳痈（肿块期，肝经郁热、痰浊凝滞证）

［治疗方案］

1. 西医

抗炎治疗，术后予哌拉西林舒巴坦抗感染治疗 5 天。

2. 中医治则、治法及方药

（1）内治

治则：术前疏肝清热，化痰散结，透脓外出。术后益气和营，清化托毒。

术前方药：

柴　胡 12g	夏枯草 15g	制香附 9g	蒲公英 30g
郁　金 12g	虎　杖 15g	当　归 12g	赤　芍 12g
丹　参 12g	桃　仁 12g	丝瓜络 15g	山　楂 15g
莪　术 30g	浙贝母 9g	白花蛇舌草 30g	

7 剂，水煎服，每日 1 剂。

术后方药：

柴　胡 10g	夏枯草 12g	蒲公英 30g	虎　杖 15g
当　归 12g	赤　芍 10g	丹　参 12g	桃　仁 10g
丝瓜络 10g	山　楂 15g	天花粉 10g	连　翘 10g
黄　芪 30g	党　参 12g	白　术 12g	

10 剂，水煎服，每日 1 剂。

（2）外治：术前清热消肿糊局部外敷。

于 2016 年 6 月 8 日在全麻下行右侧乳腺病灶区段切除术，术后病理：右侧乳腺符合浆细胞乳腺炎（图 5-5）。2016 年 6 月 17 日拆线出院。

［分析讨论］ 本例患者入院时乳房结块红肿疼痛，处于粉刺性乳痈之肿块期，证属肝经郁热、痰浊凝滞。治疗上采用消法，用疏肝清热、活血化痰消肿法，促使肿块消散。中药方中柴胡、夏枯草、制香附、郁金、蒲公英、白花蛇舌草疏肝清热解毒；当归、赤芍、莪术、丹参活血消肿；山楂、桃仁、虎杖化浊消

脂，浙贝母化痰软坚散结。结合清热消肿糊外敷清热消肿。经治疗肿块明显缩小，继而手术治愈。

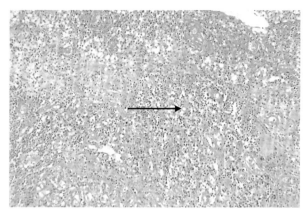

用苏木素 – 伊红 HE 染色，放大 20×10 倍：图示乳腺组织伴大量组织细胞、淋巴细胞、浆细胞和中性粒细胞浸润，视野中央箭头所指为炎性细胞。

病理诊断：浆细胞性乳腺炎

图 5-5　廖某组织病理切片

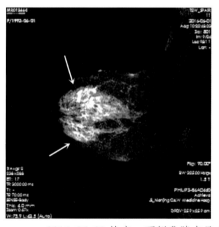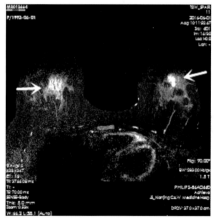

2016-06-01 检查：两侧乳腺内见大量脂肪填充。双侧乳腺内见多发不规则长 T1 长 T2 信号影，边界欠清晰，压脂后为高信号，较大者约 17mm×19mm，左侧部分病灶似融合；增强后病变边缘强化

图 5-6　廖某两侧乳腺 MRI 平扫 + 增强（治疗前）

肝经郁热案 2

范某，女，23 岁，2016 年 7 月 27 日收住入院。

[主诉] 右乳红肿疼痛 1 个月

[现病史] 患者 1 个月前无明显诱因下出现右乳红肿疼痛，自行口服"头孢"抗炎治疗半个月，症状加重。至当地医院就诊，查：血常规：WBC

9.43×10⁹/L，N 64.6%，住院予"头孢、奥硝唑"抗炎治疗，症状无明显改善，7月 12 日肿块破溃流脓。今日至我院门诊，患者及家属为求进一步系统诊治，由门诊拟"右侧浆细胞性乳腺炎"收入住院。

［专科查体］双乳外观对称，右乳乳头凹陷，右乳可及 12cm×10cm 肿块，质地中等部分偏软，压痛（＋），边界欠清，皮色红，可及波动感；约 3 点钟方向见 1cm×1cm 破溃，溃口有少许渗出，左乳未及明显肿块。双侧腋下均未及明显肿大淋巴结。舌质红，苔黄腻，脉象弦滑。

［辅助检查］入院后行乳腺 B 超：双侧乳腺增生，右侧乳腺声像图所见，考虑浆细胞乳腺炎致局部脓性包块（小型窦道及瘘管不除外），请结合临床；乳腺 MRI：右侧乳腺病变，支持浆细胞性乳腺炎诊断，内侧伴脓肿形成（图 5-8）。

［西医诊断］右侧浆细胞性乳腺炎

［中医诊断］粉刺性乳痈（脓肿期，肝经郁热证）

［治疗方案］

1. 西医

抗炎治疗，术后予五水头孢唑林钠抗感染治疗 7 天。

2. 中医治则、治法及方药

（1）内治

治则治法：术前疏肝清热，理气化痰，透脓外出。术后益气和营，清化托毒。

术前方药：

柴　胡 10g	夏枯草 12g	蒲公英 30g	虎　杖 12g
当　归 12g	赤　芍 10g	青　皮 9g	陈　皮 9g
桃　仁 10g	丝瓜络 10g	山　楂 12g	瓜　蒌 15g
牛蒡子 9g	天花粉 10g	黄　芩 9g	连　翘 10g
炮穿山甲 6g	麦　冬 10g	知　母 10g	

14 剂，水煎服，每日 1 剂。

（2）外治

术前清热消肿糊局部外用。

二诊：治疗后，右侧乳腺肿块明显缩小，压痛减轻。2016 年 8 月 12 日彩超示：右侧乳腺内 31mm×24mm 的不均质低回声区，提示浆液性乳腺炎（图 5-9），效不更方，继服 16 剂。

2016 年 8 月 28 日彩超示：右侧乳腺内 27mm×16mm 的不均质低回声区，

提示浆液性乳腺炎治疗后改变（图5-9）。

于2016年8月29日在全麻下行右乳病变区段切除术＋乳头矫正术，术后病理：右侧乳腺导管周围慢性炎症，可见大量浆细胞浸润及肉芽肿形成，符合浆细胞性乳腺炎（图5-7）。2016年9月14日，伤口Ⅰ期愈合出院。

［分析讨论］本病例以乳房局部红肿热痛、舌淡红、苔黄腻、脉弦数为辨证要点，辨为肝经郁热型粉刺性乳痈。该病多因情志不遂，急怒忧郁，肝气不疏，导致气滞不行，久则郁而积聚，结成肿块，日久不通则热，热盛肉腐成脓；或因饮食不节，过食肥甘厚味之物，导致胃肠热盛，外感热毒之邪，毒热壅阻而成痈。本病治疗以疏肝清胃、化痰散结为法则，方用浆乳协定方加减。若肿块红肿明显或已成脓者，需加大疏肝清热药用量，并加入托毒透脓药，如黄芪、炮穿山甲、皂角刺；若临床表现仅以乳晕部肿块为主而红肿不显者，可加大活血散结药用量；若出现发热口渴明显者，加用麦冬、玉竹、生石膏、知母等养阴清热药。浆乳患者多伴有先天性乳头凹陷内缩，纠正乳头畸形可以防止因继发感染而形成的乳晕部脓肿和乳晕部瘘管。乳头有粉刺样分泌物溢出是造成继发感染的重要原因之一，保持乳头清洁，清除乳头部粉刺样物的堆积是重要的预防措施。

粉刺性乳痈的脓肿溃破期，应消、托并用，故加用三棱活血消肿，黄芪、皂角刺托毒排脓。全方疏肝清热，托毒排脓。外用生肌玉红油纱条引流。待脓液干净后，予垫绵法胸带加压包扎，使溃口收、肿块消，半年随访未有复发。

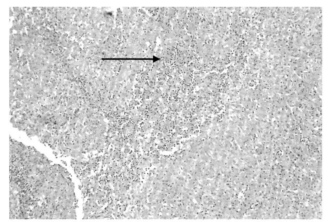

用苏木素－伊红HE染色，放大20×10倍：图示乳腺组织伴
大量组织细胞、淋巴细胞、浆细胞和中性粒细胞浸润，视野中央箭头
所指为炎性细胞。病理诊断：浆细胞性乳腺炎

图5-7　范某组织病理切片

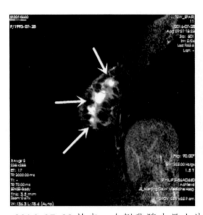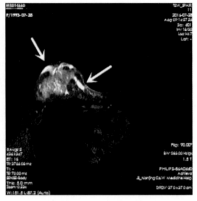

2016-07-28 检查：右侧乳腺内见大片状 T1WI 等信号、T2WI 稍高信号影，
与乳头相连，范围约 6.4cm×4.8cm，增强后病灶呈轻中度强化，强化较均匀

图 5-8　范某右侧乳腺 MRI 平扫＋增强（治疗前）

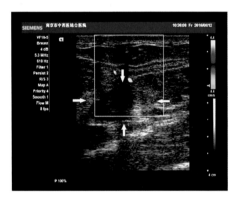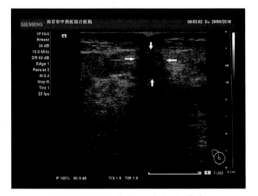

2016-08-12 检查：右侧乳腺内　　　　2016-08-28 检查：右侧乳腺内
31mm×24mm 的不均质低回声区，　　27mm×16mm 的不均质低回声区，
提示浆液性乳腺炎　　　　　　　提示浆液性乳腺炎治疗后改变

图 5-9　范某治疗前后彩超图像对比

（杨春睿　钮晓红）

第三节　乳腺结核（乳痨）

乳腺结核，是由结核分枝杆菌侵犯乳腺所引起的乳房良性化脓性病变，多继发于肺结核、胸壁结核、肋骨结核、胸骨结核等，临床较少见。多发生于20～40岁女性，病程缓慢。初期乳房内有一个或数个结节，无明显疼痛或触痛，与周围组织分界不清，常与皮肤粘连，同侧腋窝淋巴结可肿大。有的伴有低热、盗汗等结核中毒症状。肿块液化坏死后形成寒性脓肿，可向皮肤穿出形成瘘管或者窦道，排出夹杂干酪样坏死组织的稀薄脓液，经久不愈。西医多予常规化学药物抗结核治疗，有肝肾功能损伤、白细胞减少等毒副作用，病人耐受性差。局部病灶手术切除后的复发可能性大，切口长期不愈合，乳房缺损较大。

乳痨，为中医病名。其以乳房结块如梅李，边界不清，皮肉相连，疼痛不著；伴有低热、盗汗和形体消瘦；肿块日久化脓溃后脓出稀薄，疮口不易收敛，病程缓慢为主要表现的慢性疾病。《外科理例·乳痨》对乳痨颇有研究，云："乳内肿一块如鸡子大，劳则作痛，久而不消，服托里药不应，此乳痨症也。"《外科大成·乳痨》云："乳房结核初如梅子，数月不疗，渐大如鸡子，串延胸胁，破流稀脓白汁而实相通，外见阴虚等症。"

本病虽然临床较少见，但在我们以肺外结核为优势病种的特色专科中还是比较常见的。钮师在本专科工作40余年，诊治乳痨经验丰富。

一、学术思想

1. 审证求因，本虚标实

钮师认为，本病由素体肺肾阴虚，感染痨虫，耗伤气阴，阴亏虚火上炎，炼津为痰，痰火凝结乳房而成；或因脾失健运，痰湿内生，阻遏气机，复因情志内伤，肝气郁结，痰凝气郁而成；或由肺痨、瘰疬等病继发。审证求因，辨明素体肺肾阴虚为发病之本，痨虫入侵为发病之标。所谓邪之所凑，其气必虚。

2. 滋养肝肾，调理冲任

肾阳不足，不能温煦脾阳，则津液不运而聚湿成痰。临证注重滋补肝肾之阴，壮水之主，以制阳光，虚火得遏，痰湿得化。"乳房，阳明所经；乳头，厥阴所属"，历代医家认为乳房疾病的发病多与肝胃二经相关，因而也应当从肝胃二经论治。钮师根据多年的临床经验，认为冲任失调是乳癖的最主要的致病因素，从而提出调理冲任治疗乳癖，临床效果卓著。《素问·上古天真论》曰："女子七岁，肾气盛，齿更发长；二七天癸至，任脉通，太冲脉盛，月事以时下，故有子……七七任脉虚，太冲脉衰少，天癸竭，地道不通，故形坏而无子也。"冲任均为奇经，冲脉为血之海，任脉总任一身之阴，冲任之脉皆起于胞宫。冲任之气血，上行为乳，下行为月水。女子经事由冲任所主，乳房与胞宫通过冲任之脉的维系而上下连通。因此，冲任功能的变化，直接影响着乳房与胞宫的生理变化。《圣济总录》曰："妇人以冲任为本，若失于将理，冲任不和，或风邪所客，则邪壅不散，结聚乳间，或硬或核，痛而有核。"而足厥阴肝经入期门穴，穴在乳下，出于上，入于下，冲任两脉均起于胞中，任脉循腹里，上关元，至胸中；冲脉夹脐上行，至胸中而散。因此，一旦冲任失调，肝郁气滞，血络瘀滞，积聚于乳房，就可导致乳癖的发生。滋养肝肾可以调节肾 - 天癸 - 冲任性轴的功能，使冲任、血海充盈，气血调顺，从根本上调整体内激素水平紊乱，调节体内阴阳平衡，是治疗乳癖的根本大法。

3. 顾护脾胃，调畅情志

冲任为气血之海，脾胃为气血化生之源，冲任血海之盈亏于脾胃关系密切，脾胃虚弱则气血生化乏源，不能温养肝肾、涵养冲任，而致冲任失调。肝藏血，主疏泄，可直接调节冲任血海之盈亏。若忧思郁怒，脾运失健，气机失畅，痰湿内生，冲任二脉失于条达，引起乳房结块；思虑伤脾，或肝郁气滞，横犯脾土，均可导致脾运失健，痰湿内生。肝郁日久，化热化火，灼津为痰，痰、气、瘀互结，形成乳癖。钮师在乳癖的治疗全程中，均强调顾护脾胃，调畅情志，使后天之本健达，气机调顺，气血生化有源，则痰不聚，结可消。

4. 融汇中西，减毒增效

钮师临证遣方用药别具一格，既考虑中医的理法方药，又善于吸收现代医学、药理学、制剂学的研究成果，力争一药多用，一方多效。在抗癖验方、效方的基础上，开发出颗粒剂、浓煎剂，方便患者服用。同时，针对化学抗癖药物的毒副作用和患者的不耐受。钮师根据现代药理学研究，选用有效中药对化疗西药既可以具有减轻其毒副作用，又可以增加其疗效，以利于化疗的全程正常进行。

5. 殊途同归，尤重外治

钮师在临证治疗乳癖的过程中不拘一格，采用多种方法综合治疗。对于早期乳癖之气滞痰凝证，采取中药内服、中药外敷、中药熏蒸，甚至中药胸衣穿戴治疗。乳癖为外科之病，《医学源流》曰"外科之法，最重外治"，对于中期乳癖之阴虚火旺证的脓肿型和后期乳癖气血亏虚证的窦道型，钮师采用手术治疗，并结合传统中医外科换药、挂线等手法，或以药代刀，尽最大可能消除患者病灶并保存患者乳房的外观和功能。

6.综合调理，饮食禁忌

乳痨为慢性消耗性疾病，病程长，患者心理耐受性差。钮师临证，主张身心同治。在治疗患者疾病的同时，注重对患者心理疏导。此外，还强调饮食禁忌在治疗中的重要作用。传统饮食禁忌对乳痨的康复有积极、重要的作用，但由于历史的局限性，有些禁忌显示过于落后。钮师把传统的饮食禁忌和现代营养学和药物配伍禁忌很好地融会贯通后，提示乳痨的饮食原则：建议高蛋白、高维生素的膳食，宜食：山药、莲子、百合、芡实、乌鱼、甲鱼等；忌食：公鸡、老鹅、猪头肉等大发物；禁食：烟、酒、海鲜、红酒等影响抗结核西药吸收或增加西药毒副作用的食物。

二、临证经验

（一）内治六法

1.疏肝解郁法

"女子以肝为先天"，由于情志不畅，可导致肝气郁结，气滞血瘀，引起乳房疼痛、结块。《外科正宗》曰："忧郁伤肝，思虑伤脾，积想在心，所愿不得者，致经络痞塞，聚结成核。"乳痨病机为七情之变、劳逸失度等导致脏腑气机逆乱，肝失疏泄，横逆犯脾，脾失健运，导致水湿内停。明代陈实功认为，本病"多有思虑伤脾，恼怒伤肝，郁结而成"，指出本病的发生与肝气郁结有关。该病多因患者平素情志抑郁、多愁善感，乃至肝郁脾虚，健运失司，水湿内停，聚而生痰，结聚于乳房的脉络则为乳痨。钮师在长期临床观察中发现，长期处于情志不畅妇女的乳房疾病发生率明显增加。因此，疏肝解郁法是治疗乳痨的重要法则。治疗乳痨，应从肝入手，疏肝勿忘养肝，以防辛疏之剂耗气伤阴；疏肝辅以健脾，以利生血养肝；化痰勿忘祛瘀，可使经络畅达。钮师临证取药常以理气活血药并用，并从众多的理气药中选出了郁金、川芎、丹参等血中之气药及香附、柴胡等气中之血药；常伍以枳壳、延胡索、青皮、八月札、川楝子、佛手等药，意在调畅气机，气行则血行，气血通畅，则瘀结自消；以当归、赤芍、桃仁、红花、三棱、莪术、泽兰、益母草等活血化瘀；王不留行、丝瓜络、路路通等疏通乳络，使气血通畅则肿块消散于无形。对于乳痨术后病人宜行气化瘀、疏通乳络，可以有效地改善局部组织的血液循环，改善患者的"高凝"状态，从而促进伤口早日愈合，减少术后并发症的发生。

2.软坚散结法

乳痨的形成与痰关系密切。凡情志不畅，肝气郁结，脾失健运，痰湿内生，结于乳房，可成乳痨；若肺肾阴亏，阴虚火旺，肺津不能输布，灼津生痰，痰火凝结于乳房，亦可导致乳癖发生。乳房疾病多与情志的变化有密切的关系。思虑伤脾，或肝郁气滞，横犯脾土，均可导致脾失健运，痰湿内生；肾阳不足，不能温煦脾阳，则津液不运而聚湿成痰；肝郁日久化热化火，灼津成痰，痰、气、瘀互结而成乳房肿块。钮师临证选用山慈姑、海藻、昆布、贝母、牡蛎、夏枯草、白芥子、半夏、僵蚕等化痰软坚，散结消肿，为乳房肿块的消散创造了有利的条件。《疡科纲要》曰："治疡之要，未成者，必求其消。"苦咸之药多可化痰软坚散结，常用药有天南星、全瓜蒌、浙贝母、海藻、夏枯草、贝母、昆布、海浮石、海蛤壳等。

3. 调理冲任法

一般认为，乳癖的产生与肝郁、气滞、血瘀关系较为密切，治疗从"气"而论多见。经过大量的临床研究，钮师提出以调摄冲任为治乳癖的根本大法，突破了以往单一的从"气"而治的观念。临床则用调节脏腑、经络气血的中药，从多环节、多途径以调摄冲任。肾为先天之本，肾气化生天癸而藏于肾，肾气盛则冲任足，故补肾助阳亦即补益冲任，临床常以仙茅、仙灵脾、肉苁蓉、山萸肉、巴戟天、菟丝子、锁阳等调摄冲任。肝藏血，主疏泄，可直接调节冲任血海之盈亏，肝为刚脏，体阴而用阳，主升，恶抑郁，若忧思郁怒、抑郁不欢，则肝郁不达，气机失畅，气滞血瘀，而致冲任两脉失于条达，故疏肝活血亦可调冲任。临床强调气血以通为用，常于活血化瘀方药掺以理气之品，选用郁金、莪术、延胡索、川芎等血中之气药及香附、柴胡等气中之血药，而使肿块消散于无形。"冲任为气血之海"，脾胃为气血生化之源，冲任血海之盈亏与脾胃关系密切，脾胃虚损则气血生化乏源，不能温养肝肾，濡养冲任，而致冲任失调，故养血和营、补肝肾、调脾胃也为调理冲任之法，临床常用当归、川芎、赤芍、生首乌、鸡血藤等使气血充盛，冲任得以自调。

4. 滋养肝肾法

肝肾为先天之本，乳癖病者若先天肾气不足或者后天劳损伤肾，肾气虚衰，不能充盈冲任二脉，则冲任无以上滋乳房，乳络凝滞闭阻，气血壅滞结聚成核，而经络阻滞又影响肝气疏泄条达，导致肝气郁结。若忧思恼怒，抑郁寡欢，肝气不舒，疏泄失常，不仅可因气滞而致血瘀，瘀阻乳腺而成肿块，而且肝之疏泄失常也可影响冲任气血的调达。因此，肝肾阴亏直接导致冲任失调和肝气郁结在乳癖的发病过程中可认为是两个互为因果的方面。钮师根据滋养肝肾、调摄冲任的法则，临证常用玄参、麦冬、沙参、川石斛、枸杞子，以及鳖甲、龟板等血肉有情之品，通过养阴增液，使体内阴阳趋于平衡，共奏滋养肝肾之效。各药物配伍可使肝肾得以滋养，冲任、血海充盈，气血调顺，肝气舒畅条达，血行畅通，从而达到治疗的目的。

5. 托里透脓法

乳痨病中期肿块逐渐增大，边界不清，皮温稍高，皮色微红，夜间隐隐作痛，边脚触之偏硬，顶部波动感。多为脾失健运，聚湿生痰，复因肝气郁结，日久化火，亦可由肝肾阴亏，虚火内炽，煎津为痰，湿浊化热，热盛肉腐而成脓。"托"法是中医外科治疗疮疡的三大内治原则之一。《外科精义》说："凡为疡医，不可一日无托里之药。"托法，即"托里透脓"之法。《外科启玄》说："托者，起也，上也。"以补益气血，扶助正气，使正气能托毒外出，则为托里；以引毒外出，使邪有出路，则为透脓。以透脓散加减，重用黄芪益气托里，佐以皂角刺、炮甲片、白芷、徐长卿清热解毒、托脓外出，减轻患者的肿痛不适。

6. 健脾养胃法

脾为后天之本，脾胃为气血生化之源。气血强弱关乎乳痨病的发生、发展及转归。乳痨的发生、发展与机体正气不足，有着极大的关系。若脾胃虚损则生化乏源，冲任两脉空虚，以致邪毒乘虚而入，正不胜邪而发为乳痨。钮师强调，乳痨的发生、发展不仅是痨虫入侵的过程，更应注意到患者的整体以及和病邪之间的对抗情况。虽然多种因素可造成乳痨的加重，但乳痨的加重和经久不愈与患者的正气虚弱有密切关系。临证常以生黄芪、党参、白术、茯苓、怀山药等益气养血，健脾和胃，改善患者的脾胃虚弱，扭转营养不良状况，缓解乏力、消瘦、食欲不振等症状；改善由化学药物抗结核治疗引起的胃肠道反应，提高机体免疫系统的防御能力。薛己提出"治疮疡，当先助胃壮气，使根本坚固"。同时，脾主运化，如水液失于运化则为痰，痰为病理产物，也为致病因素，故在治疗乳痨的全程中需固护脾胃，切勿太过苦寒败伤脾胃。初期肝克脾土，气滞痰凝，需疏肝健脾，化痰软坚散结；中期应补益脾肾，滋期化源；末期气血亏虚，应益气养血，扶正祛邪。

（二）外治七法

1. 贴敷疗法

适用于初期乳房肿块，形如梅李，不红不热，质地坚韧，不痛或微痛，推之可动者；或乳腺结块渐大，皮色微红未溃破，肿块变软，按之应指。初期运用消肿软坚的中药外敷于患处，直接解其痰凝，逐其瘀滞，改善局部症状，达到结者散之的治疗目的。当肿块变软应指，已成脓后，选用滋阴凉血、清热降火的药物以达消痈散结的作用。化痰解凝糊、滋阴降火糊能显著缩小或消散乳房肿块，每年治疗 50 余例，总有效率 85% 以上，临床未见不良事件发生。需要注意的是：用于乳痨初起消散时，应将药敷满整个病变部位；若已化脓，应敷于患处四周，肿块中软应指部位不要涂布，敷药的范围应超过病变范围，并保持药物湿润。若肿块处皮肤破溃或局部皮肤过敏者禁用，用药后观察局部皮肤有无瘙痒、丘疹或局部肿胀等过敏反应，一旦出现应停止用药，并将药物清洗或擦拭干净。

2. 切开排脓法

适用于乳房结块化脓变软，皮色暗红，波动明显或 B 超显示已形成脓腔者。运用手术刀对脓肿进行切开，使脓液排出，达到毒随脓泄、消肿止痛、逐渐痊愈的目的。需要注意的是：切开排脓需要选择有利的时机，确已成脓时切开最为适宜。切口部位应选在脓肿稍低的部位，以利引流；切口方向以乳头为中心呈放射状切开，免伤乳囊；切口大小合适，深度以得脓为度。

3. 药线引流法

适用于乳痨溃疡疮口过深过小，乳痨溃疡脓水不尽，死肌腐肉未脱、新肌未生者；或已成瘘管、窦道，久不愈者均可使用。采用药线引流，使疮面脓液腐肉随之排出，利于祛腐生肌。现代药理提示，升丹中的汞离子能和病菌呼吸酶中的巯基结合，使之失去原有活动力，最终导致病原菌不能呼吸，趋于死亡。而硝酸汞是可溶性盐类，加水分解为酸性溶液，可使病变组织与药物接触面的蛋白质凝固坏死，逐渐与健康组织分离而脱落。Ⅰ号丹、Ⅱ号丹系南京市中西医结合医院院内制剂，在临床运用 42 年，能显著改善溃疡疮面。需要注意的是：药线插入疮口需留出一小部分在疮口之外，上药多含有升药，升丹主要成分为汞化合物，汞化合物多含有毒，用量宜少，若使用期间见不明原因的发热，乏力，口有金属味等汞中毒症状时，应立即停用。如脓水已尽，流出淡黄色黏稠液体时，即使脓腔尚深，也不可再插药线，以免影响收口时间。

4. 中药灌注法

适用于乳痨后期肿块破溃后形成复杂窦道，药捻不能到位者。运用煎剂中药注入，利用液体的流动性使药液滴入并充分接触不规则窦腔的隐蔽处，药物直达病所。该法促进疮面腐烂坏死组织等各类病理组织脱落，或将之转化成脓液而利于引流，从而在局部疮面形成相对洁净的微环境，以最终促进疮面愈合。本法配方来自南京市中西医结合医院瘰疬科协定方，临床治疗乳痨 20 年，总有效率 100%，远期疗效 87.5%。能够显著改善患者乳房窦道。未见临床不良事件发生。需要注意的是：局部需保持引流通畅；注意疮面卫生，如疮面渗出较多时宜勤换药，以防疮周湿疹产生；根据情况与切开扩创、拖线、药线引流、垫棉等方法配合使用。

5. 生肌收口法

适用于乳痨后期溃疡腐肉已脱，脓水将尽，肉芽生长迟缓者。具有解毒、收涩、收敛，促进新肉生长，使疮口迅速愈合，已达生肌收口而不敛邪，活血生肌，有利愈合。需要注意的是：若脓毒未清，腐肉未尽，不宜过早使用本法，否则不仅无益，反增溃烂，延缓愈合。若使用后久不收口，需检查是否有新的窦道形成。另外还需配合内治，使脾胃强健，气血充沛，促进生肌收口之效。

6. 垫棉法

适用于乳痨溃疡脓腐已尽，新肉已生，但皮缘肉芽黏附不佳者。本法是借着加压的力量，使过大的溃疡空腔皮肤与新肉得以黏合而达到愈合的目的。需要注意的是：所用棉垫必须比空腔稍大；若应用本法未能获得预期效果时，则宜采取扩创引流手术；使用期间，若出现发热、局部疼痛加重者，则应立即终止使用，采取相应的措施。

7. 手术疗法

适用于乳腺结核后期脓肿破溃形成溃疡且抗结核治疗稳定、排除手术禁忌证者。乳痨形成溃疡、窦道者容易反复迁延不愈，手术治疗疗效确切，可以彻底清除结核病灶，有效防止复发。需要注意的是：患者术前予3周规范化抗结核治疗，既可以防止术中术后结核播散，又能较大限度的保留正常腺体组织。术前行超声及 MRI 对病灶进行精确定位。术中彻底清除病灶，范围要足够。术后需规范抗结核治疗。

三、验案选析

阴虚火旺案 1

患者徐某，女，36岁，2013年2月6日初诊。

［主诉］ 左侧乳房肿块破溃半年余。

［现病史］ 患者于2012年8月份无明显诱因下无意中发现左侧乳房有一枚肿块，当时约花生米大小，无明显疼痛，未引起重视，后肿块缓慢增大，红肿、疼痛。在当地医院予以"头孢西丁、氨曲南、左氧氟沙星"抗感染治疗，效果不显，其后脓肿切开引流，伤口迁延不愈，反复流脓，2013年1月份开始出现午后低热，查 PPD 阳性，转诊至徐州市传染病医院继续治疗，乳房破溃处组织病理示：肉芽肿性乳腺炎，提示结核。遂开始予以利福平、异烟肼、乙胺丁醇、吡嗪酰胺抗结核治疗，切口仍然未愈合。经人介绍来我院就诊，为系统治疗，由门诊拟"左侧乳腺结核"收住入院。入院时：全身乏力，精神差，无发热恶寒，无咳嗽咳痰。无药物过敏史。

［专科查体］ 左侧乳房内上、外上象限（9点至3点钟方向）肿胀，可见三处溃破口，分别位于乳头右侧、10点和11点位置，其内均可探及6cm窦道，有稀水样脓性分泌物溢出，窦道内肉芽组织苍白、松软。9点和3点钟位置见皮色暗红区，略有波动（图5-10）。舌质红，苔薄，脉弦细。

［辅助检查］ PPD：阳性（20mm×20mm）（2012-09-26 徐州市中心医院）；CT：两肺未见异常，左侧乳腺多发结节，结合临床考虑结核。（2012-12-04 徐州市传染病医院）；病理：肉芽肿性乳腺炎，提示结核。（2012-12-12 徐州市中

心医院 病理号 201220178）；生化：尿酸 467.8μmol/L。（2013-02-02 徐州市传染病医院）；B超：左乳多处极低回声区：脓肿可能。（2012-08-14 徐州六院）。患者入院时查血常规、尿常规、粪便常规、血凝、乙肝、梅毒、艾滋等实验室检查均正常。痰找抗酸杆菌：阴性。血沉：35mm/h，尿酸：399μmol/L。

［西医诊断］ 左侧乳腺结核

［中医诊断］ 乳痨（阴虚火旺证）

［治疗方案］

1. 西医抗结核保肝治疗

利福平 0.45g 口服，每日 1 次；异烟肼 0.3g 口服，每日 1 次；乙胺丁醇 0.75g 口服，每日 1 次；吡嗪酰胺 0.5g 口服，每日 2 次。

双环醇 25mg 口服 每日 3 次。

2. 中医治则、治法和方药

治则：滋阴降火、益气养阴

（1）内治

生 地 20g	知 母 12g	生黄芪 20g	鳖 甲 30g
地骨皮 12g	白 芍 12g	当 归 12g	熟 地 12g
川 芎 9g	黄 柏 12g	黄 精 20g	枳 壳 10g
甘 草 6g	陈 皮 6g		

用法：每日 1 剂，水煎，分 2 次服用。

治疗一周后患者精神好转，低热消退，食欲明显增强，但睡眠不佳，故原方去熟地、川芎，加用百合 12g，酸枣仁 20g，郁金 9g，丹参 15g。继续服用两周后，患者乏力症状明显减轻，精神恢复，左乳窦道内肉芽鲜活、红润，舌质红，苔薄白，脉细弦。继续服用中药汤剂。

（2）外治

入院后中药化腐清创术换药治疗，见疮面无明显渗血，肉芽苍白，表面附着灰白色坏死组织，予以Ⅱ号丹局部填塞祛瘀蚀腐、提脓平胬，表面无菌棉垫覆盖，现阶段疮面渗出较多，需每日换药，更换敷料。一周后发现渗出逐渐减少，灰白色坏死组织明显减少，逐渐露出新鲜肉芽，改用泽及流浸膏纳米材料：提脓生肌，隔 2～3 日换药 1 次。在换药过程中，见到坏死组织脱落、松动或肉芽松浮，则用刮匙予以刮除。继续换药一周后，坏死组织基本完全脱落，肉芽新鲜、色红，空腔明显缩小，渗出少；继续用泽及流浸膏纳米材料局部换药，促进肉芽生长。半个月后，疮面缩小至 3cm×3cm×2cm，肉芽新鲜，基本无坏死组织附着，疮面干燥，皮缘有白线生成；继续换药半个月后疮面缩小至 2cm×1cm，肉芽基本长平，予以生肌玉红膏覆盖，垫棉法绷带加压包扎，10 天后疮面愈合结痂。

出院后继续抗结核治疗，方案：异烟肼，0.3g，每日 1 次；利福平，0.45g，每日 1 次；乙胺丁醇，0.75g，每日 1 次；双环醇，25mg，每日 3 次；内消瘰疬片，2.4g，每日 2 次。嘱患者定期复查肝肾功能及血常规，每月 1 次；注意观察有无恶心呕吐、视力减退等不适；忌食发物。

门诊随访至今，患者精神好，体温正常，食欲正常，定期复查肝肾功能及血常规均正常，原窦道愈合好（图 5-10）。

［分析讨论］本病属于中医"乳痨"范畴。因患者平素情志失畅，肝失条达，横逆犯脾，损伤脾胃功能，以致脾失健运，痰湿内生，阻滞局部气血经络，痰气搏结于乳房而成核；痰湿日久化热，耗伤阴液，下烁肾阴，热胜肉腐成脓，脓水淋漓，耗伤气血，渐成虚损。气血亏虚，不能上荣于面，则见面色苍白、头晕；脾失健运，则胃纳不香、精神疲乏；舌质红，苔薄，脉弦细为阴虚火旺之象。病性为本虚标实，辨证当为阴虚火旺证，治以滋阴降火、益气养阴为主。方选百合固金汤加减。具有益气养阴，滋阴降火功效。方中知母、鳖甲、地骨皮滋阴降火、退虚热，有效改善结核中毒症状；加用黄芪，增加补气之功效；熟地、当归、白芍、川芎为四物汤，以之养血，气血两补，匡扶正气。辅以浙贝母、枳壳则行气化痰，消肿散结。一周后，患者仍感乏力、食欲不佳、睡眠欠佳，故加用酸枣仁、百合、丹参养心安神。方中大量运用养阴散结之品，具有益气养阴、滋阴降火、消肿散结功效。泽及流浸膏纳米材料由泽漆、白及、猫爪草等组成。其中泽漆行水消痰、杀虫解毒，《便民图纂》曰"可治瘰疬"；白及生肌、敛疮、止血，治痈疽肿毒，溃疡疼痛，《活幼心书》曰"白及散治瘰疬脓水不尽"；猫爪草性味甘、辛、温，主治瘰疬。诸药合用，共奏提脓去腐、活血生肌之效，促进窦道及创面愈合。

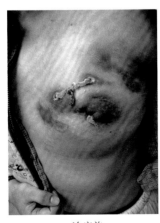 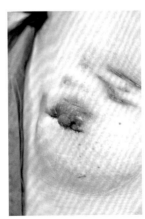 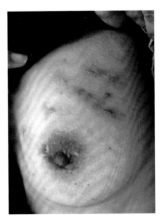

治疗前　　　　　　　治疗中　　　　　　　治疗后

图 5-10　徐某治疗前后对比照

（傅良杰　金全永　钮晓红）

第四节　乳房窦漏（乳漏）

乳漏是以乳房部疮口脓水淋漓，或夹有乳汁，或杂有豆渣样物，久不收口而成窦道为主要表现的疾病。本病多为乳房感染性疾病的后遗症。常发生于乳房和乳晕两个部位，以前者多见，预后较好；后者常见于未婚妇女，病程较长。相当于西医的乳房瘘管和窦道。西医治疗多为局部的换药及手术治疗，合并感染时运用抗生素治疗，局部换药大多效果不甚理想。

中医对本病的记载，最早见于隋代《诸病源候论》："此谓因发痈疮，而脓汁未尽，其疮暴瘥，则恶汁内食，后更发，则成瘘者也。"指出因痈疮创口脓液未尽，虽然创口愈合，但内部形成瘘，所以复发。明代《外科启玄》卷五曰："久之一年半载，破而脓水淋漓，日久不愈，名曰乳漏。"该书首次提出乳漏病名，并指出可能是指乳痨溃破成漏。《医宗金鉴》曰："乳发如痈胃火成，男女皆生赤肿疼，溃久不敛方成漏，只为脓清肌不生。"《外科真诠》对乳漏的症状描述颇详："乳漏，乳房烂孔，时流清水，久而不愈，甚则乳汁从孔流出。"认为其发病是"多因先患乳痈，耽延失治所致"。指出了乳瘘的发病多因胃火盛，男女皆可发病，以疮口流脓、久不收口为主要表现，一年四季均可发生。本病早期诊断，早期治疗，一般预后良好，但也有反复发作，难以痊愈。钮师临床采用中药内服外治为主治疗乳漏，具有痛苦小、损伤少、疗效好的优点，深受广大患者欢迎。

一、学术思想

1. 辨证求因，分清虚实

钮师临证注重辨证求因。本病本虚标实，早起以余毒未清为主，后期以正虚邪恋为主。以清热解毒为治疗大法。乳痈、乳发失治，脓出不畅，毒邪滞留，甚或旁窜，以致疮口常流乳汁或脓血；而脓液和乳汁均为气血所化，长期流脓溢乳，耗伤气血，正虚毒恋，血脉瘀滞，形成慢性漏管，疮周皮色紫暗；潮热、盗汗、舌质红、脉细数均为阴虚热毒未尽之象。毒邪未尽证，治宜清热解毒，方用五味消毒饮加减。若乳瘘溃后阴虚者，治宜养阴清热，方用六味地黄汤合青蒿鳖甲汤加减。气血两虚证，治宜调补气血、养阴清热，方用托里消毒饮加减。

2. 重视肝脾胃、冲任气血

《黄帝内经》记载："足阳明胃经，行贯乳中；足太阴脾经，络胃上膈，布于胸中；足厥阴肝经上膈，布胸胁绕乳头而行；足少阴肾经，上贯肝膈而与乳联；冲任二脉起于胸中，任脉循腹里，上关元至胸中；冲脉夹脐上行，至胸中而散。"后世医家认为，女子乳头属肝，乳房属胃。故乳房疾病与肝、胃及肾经、冲任二脉关系最为密切。乳汁来源于脾胃水谷精微，因胃主纳谷，脾主运化，同居中央，属土味甘，故乳汁之味甘。脾胃气壮，则乳汁多而浓；血衰则少而淡。冲任为气血之海，上行为乳，下行为经，妇女哺乳期则经止。乳汁的分泌、控制和肝木之气有关，肝主疏泄，若肝气不舒，疏泄不利，即可发生乳房疾病。由于情志内伤，肝气郁结，失于调达；饮食不节，胃经积热，气血凝滞，郁久化热，易致局部红肿热痛，酝酿成脓，腐溃流脓。钮师临证时多注意疏肝解郁，泻火解毒。伴阴虚、血虚者，分别滋阴、养血。

3. 注意预防调护

积极治疗乳痈、乳发、乳痨等乳房疾病，切开排脓时切口与乳络方向一致。注意乳房局部卫生，乳头内陷者应经常用温水清洗乳头，乳房部有粉瘤者应及时行手术切除。注意精神调摄和饮食调养，增强体质，以利疾病康复。哺乳期妇女患病后应适时回乳，以免疮口漏乳，徒耗气血。

4. 疏导心理因素

女性乳房是女性性征器官之一，具有性征敏感生理功能。乳房窦道长期不愈，导致患者出现焦虑、忧郁、精神压力、心理紧张等情绪，甚至疑虑自己患的是乳腺癌。这是典型的心理应激差，心态适应不良，精神情感障碍，严重影响学习、工作和生活质量。针对心理自我调节能力差者，应进行心理调节，帮助患者调整心态，缓解精神紧张和减轻压力，让患者保持乐观良好心态，利于降低患者身心危害。

二、证治经验

内治与外治相结合，探明窦道并彻底切除是手术成功的关键。乳漏从本质上说是一种细菌性炎症，术前术后应辅以抗生素治疗。外科手术是首选的治疗方法，常用的有瘘管切开、扩大引流或搔刮术，以及中医特色腐蚀法、垫棉法、挂线法等。探查时，手法宜轻柔，上下左右均应探查，以避免遗留窦道；切忌用力过猛，以免造成假道。术中可采用美兰注入切口的方法，循美兰所到之处探查，术中将窦道完全切开，并将有病的乳腺导管全部切除是手术成功的关键。

（一）内治四法

1. 清热解毒法

余毒未清，以乳房部或乳晕部漏，反复红肿热痛；疮口常流乳汁或脓水，经久不愈；局部有僵肿结块，周围皮肤潮湿浸淫，舌质红，苔薄黄，脉滑数。治法：清热解毒。方药：五味消毒饮加减。药物：金银花、野菊花、蒲公英、紫花地丁、紫背天葵子等。方中金银花、野菊花功擅清热解毒散结。其中金银花入肺胃，可解中上焦之热毒；野菊花入肝经，专清肝胆之火。二药相配，善清气分热结。蒲公英、紫花地丁均具清热解毒之功，为痈疮疔毒之要药；蒲公英兼能利水通淋，泻下焦之湿热，与紫花地丁相配，善清血分之热结；紫背天葵能入三焦，善除三焦之火。五药合用，气血同清，三焦同治，兼能开三焦热结，利湿消肿。

2. 活血化瘀法

久病正虚，气血瘀滞，营卫不畅，肌肤失养，病之源却在于血脉瘀滞，肌肤失于荣养。"瘀"与"腐"互为因果，成为乳漏创面难以愈合的两大原因。在此阶段，方药中应用活血生肌的药物，如乳香、没药、桃仁、三七、红花等，使创面肉芽红活新鲜，利于病灶局限缩小，内部瘢痕小，质地基本正常，为最终根治乳漏创造最佳的手术时机。

3. 益气养血法

脓液和乳汁均为气血所化，毒邪留滞，疮口常流脓血或乳汁，耗伤气血，气血两虚，血脉瘀滞，形成慢性漏管，故创面肉芽不鲜、疮周皮色紫暗、久不收口，并伴纳食不佳、体倦乏力、少气懒言。舌淡、苔薄白、脉沉细为气血两虚之象。治法：调补气血。方用托里消毒饮加减。药物：人参、黄芪、当归、川芎、芍药（炒）、白术、茯苓、金银花、白芷、甘草等。

4. 养阴清热法

若乳痨溃后阴虚者，脓出稀薄，夹有败絮状物质，久不愈合；伴潮热颧红、干咳痰红，形瘦食少，舌淡红，苔少或剥苔，脉细数。治宜养阴清热，方用六味地黄汤合青蒿鳖甲汤加减。药物：熟地、山茱萸、丹皮、地骨皮、泽泻、山药、茯苓、知母、青蒿、鳖甲等。

（二）外治七法

1. 手术疗法

钮师主张，手术是治疗乳漏的首选方法。适用于浅层皮下漏，亦可用于乳晕部漏。

（1）乳晕部漏：当选择切开扩创法，并楔形切开乳头乳晕部，保留的乳头、乳晕组织应在 3/5 以上者，切除管壁样组织。一般均在脓腐干净后拆线（7～10 天）。

（2）乳房部漏：当选择切开扩创术。对于窦道或瘘管较短者，可直接切开；对于窦道或瘘管较长，或两个以上溃口者，可采取切开扩创和拖线相结合，可以大大减轻手术损伤，缩小愈合后疤痕。

手术将瘘管切开，彻底搔刮，去除炎性感染组织，充分引流，可降低复发率。常规消毒，铺洞巾，戴无菌手套，先把球头细银质探针制成弯形，自乳晕部外口探入，由乳头穿出。探查时动作轻柔，以免造成假道，然后沿探针将漏管（包括乳头）全部切开；修剪切口两侧创缘，使其略呈蝶状，并检查漏管有无分支，如有则需一并切开。术后用 II 号丹丹纱条填塞伤口，外敷红油膏。若手术时乳晕部外口已成假性愈合，可在该处作一小切口，再用探针从切口探入，并从乳头穿出。挤压乳晕部，可挤出灰白色脂状物，自乳孔排出，再以探针从该孔探入，并从乳晕部假性愈合处穿出，然后按前述方法切开漏管。术后用七三丹油纱条填塞伤口，肉芽新鲜后改用生肌药物。

钮师认为，设计合理的主切口，力求在一个切口内完成手术。尽可能多地保留乳房皮肤和腺体是保持乳房外形的关键：窦道及病灶为坏死灶而并非化脓性病灶，所以手术仅需局部清除坏死灶后即能愈合而无须大范围切除病灶周围腺体。对主窦道及窦道旁较集中的病灶必须整块切除时，也一定要尽可能保留血供正常的腺体，即或是岛状、不规则形状的腺体也应保留。皮下病灶的表面皮肤常为紫红色或伴有小孔穿破，此时切忌将其切除，用刮勺将病灶从皮下轻柔刮除后，这部分皮肤术后完全可以恢复正常，破孔处也可自行愈合。彻底清除病灶以及乳头下方扩张感染的乳管是防止复发的关键：术中要仔细探查病灶，予以彻底清除。切除乳头内及其下方扩张感染的导管、坏死灶及松解挛缩的纤维索带，使内陷的乳头凸起，是预防复发的关键。皮肤对位缝合，避免留有死腔，能帮助恢复乳房的外形。

2. 挂线疗法

适用于乳晕部乳漏。挂线疗法探查管道，避免形成死腔，同时配合引流通畅，效果确切，且创伤较小，减轻患者痛苦，降低复发率。先用球头银丝自甲孔探入管道，使银丝从乙孔穿出（如没有乙孔的，可在局麻下用硬性探针顶穿，再从顶穿处穿出）；然后用丝线做成双套结，将橡皮筋一根结扎在自乙孔穿出的银丝球头部，再由乙孔回入管道，从甲孔抽出。这样，橡皮筋与丝线贯穿瘘管管道两口。此时，将扎在球头上的丝线与橡皮筋线剪开（丝线暂时保留在管道内，以备橡皮筋在结扎折断时，用以另引橡皮筋作更换之用）；再在橡皮筋线下先垫两根丝线，然后收紧橡皮筋线，打一个单结，再将所垫的两根丝线，各自分别在橡皮筋上打结处予以结缚固定，最后抽出管道内保留的丝线。

上面介绍的是橡皮筋挂线法。如采用普通丝线或纸裹药线挂线法，则在挂线以后，须每隔2～3天解开线结，收紧1次，因而延长切开日期。橡皮筋因有弹性，一般一次结紧后即可自动收紧切开，所以目前多采用橡皮筋挂线法。

3. 提脓祛腐法

窦道形成以后，通常外口周围有疤痕组织，腔内有纤维组织及表层失活组织。在开放腔道以后，要彻底切除疤痕组织、纤维组织，剔除异物。提脓祛腐主要应用升丹一类腐蚀性药物，将坏死物提吊而出。但在临床治疗过程中发现，虽然升丹为提脓祛腐药，具有一定的毒性，有较强的腐蚀作用，可使变性坏死组织脱落，对腔道深部能起到很好的提脓拔毒作用，且能刺激创口周围的血液循环，使伤口血供充足，肉芽生长迅速，促进愈合。但此药毒性强，不可久用，腐肉尽去便可停用，以免伤及周围正常组织。以Ⅰ号丹纱条引流换药，每日1次，换药时须将浸透药剂的引流条放置到病灶的最深处，使得深部坏死组织得以黏附在纱条上、流动的脓液可以顺着纱条顺利引流。

4. 中药冲洗法

使用中药煎煮后的药液冲洗，可直接作用于创面，治疗某些疾病较内服药收效明显，而且冲洗还能清除细菌和传染。如用热液冲洗，还能温通经脉以畅通气血。钮师临床对于创面大、窦道深、脓液多者，采用中药（夏枯草40g，蒲公英60g，紫花地丁40g，金银花40g，连翘30g，丹皮、白芷各15g，黄连12g）煎水冲洗，也可选用复方黄柏液、呋喃西林溶液、生理盐水等；脓培养有厌氧菌、绿脓杆菌者，可选用双氧水，每日2～3次，既可有利于创腔内积脓排出，又可大大减轻换药疼痛感，效果显著。

5. 敷贴法

运用中药敷于窦瘘周围肿块患处，操作方便可行，以达到消肿散结、消肿止痛的作用。适用于乳房部漏，以疮口脓水淋漓、久不收口而成管道为主要临床表现的乳房部的漏管。敷药时要使病人采取适当体位，暴露乳头并固定药物，外敷红油膏（经验方）；如有僵块者，可予冲和膏外敷（《外科正宗》）。

6. 垫棉法

适用于疮口漏乳不止和乳房部漏脓腐脱尽后留有死腔，皮肤与新肉一时不能黏合者。此法可缩小脓腔，避免感染扩散，缩小病灶。袋脓者，使用时将棉花或纱布垫衬在疮口下方空隙处，并用宽绷带绷住固定。对窦道深而脓水不易排尽者，用棉垫压迫整个窦道空腔，并用绷带扎紧。溃疡空腔的皮肤与新肉一时不能黏合者，可将棉垫按空腔的范围稍为放大，满垫在疮口之上，再用绷带绷紧。具体应用时，需根据不同部位，在垫棉后采用不同的绷带予以加压固定，如腋部、腘窝部用三角巾包扎，小范围的用阔橡皮膏加压固定。如应用本法，未能获得预期效果时，则宜采取扩创引流手术。

7. 生肌收口法

生肌收口药具有解毒、收敛、促进新肉生长的作用，掺敷疮面能使疮口加速愈合。疮疡溃后，当脓水将尽或腐脱新生时，若仅靠机体的修复能力来长肉、收口则较为缓慢。因此，生肌收口也是处理溃疡的一种基本方法，适用于乳漏脓腐、脓水已尽时。常用的生肌收口药如生肌散、八宝丹等，不论阴证、阳证，均可掺布于疮面上应用。脓毒未清、腐肉未净时，若早用生肌收口药，则不仅无益，反增溃烂，延缓治愈，甚至引起迫毒内攻之变。

（三）注意与乳腺结核、炎性乳癌鉴别

该病诊断并不困难，但需要与乳腺结核和乳腺癌相鉴别。乳腺结核常伴有其他系统的结核病，细针穿刺或病理切片时，一旦发现肉芽肿和结核杆菌即可确诊。疑为乳癌者，术中做冰冻病理检查和术后病理检查十分必要。

三、验案选析

余毒未清案 1

黄某，女，38 岁，2017 年 9 月 22 日初诊。

［主诉］ 左乳肿块伴乳头溢液 6 个月

［现病史］ 6 个月前偶然发现左乳头溢液，呈黄色脓性；之后发现左乳肿物质硬，轻压痛，5cm×5cm，界欠清，未予重视，肿块渐长，疼痛明显。当地医院查彩超示：左乳腺炎症。溢液涂片示：较多红细胞、脓细胞，少数上皮细胞，高度退变，未见肿瘤细胞。诊断：非哺乳期乳腺炎。给予口服抗炎药（头孢地尼、替硝唑）半月，疼痛减轻，肿块无明显变化。复查血常规：白细胞 $9.88×10^9/L$，中性粒百分比 84.8%。彩超：左乳外下不规则低回声区，考虑浆细胞性乳腺炎可能。诊断：粉刺性乳痈（浆细胞性乳腺炎）。当地医院予中药清热解毒、消肿散结治疗；同时予局麻下行洞式切开引流，每日常规换药治疗，15天后创口愈合。随后 2 个月，同一患处反复破溃数次，每因进食辛辣、劳累或生气后复发，破溃后可自行愈合。3 个月后复诊，旧患处再次成脓，局部皮色微红，触痛明显，凹陷乳头可溢出少许脓性分泌物，伴有低热，舌质红，苔黄腻，脉弦。

［专科查体］ 左乳患处成脓，局部皮色微红，触痛明显，凹陷乳头可溢出少

许脓性分泌物。

[辅助检查] 血常规：白细胞 $8.27 \times 10^9/L$，中性粒百分比 76.3%。彩超：左乳外下不规则低回声区，约 $3.0cm \times 2.0cm \times 1.6cm$，边界不清，内部回声不均，动态性可见流动，向乳头侧浅层延伸，左腋下多个淋巴结回声。

[西医诊断] 浆细胞性乳腺炎

[中医诊断] 乳晕部乳漏（余毒未清证）

[治疗方案]

中医治则：清热解毒

紫花地丁 10g	金银花 15g	连　翘 10g	蒲公英 12g
冬葵子 10g	黄　芩 6g	青　皮 6g	炒白术 15g
生　地 10g	玄　参 20g	车前子 10g	生甘草 5g

治疗 1 周后，患者疼痛减轻，红肿局限。沟通交待病情后，予脓肿切开联合祛腐搔刮治疗。方法：嘱患者平卧，局部碘伏消毒，2% 利多卡因局部麻醉后，在波动感明显处行切开引流，排尽脓液后，用探针探查窦道，寻找乳头凹陷下扩张的乳腺导管，按照探针走向，以刮勺顺探针方向轻轻搔刮其扩张导管内坏死的组织，复方黄柏液冲洗洞腔，清洗乳头分泌物，Ⅱ号丹（院内制剂）纱条填塞，加压包扎。坏死组织送病检。病理：左乳腺小叶增生，间质纤维组织增生，胶原变性，伴炎细胞浸润。明确诊断为浆细胞性乳腺炎继发乳瘘。维持原方案继续治疗，每天换药，10 天后疮口愈合，无红肿、压痛。连续 6 个月随访未再出现破溃流脓的现象。

[分析讨论] 乳晕部乳漏多因乳头先天内陷畸形、再染毒邪化热酿脓、旁及深窜而成。西医学手术只切除局部病灶，并没有解决"漏管"实质问题，一般均复发。而本病外治的关键是必须把乳头切开，并将所有支管打开，将管道内的水肿肉芽、坏死组织清除，特别是将扩张的乳导管切除。术后不缝合伤口，即使坏死组织有所遗留也可外用Ⅱ号丹（院内制剂）换药将其液化成脓排出，使伤口自内向外生长，避免假性愈合。西医学在本病炎症期及术后往往使用抗生素，副作用大，且反复使用易产生耐药性，局部硬块不易消散，而中药既不易产生耐药性，又可使局部硬块消散，减少术中出血，有利于组织愈合。临床观察术后复发的患者一般多因支管未全部打开所致。

术前如炎症明显或局部有肿块，可先服中药拟清热解毒之法，可用紫花地丁、金银花、连翘、蒲公英、冬葵子、黄芩、青皮、炒白术、生地、玄参、车前子、生甘草等药辨证加减，如炎症较重也可加服抗生素。待炎症消退及肿块变软后再手术。术后根据辨证可服清热解毒中药，如手术范围大，也可使用抗生素 5～7 天。本案例中西合参，内外合治，标本兼治，临床效果满意。

痰瘀互结案 2

刘某，女，39岁，2018年1月4日初诊。

［主诉］ 左乳结块术后半年未愈

［现病史］ 半年前左乳结块疼痛，在外院诊断为"浆细胞性乳腺炎"并行切开排脓术。术后创面一直流脓不愈。自幼左乳乳头凹陷。1周来疼痛加重，伴有乏力易疲劳。

［专科查体］ 左乳外上象限至乳晕部可扪及鸡蛋大小肿块，皮色暗红；乳晕外侧见一窦口，挤压时有脓液溢出，舌暗红，苔白腻，脉弦涩。

［辅助检查］ 门诊彩超提示：浆细胞性乳腺炎，病变累及乳晕下。

［西医诊断］ 浆细胞性乳腺炎

［中医诊断］ 乳漏（痰瘀互结证）

［治疗方案］

中医治则：化痰散结、活血祛瘀

蒲公英 20g	金银花 12g	连　翘 12g	柴　胡 12g
黄　芩 12g	全瓜蒌 12g	皂角刺 12g	当　归 10g
桃　仁 10g	陈　皮 6g	黄　芪 12g	炒白术 12g
车前子 12g	夏枯草 10g	生甘草 5g	

完善检查，排查手术禁忌后，于2018年1月8日全身麻醉下行窦道切开扩创术，术中彻底清除坏死组织并做乳头矫形术。术后病理为浆细胞性乳腺炎。中药拟清热疏肝，托毒排脓。术后应用Ⅱ号丹纱条提脓祛腐，7天后疮面新肉生长，脓净腐脱，改用生肌白玉膏。2周后创腔逐渐缩小，3周后创面痊愈。

［分析讨论］ 钮师认为，临床常见浆细胞性乳腺炎导致乳漏，病因不明，患者大多有反复发作史，或在外院已行多次治疗，病程长，病情较复杂，病灶累及的范围较广。保守治疗过程中，如果脓液多，有波动感，应先行切开引流，待炎症控制后再行二次手术。手术原则是必须完整、充分地切除病灶，包括受累的导管及导管下的区段组织，范围应包括周围少量正常组织，且尽可能保证阴性切缘。该患者病程较长，由脓肿期进入瘘管期，病情反复，属虚实夹杂证、粉刺性乳痈之余毒未清证。治疗以手术为主，中药内治为辅。多种手术方法配合使用，术后不同阶段选用相适应的外治法，如拖线、冲洗、敷贴、药捻、垫棉等。怪病多痰，久病多瘀，痰瘀互结，蕴毒阻络，当以化痰散结解毒为主，活血祛瘀生肌为辅，从而取得良好的疗效。局部辨证与辨病结合，内治与外治结合，标本兼治，达到事半功倍之效。

（丁继果　杨春睿　钮晓红）

第五节　乳腺增生症（乳癖）

　　乳腺增生症，又称为"乳腺囊性增生症"。是乳腺组织增生及退行性病变，与内分泌功能紊乱密切相关，有一定的癌变危险。本病好发于中年妇女，青少年和绝经后妇女也有发生，当今大城市职业妇女中的 50% ～ 70% 有不同程度的乳腺增生。乳腺在内分泌激素，特别是雌 / 孕激素的作用下，随着月经周期的变化，会有增生和复旧的改变。由于某些原因引起内分泌激素代谢失衡，雌激素水平增高，可以出现乳腺组织增生过度和复旧不全，经过一段时间以后，增生的乳腺组织不能完全消退，就形成乳腺增生症。乳腺增生症常表现为乳房疼痛和乳腺摸到结节，其危害并不在于疾病本身，而是心理压力，担心自己会不会患乳腺癌或以后变成癌。乳腺增生症有多种病理类型，如单纯性小叶增生（占乳腺增生症的大部分），只要注意调整心态，缓解压力，就可能逐渐缓解。若乳腺小叶增生伴导管上皮增生，且呈现重度异形，则为癌前期病变（占极少部分），需积极治疗，定期检查，防患于未然。

　　乳癖为中医病名，是以乳房有形状大小不一的肿块、疼痛及与月经周期相关为主要表现的乳腺组织的良性病变。一年四季均可发生。好发于 30 ～ 50 岁妇女，约占全部乳腺疾病的 75%，是临床上最常见的乳房疾病。若早期诊断，病情较轻，及时治疗，一般预后良好，但也有向癌症转变者。主要病因有两方面：一为肝郁痰凝，二为冲任失调。若情志不畅，肝郁气滞，脾失健运，痰浊内生，气血瘀滞，易肝郁痰凝，瘀血阻于乳络，致乳房肿块；或因冲任失调，上则乳房痰浊凝结而发病，下则经水逆乱而月经失调。

一、学术思想

1. 从气论治

　　此法为通用之法，乳头、乳房乃肝胃经循行之处，女子以肝为先天，肝藏血、主疏泄、体阴而用阳，易于怫郁。乳癖患者，每多有性情抑郁，忧思多虑，或心烦急躁易怒，胸闷嗳气。而乳房疼痛与肿块大小变化，亦多与情绪变化有关。肝郁气滞在乳癖发病学上有重要影响，本病常因忧思郁结，或情志内伤，致气血营卫失调，肝郁气滞，脾失健运，气血凝滞，阻于乳络，以致积聚成核。日久肝血不足，肾阴亏虚，可出现冲任失调。青春期患者多为乳房小叶增生，中年及更年期妇女多为乳腺导管增生及乳房囊性增生，陈实功《外科正宗》曰："乳癖乃乳中结核，形如丸卵，或重坠作痛或不痛，皮色不变。其核随喜怒消长，多由思虑伤脾，恼怒伤肝，郁积而成。"吴谦《医宗金鉴》已认识到本病有恶变之虑。气滞类症，包括气滞以及气逆、气闭。气滞或称气郁证、气结证，是指人体某一部分或某一脏腑经络的气机阻滞，运行不畅所表现的证候。一般为胸胁脘腹等处的胀闷，甚或疼痛，症状时轻时重，部位不固定，按之一般无疼痛，性质为窜痛、胀痛、攻痛等，或随情绪的忧思恼怒与喜悦而加重或减轻，脉象多弦，可无明显舌象变化。引起气滞的原因很多，如情志不舒、饮食失调、感受外邪或外伤闪挫等，均可引起气机阻滞。此外，痰饮、瘀血、宿食等病理阻塞，也可使气的运行发生障碍而致气滞；阳气虚弱，阴寒凝滞，亦可使脏腑经络之气机不畅而成气滞。

气滞多见于疾病早期阶段，有初病在气之说。临床常见的气滞证有肝气郁滞证、胃肠气滞证、肝胃气滞证等。气滞常可导致血行不畅而形成瘀血，并与血瘀相兼为病，形成气滞血瘀证。气机郁滞日久，可以化热化火，气滞也可影响水津的输布而生痰、生湿，水停而成痰气互结，气滞湿阻、气滞水停等证。乳癖常法从肝脾入手，病机多为肝郁气滞，脾湿痰滞，痰气结聚乳络，多以疏肝散结、健脾化湿为主治疗。然"气郁化火""气有余便是火"，部分病人常伴有肝经郁热之象，应知常达变，若再按常法施治，疗效多不够理想。七情不畅，肝失条达，肝郁气滞结于肠络，则疼痛结块；或致冲任二脉失于条达，任主胞胎，胞胎受累则不孕。钮师提出"治癖先治气，气调癖自祛"的学术观点，疏肝理气、调畅气机为治疗乳癖的主要原则。

2. 从经论治

钮师认为，治疗乳腺增生症要重视从调经入手。乳腺的生理变化与卵巢及子宫内膜周期性变化存在一致性，卵巢在卵泡发育过程中分泌雌孕激素，使子宫内膜、乳腺出现增生性改变。月经周期变化与乳癖有着密切的关系，冲任血海具有先充盈而后疏泄的特点，冲任的生理变化直接影响乳房与子宫的变化。肾气虚衰，天癸失调是乳腺增生最根本的病理基础。乳癖之症虽发于外而实根于内，肾气不足、冲任失调是本病之本，钮师遵循治病求本的原则，治疗乳癖十分重视温补肝肾、调摄冲任。乳癖如发于青年女子者，常伴月经提前，月经量少色淡，这是先天肾气不足，天癸未充，胞宫、乳房同时受累的缘故。更多中年妇女的乳癖结块胀痛不甚，但每多伴有经期紊乱、月行2次、腰膝酸软、耳鸣目眩等症，这是由于后天肾气虚衰，下不能充实胞宫，上不能濡养乳房，肾气冲任俱衰，肾虚不能温煦冲任，所以会出现月经淋漓不尽，任脉虚损不能滋养乳房，则结块胀痛。常用仙茅、淫羊藿、肉苁蓉、锁阳、鹿角等温补肝肾，调摄冲任之品，从治本着手为主，佐以理气养血之品，不但乳癖肿块变软渐消，同时肾虚见症及月经不调的证候也得以减轻或消失。

3. 从瘀论治

此亦为通用之法，乳癖多因情怀不畅而致肝郁气滞，痰凝血瘀而发病，与肝、肾两经密切相关。此外，肾气亏损、肾阳不足、气血失常而致冲任失调，也是导致本病的重要因素。女性在不同的时期，各有不同的生理病理特点，应采取分期论治，因期而异的治疗方法。青春期少女多思任性，"肾精未实，肾气未充"；绝经期的妇女善忧多郁，"肾精不足，肾气衰惫"，常致气滞痰凝血瘀，阻于乳络。这两期的乳癖患者，应以治肾为主，治肝为辅。育龄期妇女，易为情志所伤，又因经、胎、产等原因，数伤阴血，血虚肝郁，痰凝络阻，乳癖乃生。此期乳癖患者应以养肝为主，治肾为辅。乳癖的乳房疼痛及肿块为主症，二者均为血瘀证的特征性表现。忧思恼怒，抑郁寡欢，必致肝气不畅，气机阻滞，久则由气及内，使血行不畅，经隧不利，冲任二脉失于条达，下不能充胞宫，上不能溢乳房，乳络闭阻，气滞血瘀，凝结成块，不通则痛；又冲任二脉为气血之海，上行为乳，下行为经，同经前冲任血液充盈，乳房肿痛加重，月经后气血得到疏泄，肿痛亦随之减轻。可见乳癖患者出现血瘀证势所必然，治疗中必须重视活血化瘀、疏通乳络作用。药物选用当归、赤芍、川芎、桃仁、红花、三棱、莪术、泽兰、益母草、丹参等活血化瘀，王不留行、丝瓜络、路路通等疏通乳络。

4. 从痰论治

思虑伤脾或肝郁气滞，横逆脾土，均可致脾失健运，痰湿内生；肾气不足，冲任失养，不能温煦脾阳，则津液不得运化，聚湿成痰；肝郁日久，化热化火，灼津为痰，痰、气、瘀互结而成乳癖。因此，痰凝在乳癖发病学上有一定影响，化痰软坚、消肿散结可促使肿痛消散于无形，药物选用：姜半夏、陈皮、茯苓、白芥子、海藻、昆布、贝母、土茯苓、夏枯草、全瓜蒌、牡蛎、僵蚕等。

二、证治经验

1. 疏肝理气法

钮师认为，调达气机是治疗乳癖的核心和枢纽。在论治乳癖、乳痛症中起到关键的作用。主要证候为经前乳房胀痛且有肿块，月经来潮即明显缓解；情志郁闷，经前烦躁易怒，胸闷嗳气，两胁胀满，乳房胀痛与肿块随情绪波动而变化；舌质淡，苔白，脉弦。药物常选：柴胡、枳壳、香附、延胡索、青皮、川楝子、佛手等疏肝理气，调畅气机。

2. 调摄冲任法

多见中年以上患者，乳房疼痛症状较轻或无疼痛，腰膝酸软或伴足跟疼痛；月经中期紊乱，量少色暗或淡；或闭经，白带多而清稀，性欲减退；舌苔薄白，脉细。治拟滋补肝肾，调摄经血。用药：柴胡、香附、青皮、当归、白芍、白术、茯苓、橘核、王不留行、煅牡蛎、仙茅、淫羊藿、肉苁蓉、鹿角霜等。方中柴胡条达肝气，疏解肝郁，得香附、青皮之助可调经血；白芍微寒，养血敛阴，柔肝缓急，得当归之助以补血养血、和血散郁，补肝体而助肝用；木郁则土衰，肝病易传脾，故以白术、茯苓健脾运湿，非但实土以抑木，且使气化有源；佐以仙茅、仙灵脾而益肾精，壮先天而实根本；伍以橘核、王不留行理气活血，化瘀散结，消散癖块。如此气血同治，肝脾肾同调，攻补兼施，肝郁得解，脾弱得复，营血调和，经血畅达，乳癖自消，诸症自除。

3. 化痰破瘀法

乳癖总由气郁、血瘀、痰凝于乳络所致。气、血、痰三因常兼夹致病，故治疗时需三者兼顾，只是有偏重之不同。主要证候为乳房胀痛、刺痛，痛处较固定，疼痛常随情绪变化；痛经、经血紫暗或夹瘀块，月经周期变化而消长，而肿块则无明显消长；肿块常呈片状、块状，质较硬，触痛明显；舌淡红、边有瘀点或瘀斑，苔薄白，脉涩。钮师指出，"治标可以顾本，驱邪却是安正"，十分重视活血化瘀、化痰软坚法在乳癖消块止痛中的积极治疗作用。她认为，乳癖的治疗要辩证地对待"标"和"本"的相互关系。常用桃红四物汤合三棱、莪术、益母草等活血化瘀、软坚散结之品，作为乳癖治疗的一大常法。对肿块质坚，经久不消，则取用"坚者消之"，在化瘀散结中加用虫类药物，如僵蚕、地鳖虫、蜈蚣、水蛭等起到搜剔深在经络之中的瘀结；在化瘀的同时，又常参合化痰软坚之品，如土贝母、土茯苓、夏枯草、牡蛎、海藻等。体现了钮师的治则是整体与局部兼顾、标本兼治的结合，既有辨证论治的原则性，又有具体治疗的灵活性。

4. 温阳散结法

温阳散结法，多适用于痰核留结属寒痰内结或兼有寒象者。临床上常用小金丹、阳和汤等加减，常用药熟地、鹿角胶、干姜炭、白芥子、橘核、夏枯草、黄芪、肉桂、甘草等。

对于乳腺增生的治疗应该紧扣肾气虚衰、冲任失调这一根本原因，同时结合其诱因及气滞、血瘀、痰结三个最终病理产物，采用温阳补肾化气、调补冲任为主，疏肝理气、活血祛瘀、化痰散结并重的治疗原则，标本兼顾，临床中常常达到事半功倍之效。

三、验案选析

气滞痰凝案 1

高某，女，43 岁，2019 年 1 月 8 日初诊。

［主诉］ 双乳房肿块胀痛 1 年

［现病史］ 患者近 1 年来情志郁闷，心烦易怒，继而发现双乳房有肿块，月经前及行经期间两侧乳房胀痛，偶有刺痛，且乳房肿块随情志波动而增大。查乳房发育正常，双侧乳房外上限可触及如鸡蛋大囊样肿块，质软、活动、无按痛，皮色不变，与胸壁无粘连，乳头无异常分泌物。

［专科查体］ 两侧乳房等大对称；可触及囊性肿块和多发结节，触痛，皮色正常；两侧腋下未及明显肿大淋巴结。舌淡红，苔白腻，脉细弦。

［辅助检查］ 入院时查血常规、尿常规、粪便常规、肝肾功能、血凝、乙肝、梅毒、艾滋等实验室检查均正常。心电图正常。彩超：考虑两侧乳腺小叶增生（图 5-11）。

［西医诊断］ 两侧乳腺增生症

［中医诊断］ 乳癖（气滞痰凝证）

［治疗方案］

中医治则：理气止痛、化痰散结

（1）内治

柴　胡 10g	香　附 10g	荔枝核 15g	郁　金 10g
丹　参 15g	皂角刺 20g	生牡蛎 30g	浙贝母 12g
瓜蒌仁 10g	当　归 10g	白　芍 12g	桃　仁 10g

赤　芍 10g

7 剂，水煎，每日 1 剂，分 2 次服。

（2）外治：中药加味金芙膏和七味内消散外用，结合中药超声药物导入治疗。

二诊：服上药后，乳痛未有明显减轻，舌脉同前。原方加乳香 6g，没药 6g，炙甘草 5g。7 剂，煎服法同上。

三诊：药后乳房胀痛止。经随访，乳痛未作，乳腺结块逐渐缩小。

［分析讨论］钮师认为，乳癖的治疗大多从肝肾入手，肝郁气滞贯穿乳癖的病程始终。根据不同证型的乳癖患者，应该采取不同的治法。在乳癖的不同证型中，调肝为主要或辅助的治疗方法。肝的疏泄正常与否决定了人体的气机是否调畅，气机的调畅与情志又密切相关。若情志不畅，肝气郁结，肝失条达，气血循环失度，就会形成乳癖。该患者为中年女性，情志不遂，肝失疏泄，气郁乳房，结而为块，血络不通而致疼痛。辨证属于气滞痰凝证，治疗以疏肝解郁、化痰散结为法，方剂以逍遥蒌贝散加减。药物柴胡、香附、郁金、荔枝核调达肝气，疏肝解郁，理气止痛；当归、白芍养血活血，通络止痛；丹参、皂角刺活血止痛以助散结，瓜蒌仁、浙贝母、生牡蛎软坚散结，甘草调和诸药。诸药共奏解郁疏肝、健运脾胃、活血止痛之功。整个治疗辨证准确，随证灵活变通，疗效显著。

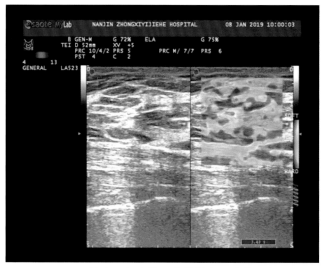

2019-01-08 检查：超声提示乳腺增生，弹性评分 2 分

图 5-11　高某治疗前彩超图像

冲任失调案 2

王某，女，19 岁，2018 年 4 月 13 日就诊。

[主诉] 左侧乳房胀痛 8 个月余

[现病史] 8 个月前左侧乳房胀痛余；伴月经不调，前后不定期，经量少，色淡；全身症状可见怕冷，腰膝酸软，神疲乏力，耳鸣。舌质淡胖，苔薄白，脉濡细。

[辅助检查] 彩超：左侧乳腺增生伴低回声结节（图 5-12）。

[西医诊断] 左侧乳腺增生症

[中医诊断] 乳癖（冲任失调证）

[治疗方案]

中医治则：调摄冲任

拟二仙汤合四物汤加减。

仙　茅 10g	淫羊藿 10g	巴戟天 10g	鹿角片 6g
熟　地 12g	当　归 12g	川　芎 30g	白　芍 20g
柴　胡 10g	香　附 10g	王不留行 20g	

14 剂，水煎，每日 1 剂，分 2 次服。

二诊：2018 年 4 月 27 日。服上药后左侧乳房胀痛减轻。原方加鸡血藤 30g。14 剂，煎服法同上。

三诊：2018 年 5 月 11 日。乳房胀痛止，经随访，此后乳痛无复作。

[分析讨论] 对于冲任失调证，历代医家多有阐述，如《圣济总录》云："冲任二经，上为乳汁，下为月水。""妇人以冲任为本，若失于调理，冲任不和，或风邪所客，则气壅不散，结聚乳间，或硬或肿，疼痛有核。"《马培之医案》云"乳头为肝肾二经之冲"，首次指出"乳癖"之病机在于"冲任不和"，启迪后世医家创用"调摄冲任法治疗乳癖"。《外科医案汇编》中记载"乳中结核，虽云肝病，其病在肾"。以上记载均强调肝、肾在乳癖发病学、治疗学上的重要性。方中用鹿角、淫羊藿、巴戟天、仙茅温补肾阳。此外，钮师在本证型中仍然使用了大量的疏肝养肝的药物，有柴胡、当归、白芍、青皮。因其肝与肾之间的生理关系极为密切，前人曾以"乙癸同源"概之，即肝肾同源。再则肝藏血，肾藏精，且精能生血，血能化精，二者可相互滋生，故盛则俱盛，损则俱损，精血同源。因而使用柴胡、香附疏肝理气，当归、白芍养肝、柔肝兼活血。肾为五脏之本，人体五脏六腑之阴都由肾阴来滋润，五脏六腑之阳都由肾阳来温养。肾阳既是其他脏腑之阳的根源，又是促进生殖发育的动力，对乳房的生理病理都有很深的影响。乳癖之症虽发于外而实根于内，肾气不足、冲任失调为发病之本。肝气

郁结，脾失健运，则气滞、血瘀、痰凝为发病之标。因此，治疗时以补肾助阳、调补冲任为大法，疏肝理气、活血通络、化痰散结等的调摄冲任为常法，治标之法。

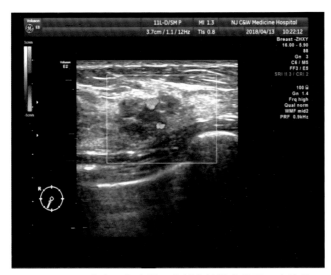

2018-04-13 检查：超声提示左侧乳腺增生伴低回声结节

图 5-12　王某治疗前彩超图像

（丁继果　杨春睿　钮晓红）

参考文献

1. 黄帝内经［M］.北京：中国医药科技出版社，2016.

2. 黄官绣.本草求真［M］.北京：中国中医药出版社，1997.

3. 齐德之.外科精义［M］.北京：人民卫生出版社，2006.

4. 陈实功.外科正宗［M］.北京：中国医药科技出版社，2018.

5. 梁希曾.疬科全书［M］.上海：上海科学技术出版社，1959.

6. 陈士铎.洞天奥旨［M］.北京：中国医药科技出版社，2016.

7. 赵宜真.外科集验方［M］.北京：学苑出版社，2015.

8. 王焘.外台秘要［M］.北京：中国医药科技出版社，2011.

9. 钱一桂.医略存真［M］.北京：中国古籍出版社，2015.

10. 吴仪洛.本草从新［M］.北京：中国中医药出版社，2013.

11. 张德裕.本草正义［M］.北京：中国中医药出版社，2013.

12. 吴尚先.理瀹骈文［M］.北京：中国中医药出版社，2009.

13. 程国彭.医学心悟［M］.北京：人民卫生出版社，2006.

14. 朱震亨.丹溪心法［M］.北京：人民卫生出版社，2005.

15. 张山雷.疡科纲要［M］.上海：上海科学技术出版社，1959.

16. 程钟龄.外科十法［M］.太原：山西科学技术出版社，2014.

17. 赵佶.圣济总录［M］.北京：人民卫生出版社，2013.

18. 马王堆汉墓帛书五十二病方集注［M］.北京：中国古籍出版社，2017.

19. 王怀隐.太平圣惠方［M］.北京：人民卫生出版社，2016.

20. 申斗垣.外科启玄［M］.北京：人民卫生出版社，1955.

21. 熊曼琪.伤寒论［M］.北京：人民卫生出版社，2011.

22. 孙思邈.备急千金要方［M］.北京：光明日报出版社，2015.

23. 李梴.医学入门［M］.北京：人民卫生出版社，2006.

24. 吴谦.医宗金鉴［M］.北京：人民卫生出版社，2002.

25. 曾世荣.活幼心书［M］.北京：人民卫生出版社，2006.

26. 高秉钧.疡科心得集［M］.北京：人民卫生出版社，2006.

27. 王肯堂.证治准绳·疡医［M］.北京：人民卫生出版社，2014.

28. 顾世澄.疡医大全［M］.北京：中国中医药出版社，1994.

钮晓红诊疗五腺疾病

29.徐大椿.医学源流论［M］.北京：人民卫生出版社，2007.

30.陈士铎.外科秘录［M］.北京：中医古籍出版社，1999.

31.夏禹铸.幼科铁镜［M］.上海：上海科学技术出版社，1982.

32.高世栻.医学真传［M］.北京：人民军医出版社，2014.

33.李用粹.证治汇补.北京：人民卫生出版社，2006.

34.鞠春，殷东风，邢向荣.从中医5种治疗模式探析恶性淋巴瘤中医治疗［J］.云南中医中药杂志，2018，39（2）：11-14.

35.侯天将，由凤鸣，祝捷，等.从中医对淋巴组织生理特性的认识论治恶性淋巴瘤［J］.辽宁中医杂志，2017，44（4）：741-743.

36.田晓琳，杨臻，王建英，等.恶性淋巴瘤的近现代中医诊疗现状「J］.世界中医药，2016，11（8）：1644-1648.

37.曹红春，李娜，龚新月，等.恶性淋巴瘤中医辨证及治疗思路探讨［J］.亚太传统医药，2016，12（2）：53-55.

38.王学谦，林洪生，刘杰.恶性淋巴瘤古代文献分析［J］.中医杂志，2015，56（24）：2121-2124.

39.王双双，胡兵，安红梅.恶性淋巴瘤中医病机与治疗［J］.世界科学技术－中医药现代化，2014，16（11）：2425-2429.

40.陈科，许亚梅，白桦，等.恶性淋巴瘤中医规范化诊治探讨［J］.世界中医药，2014，9（4）：507-509.

41.许亚梅，白桦，郭健，等.恶性淋巴瘤中医辨证治疗［J］.世界中医药，2013，8（8）：963-965.

42.朴炳奎.恶性淋巴瘤的中医诊治体会［J］.江苏中医药，2008（9）：5-6.

43.陈国勇.吕氏春秋［M］.广州：广州出版社，2004.

44.严用和.重辑严氏济生方［M］.北京：中国中医药出版社，2007.

45.浙江省中医院研究所，湖洲中医院.医方类聚校点本第8分册·圣惠方［M］.北京：人民卫生出版社，1982.

46.倪青，王祥生.甲状腺功能亢进症中医治疗学——基础与临床［M］.北京：科学技术文献出版社.2016.

47.彭婉，马骁，王建，等.麦冬化学成分及药理作用研究进展［J］.中草药，2018，49（2）：477-488.

48.俞灵莺，傅晓丹，章晓芳，等.夏枯草干预实验性自身免疫甲状腺炎Th1/Th2失衡的研究［J］.中华全科医学，2018，16（5）：725-728+743.

49.唐品.山海经［M］.成都：天地出版社，2017.

50.陈言.三因极一病证方论［M］.北京：人民卫生出版社，2007.

51.赵佶.圣济总录［M］.上海：上海科学技术出版社.2016.

52. 杨士瀛.仁斋直指方［M］.上海：第二军医大学出版社.2006.

53. 巢元方.诸病源候论［M］.北京：北京科学技术出版社，2016.

54. 张子和.儒门事亲［M］.太原：山西科学技术出版社，2009.

55. 何清湖，秦国政.中医外科学［M］.3 版.北京：人民卫生出版社，2016.

56. 杜明，梅冬艳，王海涛.亚急性甲状腺炎的中医药治疗概况［J］.河北中医，2010，32（11）：1741-1742.

57. 陆德明，陆金根.实用中医外科学［M］.2 版.上海：上海科学技术出版社，2010.

58. NINOMIYA K，KAWABATA S，TASHITA H，etal.Ultrasound-mediated drug, delivery using liposomes modified with a thermosensitive polymer［J］.Ultrason Sonochem，2014，21（1）：310.

59. KOST J，PLIQUETT U，MITRAGOTRI S，etal.Synergistic effect of electric field and ultrasound on transdermal transport［J］.Pharm Res，1996，13（4）：633.

60. 周海平.黄帝内经大辞典［M］.北京：中医古籍出版社，2008.

61. 朱橚.普济方［M］.北京：人民卫生出版社，1959.

62. 王德立.中药莪术研究进展［J］.安徽农业科学，2014，42（11）：3240-3242.

63. 尹定聪，杨华升.莪术油抗肿瘤作用的研究进展［J］.中医药导报，2018，24（3）：62-63+69.

64. 杨沙，段灿灿，晏仁义，等.基于网络药理学的半枝莲抗肿瘤活性成分及整合作用机制研究［J］.中草药，2018，49（15）：3471-3482.

65. 王付.论六经辨证［J］.河南中医，2003，26（3）：9-10.

66. 周喜顺.普济消毒饮加减治疗急性腮腺炎 74 例［J］.光明中医，2006，21（6）：51-52.

67. 金巧霞.中西医结合治疗急性化脓性腮腺炎临床观察［J］.中国中医急症，2013，22（5）：815.

68. 蒋晓蓉，张小燕，余锦豪，等.抗生素联合中药外敷治疗早期急性化脓性腮腺炎的临床观察［J］.口腔颌面外科杂志，2006，16（3）：230-240.

69. 林山，梁文娜，俞洁，等.痰证论治思维对慢病治疗的意义［J］.中华中医药杂志，2018，33（11）：4987-4992.

70. 熊曼琪.伤寒论［M］.北京：人民卫生出版社，2017.

71. 张雷.五十二病方［M］.北京：中医古籍出版社，2017.

72. 陈红风.中医外科学［M］.北京：人民卫生出版社，2015.

73. 姜兆俊，杨毅.中医外科经验集［M］.北京：人民卫生出版社，2006.

74. 吴祥德，董守义.乳腺疾病诊治［M］.北京：人民卫生出版社，2009.

75. 汪机.外科理例［M］.北京：人民卫生出版社，2001.

76. 祁坤.外科大成［M］.北京：中国中医药出版社，2003.

77. 徐灵胎.医学源流论［M］.北京：人民卫生出版社，2007.

78. 谷振声，姜鸿刚.现代乳腺疾病诊断治疗学［M］.北京：人民军医出版社，1997.

79. 王琦.中医体质学［M］.北京：人民卫生出版社，2009.

80. 赵悦，李荣国，马晓，等.浆细胞性乳腺炎的诊断与治疗［J］.临床外科杂志，2014，22（8）：614-616.

81. 马晓明.金黄膏治疗乳晕部乳漏30例［J］.陕西中医，2012，33（7）：783.

82. 赵波.加味补阳还五汤治疗乳漏47例［J］.陕西中医，2003，24（5）：408.

83. 李永刚.辨证治疗浆细胞性乳腺炎54例［J］.南京中医药大学学报，2010，26（6）：473-474.

84. 陆清，季亚婕，薛晓红.浆细胞性乳腺炎患者中医体质类型分布特点的临床研究［J］.江苏中医药，2017，49（10）：38-40.

85. 陈婕，潘立群.中医治疗浆细胞乳腺炎的研究进展［J］.实用中西医结合临床，2015，15（1）：91.

86. 张帅，刘胜.顾氏外科三代传承治疗浆细胞性乳腺炎［J］.浙江中医药大学学报，2016，40（10）：747-749.

87. 钟少文，王一安，江慧玲，等.中西医结合治疗难治性浆细胞性乳腺炎54例［J］.中国中医基础医学杂志，2007，13（8）：608，611.

88. 卢文亮，郑媛，魏刚，等.224例浆细胞性乳腺炎的手术治疗［J］.中华普通外科杂志，2016，31（4）：342-343.

89. 孙雪峰.中医清创术配合中药内服外敷治疗浆细胞性乳腺炎疗效研究［J］.河北中医药学报，2015，30（2）：27-29.

90. 赵莉萍，王久明，吴厚琴.内外合治浆细胞性乳腺炎25例临床报道［J］.时珍国医国药，2014（1）：227-228.

91. 丁志明.中医清创术配合中药内服外敷治疗浆细胞性乳腺炎56例［J］.中国中西医结合外科杂志，2014，20（4）：431-432.

92. 程亦勤，陈红风，刘胜，等.中医药治疗浆细胞性乳腺炎脓肿及瘘管期149例［J］.辽宁中医杂志，2005，32（6）：507-508.

93. 舒然晞，张嗣兰，吕钢，等."痰瘀毒"与浆细胞性乳腺炎相关性探讨［J］.中国中医急症，2018，27（8）：1405-1407.

94. 谷振声，姜鸿刚.现代乳腺疾病诊断治疗学［M］.北京：人民军医出版社，1997.

附　钮晓红发表论文题录

一、第一作者或通讯作者

1. 钮晓红，李明吾，韩乃明，等.中药外治淋巴结结核210例临床与实验研究［J］.中国中西医结合杂志，1994，14（7）：412–414.

2. 钮晓红，刘长云，李云曼，等.瘰疬宁胶囊对结核病豚鼠的治疗作用［J］.中国药科大学学报，1998，29（2）：142–144.

3. 钮晓红，李明吾，李云曼.瘰疬宁对淋巴结结核患者细胞免疫力的影响［J］.江苏药学与临床研究，1998，6（4）：20–21.

4. 钮晓红.中西医结合治疗乳腺结核病118例［J］.新疆中医药，2000，18（3）：35–37.

5. 钮晓红.瘰疬宁治疗淋巴结结核的临床研究及体外抗结核菌试验［J］.中华实用中西医结合杂志，2000（6）：1142–1143.

6. 钮晓红.瘰疬宁与细胞因子IL-2及IL-2R［J］.中国中医药现代远程教育杂志，2007，5（3）：17–19.

7. 钮晓红.银僵汤［J］.江苏中医药杂志，2007（5）：9.

8. 钮晓红.历史悠久的祛腐生肌法［J］.中华医史杂志，2008，38（4）：222.

9. 钮晓红.银僵汤治疗组织细胞坏死性淋巴结炎110例［J］.中华中医药学刊，2009（6）：1164.

10. 黄子慧，钮晓红.银僵合剂治疗组织细胞坏死性淋巴结炎38例［J］.上海中医药，2011，4（115）：57–59.

11. 傅良杰，钮晓红.腮腺结核37例临床治疗分析.口腔颌面外科杂志［J］.2011，21（5）：349–350.

12. 丁继果，黄子慧，钮晓红.中西医结合治疗颈部淋巴结结核40例临床观察［J］.中医药导报，2012，18（9）：109–110.

13. 许费昀，钮晓红.消瘰冲剂联合化疗治疗阴虚火旺型颈部淋巴结结核45例临床观察［J］.江苏中医药，2012，44（9）：40–41.

14. 吴澎，钮晓红.中西医结合治疗下肢丹毒26例临床观察［J］.吉林中医药，2012，32（10）：1024–1025.

15. 薛倩一，钮晓红.消疬膏配合抗疬药物治疗儿童淋巴结结核临床研究［J］.中医学报，2013，28（10）：1592.

16.薛倩一，钮晓红.消疬膏治疗卡介苗引起的淋巴结强反应27例疗效观察［J］.四川中医，2013，31（5）：101-102.

17.高金辉，钮晓红.中药熏蒸疗法治疗急性淋巴结炎40例临床观察［J］.北京中医药，2013，32（10）：780.

18.高金辉，钮晓红.消瘰合剂治疗淋巴结结核30例［J］.吉林中医药，2013，33（12）：1245-1247.

19.张国英，钮晓红，夏厦.酶联免疫斑点技术在淋巴结核病快速诊断中的临床应用［J］.中国卫生检验杂志，2013，23（12）：2639-2640，2654.

20.钮晓红，黄子慧，杨春睿.瘰疬宁治疗淋巴结核临床研究［J］.中医学报，2014，29（3）：399.

21.钮晓红，陆春红，张晓洁，等.清火解毒法对小鼠的急性毒性研究［J］.中医药学报，2014，42（1）：67-69.

22.钮晓红，陆春红，张晓洁，等.清火解毒法对乙型溶血性链球菌的抑菌试验［J］.中医药信息，2014，31（2）：57-59.

23.钮晓红，陆春红，张晓洁，等.清火解毒法对大鼠下肢丹毒模型的影响［J］.中华中医药学刊，2014，32（8）：1940-1943.

24.钮晓红，陆春红，张晓洁，等.清火解毒法对实验小鼠的镇痛抗炎作用研究［J］.中医药学报，2014，42（5）：40-43.

25.张丹，钮晓红."滋阴降火糊"联合西药治疗阴虚火旺证淋巴结结核26例疗效观察［J］.医学信息，2015，28（47）：256.

26.张丹，钮晓红.抗痨浓煎剂联合西药治疗淋巴结核44例［J］.医学信息，2015，28（43）：390.

27.钮晓红，卞勇，蒋宝平，等.泽及流浸膏对大鼠长期毒性研究［J］.中医药信息，2016，33（6）：28-31.

28.钮晓红，卞勇，蒋宝平，等.泽及流浸膏外用安全性实验研究［J］.江苏中医药，2016，48（11）：75-78.

29.许费昀，钮晓红，张莉.化痰解凝糊超声导入联合抗结核化疗治疗结节型颈淋巴结核30例临床观察［J］.江苏中医药，2017，49（5）：42-44.

30.赵有利，张丹，杨春睿，等.超声导入并敷贴加味内消湖治疗未溃型体表淋巴结结核的临床观察［J］.世界中医药，2018，13（12）：3154-3157.

二、非第一作者或通讯作者

1.高金辉，钮晓红.组织细胞性坏死性淋巴结炎30例辨治体会［J］.长春中医药大学学报，2008，24（6）：693-694.

2. 高金辉, 钮晓红. 淋巴结核手术时机选择 [J]. 江西中医学院学报. 2008, 20 (6): 112.

3. 王旭, 钮晓红, 杨明, 何新亚. 咽喉结核42例临床分析 [J]. 现代中西医结合杂志, 2009, 18 (34): 4247-4248.

4. 李晓青, 钮晓红. 乳腺结核的中西医结合治疗与体会 [J]. 辽宁中医药大学学报, 2010, 12 (10): 150-151.

5. 黄子慧, 钮晓红. 清火解毒法治疗下肢丹毒31例疗效观察 [J]. 新中医, 2010, 42 (12): 47-48. 影响因子: 0.773

6. 张绍刚, 潘熊熊, 季娟, 于淑侠, 钮晓红, 钱燕宁. 静脉全麻复合颈丛神经阻滞及术后镇痛对颈淋巴结结核患者术后呼吸、循环及T细胞亚群的影响 [J]. 临床麻醉学杂志, 2010, 26 (11): 947-949.

7. 陈磊垚, 钮晓红, 贾晓斌. 瘰疬宁胶囊提取工艺研究 [J]. 北方药学, 2011, 8 (6): 31-32.

8. 孙翠萍, 钮晓红, 陈真征. 超声电导中药透入辅助治疗颈淋巴结结核的疗效观察 [J]. 实用临床医药杂志, 2011, 15 (14): 61-62.

9. 傅良杰, 钮晓红. 消瘰膏治疗儿童淋巴结结核52例 [J]. 河南中医, 2012, 32 (10): 1379-1380.

10. 张国英, 钮晓红, 徐卫平, 等. 淋巴结核患者外周血CD4+CD25highFoxP3+调节性T淋巴细胞以及血浆IFN-γ和IL-10水平及其临床意义 [J]. 检验医学, 2015, 30 (1): 31-35.

11. 黄子慧, 张国英, 洪练青, 钮晓红, 许费昀, 张莉. 银僵合剂治疗坏死性淋巴结炎 [J]. 长春中医药大学学报, 2015, 31 (3): 570-572.

12. 赵丽, 侍羽, 孟尔旺, 等. 瘰疬宁胶囊联合抗结核西药治疗淋巴结结核合并肺结核的疗效研究 [J]. 医药前沿, 2015, 5 (26): 17-19.

13. 黄子慧, 张国英, 洪练青, 钮晓红, 靳汝辉. 复方五凤草液对结核性溃疡VEGF、FGF-2表达的影响 [J]. 中医药导报, 2016, 22 (8): 73-75.

14. 靳汝辉, 黄子慧, 钮晓红, 等. 银僵I号治疗坏死性淋巴结炎的有效性及安全性分析 [J]. 世界中医药, 2017, 7 (12): 1604-1607.

15. 许费昀, 钮晓红, 靳汝辉. 中西医结合治疗脓肿型颈淋巴结核临床观察 [J]. 实用中医药杂志, 2017, 11 (33): 1293-1295.

16. 赵有利, 钮晓红, 张丹, 等. 化痰祛瘀浓煎剂治疗瘰疬痰瘀互结证60例临床研究 [J]. 中医药导报, 2017, 23 (1): 92-95.

17. 黄子慧, 张国英, 洪练青, 等. 坏死性淋巴结炎与干扰素γ诱导蛋白10、单核因子、FasL [J]. 中华中医药学刊, 2017, 35 (9): 2441-2443.